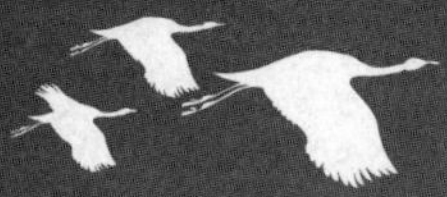

面向“十三五”
学前教育专业
规划教材

学前儿童营养与保健

茹荣芳　主　编
刘淑颖　孙早迪　副主编

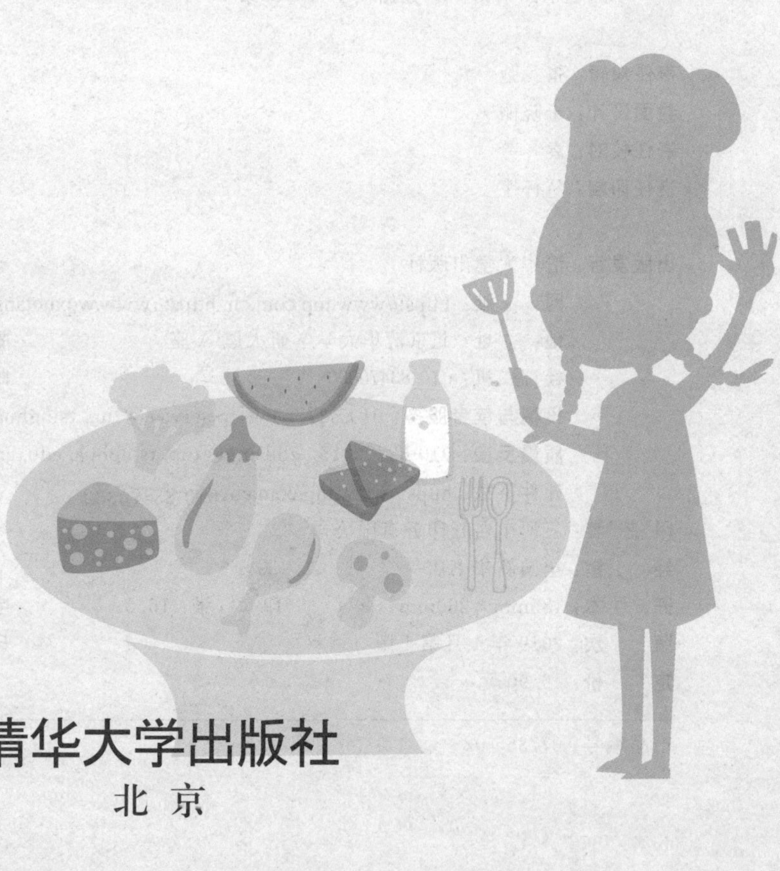

清华大学出版社
北　京

内容简介

本书针对高等师范院校学前教育专业学生和幼儿教师在教育教学中的实际需要，依据学前儿童生理特点与营养膳食需求，主要介绍以下内容：学前儿童生长发育与保健、营养学基础知识、学前儿童营养与膳食。本书简化了理论体系，设置了思维导图、知识链接、拓展学习等模块；编写体例力求生动、活泼，并附有相关的营养保健常见问题等作为案例，适合高等院校学前教育专业大专、本科层次的学生，也可供学前教育研究人员和幼儿园教师阅读参考。

图书在版编目(CIP)数据

学前儿童营养与保健/茹荣芳主编. —北京：清华大学出版社，2019(2024.7重印)
(面向"十三五"学前教育专业规划教材)
ISBN 978-7-302-50820-5

Ⅰ. ①学… Ⅱ. ①茹… Ⅲ. ①学前儿童－营养卫生－幼儿师范学校－教材 ②学前儿童－保健－幼儿师范学校－教材 Ⅳ. ①R153.2 ②R174

中国版本图书馆 CIP 数据核字(2018)第 178824 号

责任编辑：张 弛
封面设计：于晓丽
责任校对：袁 芳
责任印制：丛怀宇

出版发行：清华大学出版社
网 址：https://www.tup.com.cn, https://www.wqxuetang.com
地 址：北京清华大学学研大厦 A 座 **邮 编**：100084
社 总 机：010-83470000 **邮 购**：010-62786544
投稿与读者服务：010-62776969，c-service@tup.tsinghua.edu.cn
质量反馈：010-62772015，zhiliang@tup.tsinghua.edu.cn
课件下载：https://www.tup.com.cn，010-83470332
印 装 者：三河市君旺印务有限公司
经 销：全国新华书店
开 本：185mm×260mm **印 张**：16.5 **字 数**：377 千字
版 次：2019 年 1 月第 1 版 **印 次**：2024 年 7 月第13次印刷
定 价：49.90 元

产品编号：077365-02

序

《国家中长期教育改革和发展规划纲要（2010—2020年）》和《幼儿园教师专业标准（试行）》颁布以来，各个高职高专院校的学前教育专业工作者都在思考并探索如何从社会发展需要出发，培养新时期高质量的幼教师资。无疑，《教师教育课程标准（试行）》和《幼儿园教师专业标准（试行）》等文件为教师培养提供了最有利的帮助和指引，而国家幼儿园教师资格考试制度的实施和推进，将更加有力地推动学前教育专业课程和教学的改革，能否培养符合国家幼儿园教师专业标准的毕业生，以及高职高专学前教育专业的毕业生通过国家幼儿园教师资格考试的情况，将会成为衡量学校教育质量的基本指标。

本系列教材正是基于上述背景，以培养学生从事学前教育必备的专业素养为目的，帮助学生掌握学前教育的基本知识和基本技能，引导学生形成正确的儿童观与教育观，注重学生在探究中发现问题、解决问题、适应社会能力的培养，注重学生获取科学知识、科学方法、科学能力的培养以及科学态度的养成。在教材编写筹备阶段，编委会就确定了以实践应用为导向的原则，在内容和体系上凸显实用特色，注重实践应用能力的培养，充分关注学生的专业能力和思维能力培养。

教材在编写过程中体现以下几个主要特点。

(1) 整体结构布局体现综合性和延伸性，有机地将教学目标、教学内容、教学对象和教学策略统整起来，关注学生的兴趣和经验，给学生充分的实践空间和创新空间。有关内容以发散性的思维方式与正文中难以涵纳的内容相连接，引导学生向与之相关的各个方向和层面延伸拓展，便于学生拓展教育视野，密切关注学生的后续发展。

(2) 结合当前学前教育实际，突出科学性和实用性。教材内容上避免从理论到理论的论述，切合学前教育工作的实际需要，适应高职高专学前教师教育人才培养模式和规格要求；同时，面向教育实践，教材中提供丰富的各地幼儿园和早期教育案例供学生参考分析，编入不少贴近时代的阅读及讨论材料，引发深入探讨，借以培养学生岗位职业能力。

(3) 教材逻辑体系上融知识与能力为一体，体现开放性和前瞻性。采用案例、能力拓展、项目导学等方式将教、学、做相结合，按照课程内容与幼儿园教师专业标准、教学过程与工作过程相对接的原则，突出培养学生的技能和创新创业能力。同时，体系上采用梯度式、循序渐进的问题导向学习方法，参考借鉴国家幼儿园教师资格考试纲要相关内容，便于学生联想应用，真正让教材为学生服务，以学生为中心。

教材的编者全部是长期从事学前教育的教师，既有丰富的教学经验，又致力于学前教育的改革研究，具有一定理论高度。本套教材的出版将为当前学前教师培养和培训注入新的活力，并为学前教师教育课程体系和教材建设起到积极作用。

前 言

2016年5月，国家卫生和计划生育委员会发布了《中国居民膳食指南(2016)》，推出儿童平衡膳食算盘等三个可视化图形，弘扬饮食营养新文化。人生百年，健康为本，不同年龄阶段、不同性别、不同生理状态的个体和群体，其生理特点和营养需求不尽相同。《幼儿园教育指导纲要(试行)》中指出："幼儿园必须把保护幼儿的生命和促进幼儿的健康放在工作的首位。"因此，对于学前儿童的营养与膳食问题，要密切结合幼儿的生活，进行科学、合理、适宜的营养和健康教育。

本书依据学前儿童特殊生理特点与营养膳食需求，以儿童健康为根本，以学前儿童生长发育特点为起点，运用营养学基础知识，结合生活实践和幼儿园膳食经验，对学前儿童营养与膳食问题进行了较为全面、系统的论述，旨在探索合理膳食、科学营养育儿的理念、途径与方法。

本书围绕着"科学育儿、营养健康、膳食平衡"这一理念，以"生长篇""营养篇""膳食篇"三部分展开。第一部分为生长篇，着重介绍学前儿童生长发育特点及营养、保健问题；第二部分为营养篇，主要围绕营养学基础理论知识，介绍基础营养和食物营养相关内容；第三部分为膳食篇，主要从理念和具体方法上阐明如何实现学前儿童合理营养和平衡膳食，体现学前儿童营养的特点，探索科学育儿、平衡膳食的实践方法。

本书聚焦学前儿童营养健康与膳食问题，在编写过程中力图做到理论与实践并重、学以致用、学用结合，适合各师范大学、师范学院等地方院校作为教材使用。本书有以下突出特色。

1. 有针对性

本书编写人员均是从事相关课程教学工作的一线教师，有着丰富的教学经验，教材结构设计以能力提升为本位，内容构思切合学前教育托幼机构工作实际需要，汲取医学、营养学、学前儿童心理发展与教育相关教材的优点和长处，力图使教材适应高等师范院校本、专科层次教师教育人才培养模式和学科要求，体现出鲜明的适宜性特点。

2. 基础性强

本书将儿童发展理论和儿童营养健康教育相结合，在对儿童生长发育特点和营养需求充分论述的基础上，探索学前儿童营养、膳食、健康问题，进行基础性的理论阐述，采用梯度式、循序渐进的论述方式，以期启发读者联想思考，帮助读者拓展思维。

3. 实用性强

本书内容涵盖广泛，贴近生活实践，兼具实用性与操作性。除深入浅出的理论阐述外，还列举了大量案例、图表及相关拓展知识。在每章前有思维导图、学习目标，使读者快速领会全章结构框架和章节概要；章后有学习思考、拓展学习等，供读者巩固和反思。

4. 可读性强

本书在编写过程中，注重选材得当，编排体例力图新颖。将正文中难以涵盖的内容以发散性的思维方式呈现在相关知识链接中，帮助读者拓展思路与视野，引发读者深入学习与掌握向与之相关的各个方向和层面延伸的知识。

希望本书能够为当前学前儿童营养与健康教育注入活力，并推动学前儿童营养与保健课程体系和教材的建设不断前进。

本书由石家庄学院茹荣芳主编并负责大纲和体例拟定以及统编全稿，由茹荣芳、刘淑颖、孙早迪共同执笔完成。绪论、第一、三部分由刘淑颖、孙早迪编写，第二部分由茹荣芳、刘淑颖编写。本书在编写过程中参考、借鉴了大量国内外文献和参考资料，在此对其作者一并表示感谢！本书难免有不完善之处，恳请各位同人、专家和广大读者予以批评、指正，不胜感谢！

编　者

2018 年 4 月

目　录

第三部分 膳 食 篇

绪论

思维导图

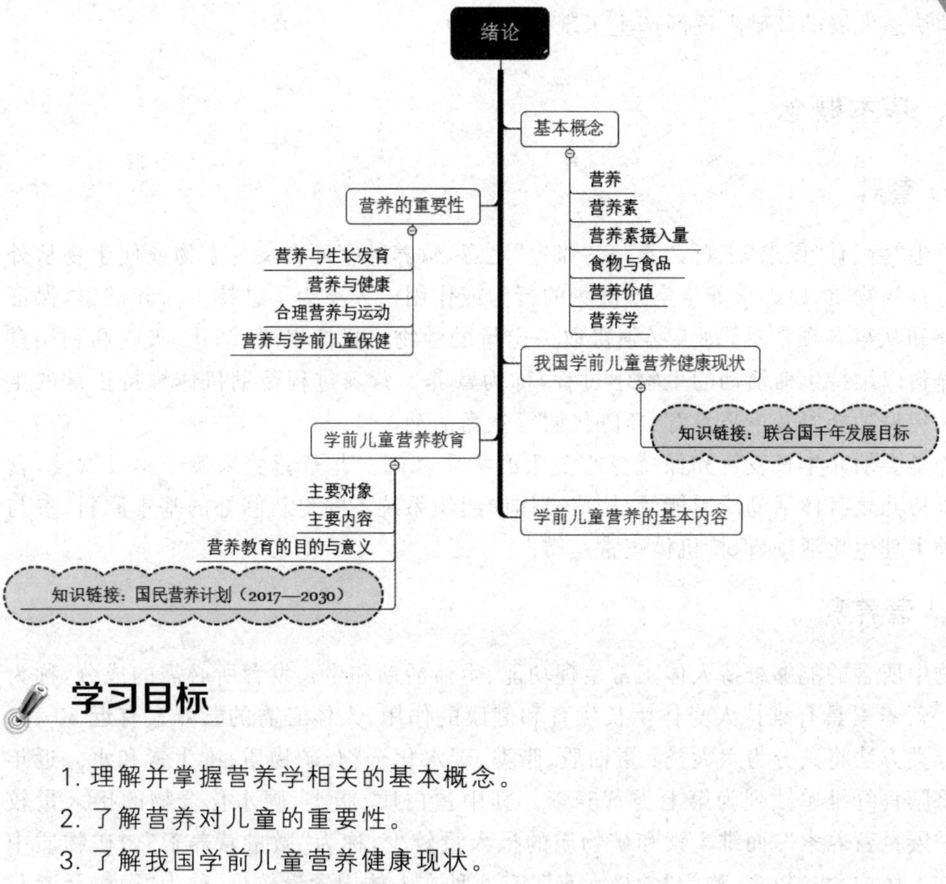

学习目标

1. 理解并掌握营养学相关的基本概念。
2. 了解营养对儿童的重要性。
3. 了解我国学前儿童营养健康现状。
4. 理解学前儿童营养教育的对象、内容、目标与意义。

人类从很早就开始进行营养方面的体验与研究，我国古代有《食经》《千金食治》《食物本草》《饮膳正要》等食疗与食物方面的著作，在两三千年以前就出现了关于营养学的论述。成书于2400多年前的中医典籍《黄帝内经·素问》已有“五谷为养，五果为助，五畜为益，五菜为充”的记载。“五谷为养”指谷物和豆类作为养育人体之主食，富含碳水化合物、蛋白质和脂肪等。谷物和豆类同食，可以大大提高营养价值；“五果为助”指水果、坚果等富含维生素、纤维素、碳水化合物和有机酸等物质，有助养身和健身之功；“五畜为益”指禽畜肉食能增补五谷主食营养不足，是平衡饮食食谱的主要辅食，对人体有补益作用；“五菜为充”指各种蔬菜均含有多种微量元素、维生素、纤维素等营养物质，对人体健康有益，这些理论符合现代营养学平衡膳食的观念。我国古代就有“医食同源”“药食同源”的思想，并将各种食物分为“温、热、寒、凉”四性和“酸、辛、苦、咸、甘”五味，这些论述形成了我国古代朴素营养学的雏形。现代营养学起源于20世纪末，正值自然科学崛起阶段，在生物学、生物化学快速发展的基础上逐渐产生了现代营养学。

一、基本概念

（一）营养

汉语中“营”有“谋求”之意，“养”有“养生”之意，营养的字面含义为生物或使生物从外界汲取有益的物质，以谋求养生实现健康的行为或作用。人类为了维持生命和健康，保证生长发育和从事各项活动，每天必须摄取一定量的食物。机体摄取、消化、吸收和利用食物中的养料以维持生命活动的生物学过程，称为营养。营养过程帮助机体维持正常的生理、生化、免疫功能以及生长发育、新陈代谢等生命活动。

营养是婴幼儿生长发育和保持身心健康的物质基础。儿童营养来源于每日饮食，食物供给维持儿童身体活动所需能量、构成身体中组织系统不断更新修补的基本原料、参与体内各种生理生化活动、保持机体正常运转。

（二）营养素

食物中所含的能够维持人体正常生理功能、生命活动和生长发育所必需的成分，称为营养素。营养素具有维持人身体生长发育和健康的作用，人体必需的营养素有近50种，传统的分类方法将其分为六大类：蛋白质、脂类、碳水化合物、矿物质、维生素和水。近年来主张将膳食纤维单独列为第七类营养素。其中蛋白质、脂类、碳水化合物的摄入量较多，称为“宏量营养素”，而维生素和矿物质的摄入量较少，称为“微量营养素”。矿物质中有七种在人体内含量较多，称为“常量元素”，有八种在人体内含量较少，称为“微量元素”。所有营养素在参与人体的生命活动中都具有重要的生理功能，其三大功能为提供能量、构建机体；修复组织、调节代谢以及维持正常生理功能，由此可见营养素是健康之本，是健康的物质基础。

（三）营养素摄入量

为了指导居民合理营养、平衡膳食，许多国家制定有“膳食营养素推荐供给量”

(recommended dietary allowances，RDAs)，其数值基本上是根据预防缺乏病提出的参考值，没有考虑预防慢性病及过量的危害。近年欧美等国家提出“膳食营养素参考摄入量”(dietary reference intakes，DRIs)，以取代之前的RDAs。中国营养学会根据国际的发展趋势，结合我国具体情况制定并推出《中国居民膳食营养素参考摄入量》。“膳食营养素参考摄入量”是一组每日平均膳食营养素摄入量的参考值，包括平均需要量(EAR)、推荐摄入量(RNI)、适宜摄入量(AI)和可耐受最高摄入量(UL)。

EAR是群体中各个体需要量的平均值，依据个体需要量研究资料计算而得，是根据某些指标进行判断，可以满足某一特定性别、年龄及生理状况群体中50%个体需要量的摄入水平，这一摄入水平不能满足另外50%个体对该营养素的需要。EAR是制定RNI的基础。

RNI相当于传统使用的RDAs，是可以满足某一特定性别、年龄及生理状况群体中绝大多数(97%～98%)个体需要量的摄入水平。长期摄入RNI水平可以满足身体对该营养素的需要，保持健康和维持人体组织中有适当的储备。RNI主要用途是作为个体每日摄入营养素的目标值。

因某种营养素的个体需要量的研究资料不足，无法计算EAR，从而无法推算RNI时，可设定AI用以代替RNI。AI是通过观察或实验获得的健康人群某种营养素摄入量，也可用作个体摄入量的目标，该量可满足目标人群中几乎所有个体的需要。

UL是平均每日可以摄取该营养素的最高量。可耐受是指这一摄入水平是可以耐受的，对于一般人群几乎所有个体都不至于损害健康，但当摄入量超过UL而进一步增加时，损害健康的危险性也随之增加。

(四) 食物与食品

食物是指生物为了生存和生活必须摄入体内的营养物质，食物可分为植物性食物和动物性食物。食品，在1995年通过的《食品卫生法》中规定为“各种供人食用或饮用的成品和原料，以及按照传统既是食品又是药品的物品，但是不包括以治疗为目的的物品”。食品一般分为动物性食品，如鱼类、蛋类、奶类、肉类等；植物性食品，如粮谷类、薯类、豆类和水果蔬菜等；加工食品，指以天然动植物性食物为原料，通过加工而成的各类食品，如糖、酒、罐头、糕点等。一般来说，食物是指未经加工制作的食品原料，例如面粉、大米等；食品指经过加工后的具体食物，例如面条、米粉等。

(五) 营养价值

营养价值是指食物中所含的营养素和能量能满足人体需要的程度。食物营养价值的高低取决于食物中所含有的营养素的种类和数量等因素。在自然界中没有任何一种食物含有人体所需要的全部营养素，只有根据不同阶段人体对营养素的需求特点将多种食物科学合理地搭配食用，才能满足各个时期人体的正常需要。

(六) 营养学

营养学是研究营养及其有关因素和措施的科学，是研究食物与人体健康关系的一门综合学科。营养学的研究涉及人体对营养素的需要量、各类食物的营养价值、不同人群的营养需要、营养与疾病等诸多方面，包括基础营养学、食物营养学、人群营养学、公共营养学、疾病营养学、烹饪营养学等多个分支。

儿童时期是人类发展过程中的一个特殊阶段，学前儿童营养学在人群营养学中占有十分重要的地位。通过研究学前儿童各阶段生长发育对营养的需求规律，探讨影响和促进儿童生长发育的营养因素，提出相应的喂养要求、科学营养配餐、平衡膳食设计，以达到防治儿童时期营养性疾病、促进学前儿童健康成长的目的。《幼儿园教育纲要（试行）》提到要“保证幼儿必需的营养”，才能“提高幼儿机体的功能、增强体质”。进行学前儿童营养学的系统性学习有助于提高学前工作者的专业能力和素养。

二、营养的重要性

营养是维持人体生命活动的物质基础，营养是否均衡、饮食是否合理，不仅直接关系到个人的身体成长、体质强弱、寿命长短，并且对一个国家民族的兴衰都有重大的影响。以下通过分析营养与生长发育、健康、运动、学前儿童保健的关系，分别对营养的重要性进行阐述。

（一）营养与生长发育

人体的生长发育受遗传、营养、运动、环境和疾病等诸多因素影响，营养是其中最重要的因素之一。营养素是构成机体的物质保证。在机体生长发育过程中，必须不断摄取食物中的各种营养物质来建造组织，营养不足直接对生长发育产生影响。研究表明，胎儿的身高和体重与母亲营养状况呈正相关，合理的营养能促进儿童的生长发育。世界卫生组织的调查表明，一个国家或民族的体格发育水平与其国民营养状况有极大关系。

（二）营养与健康

均衡的营养摄取促进人体健康、增强体质、增加人体的抵抗力，从而预防疾病，并且是保持旺盛精力的保障。不均衡的营养摄取使人衰弱，抵抗力下降，并可诱发疾病。营养不足、偏食或搭配不合理可造成机体某些营养素摄取不足，从而引发疾病，例如维生素 D 缺乏易患佝偻病，缺铁引起贫血等；而营养过剩也会引起疾病，例如长期高热量饮食引发高脂血症、脂肪肝、心脑血管疾病，甚至引发癌症病变。

1. 健康

传统的观念和习惯认为健康仅限于生理健康，主要是指躯体发育良好，生理功能正常，而很少考虑心理方面的健康。1948 年世界卫生组织（WTO）明确规定：“健康不仅仅是没有疾病和身体强壮，而是一种在身体上、精神上和社会适应能力上的完好状态。”1989 年 WTO 修正关于健康的内涵，除了躯体健康、心理健康和社会适应良好外，加上道德健康，并补充了衡量健康的十条标准，即：

（1）精力充沛，对负担的日常生活和繁重的工作不感到过分紧张。

（2）乐观、积极，乐于承担责任，事无大小，不挑剔。

(3) 善于休息,睡眠良好。

(4) 应变能力强,能适应环境的各种变化。

(5) 抗疾病能力强,能抵抗一般性的感冒和传染病等。

(6) 体重适当,身体匀称,站立时头、肩、臂位置协调。

(7) 眼睛明亮,反应敏捷,眼睑不发炎。

(8) 牙齿清洁,无空洞、无痛感、无龋齿、无出血现象,牙龈颜色正常。

(9) 头发有光泽,无头屑。

(10) 肌肉丰满,皮肤有弹性,走路、活动感到轻松。

2. 亚健康

亚健康是国际医学界20世纪80年代末提出的医学新理念,亚健康状态是介于疾病与健康之间的一种边缘状态。由于世界经济高速发展、生活节奏日益加快、心理压力不断加大、环境污染危害严重、缺乏体育锻炼和营养调节,60亿世界人口中半数以上的人身体处在亚健康状态。选择合适的锻炼方式、保持良好心态、有规律的生活、合理调整膳食结构等,有助于脱离亚健康状态,恢复良好的精力和体力。

(三) 合理营养与运动

营养和体育运动都是维持和促进人体健康的重要途径,营养构成机体组织的物质基础,体育运动则是增强人体机能的有效手段。合理营养与体育运动有机结合可有效促进身体发育、提高健康水平。合理营养要求膳食必须符合个体生长发育和生理状况等特点、含有人体所需要的各种营养成分、含量适当、全面满足身体的需要、维持正常的生理功能、促进身体的生长发育和健康,并且膳食易于消化吸收,不含对机体有害的物质,这种膳食称为“平衡膳食”。

合理营养提供生命运动适宜的能源物质,并保证能源物质的良好利用。任何形式的运动均以热能的消耗为基础,体内能源储存有限,如果无充足的可利用能源物质,当体内糖原水平极低时机体就不能满足三磷酸腺苷(ATP)分解供能的需求。膳食中足量的碳水化合物和丰富的食材能够保证体内充足的肌糖原储备和多种维生素、微量元素的供给,从而保证身体的能量供给和能量储存,以及分解中辅酶的活性。营养素的缺乏可影响机体的运动能力。

肌纤维中能源物质的水平与运动创伤的发生有直接关系。研究报告指出,当快收缩肌纤维中的糖原耗尽时,人体控制及纠正运动的能力受到损害,运动创伤发生的可能性增加。如在运动前提高体内肌糖原的水平并在运动后促进糖原的恢复,将起到预防运动创伤的作用。

合理营养有助于剧烈运动后的身体恢复。运动能力恢复的关键在于恢复身体的代谢能力,包括肌肉及肝脏的糖原储备、关键酶的浓度、体液、矿物元素平衡及细胞膜的完整性等,这些代谢能力的恢复主要靠合理营养得以实现。

合理营养可减轻运动性疲劳的程度,并有助于解决运动中特殊人群的生理问题。引起人体运动能力下降的常见原因如脱水、体温调节障碍引起的体温增高、酸性代谢产物的蓄积、电解质平衡失调所致的代谢紊乱、能源储备物的消耗等。这些均可在合理营养的前提下得到延缓发生或减轻程度。对于处在生长发育期的幼儿来说，参加体育活动和体育训练时需要密切的营养监督，以保证营养素的供给能够维持生长发育和运动消耗所需，使机体维持健康状况。

（四）营养与学前儿童保健

随着我国人民生活水平的不断提高，婴幼儿的营养状况也得到越来越多的社会关注，婴幼儿的生存条件和营养状况得到普遍改善。营养的促进生长发育功能是婴幼儿营养学区别于其他人群营养学的重要特点。生长，是指细胞的繁殖增大及细胞间质增加，表现为全身各组织和器官的大小、长短及重量的变化，是身体发展中“量”的变化；发育，是指身体各系统、器官、组织功能的增进，是身体发展中“质”的变化。影响儿童生长发育的因素，包括营养、睡眠、运动、疾病、气候季节、社会因素和遗传因素等多种原因，营养因素在其中占有重要地位。以下就营养对儿童各时期的主要作用进行简要说明。

胎儿期：孕妇的营养状况会影响胎儿的发育，孕期的均衡饮食不仅能增强孕妇的身体健康、促进胎儿各组织器官的发育，并且能预防胎儿出现某些先天性缺陷。

新生儿期与婴儿期：母乳是婴儿最好的食物来源，提供初生儿生长发育所需的营养素和抗体，可降低婴儿的疾病发生率与死亡率。哺乳期乳母的营养状况影响乳汁的营养与品质，进而影响婴儿健康。

幼儿期与学龄前期：相较成人来说，儿童对营养的需求更高，儿童需要依靠食物供给能源、热量，以及保持器官运作和修补受损组织，并且依靠食物中的营养素帮助体内新细胞增生。如果缺乏营养将会影响儿童造血、肌肉、骨骼及大脑的发育与功能。

三、我国学前儿童营养健康现状

我国儿童占全国人口的 1/3，他们的身心健康直接关系民族的素质和国家的前途。儿童营养状况是衡量一个国家社会经济发展和社会进步的重要指标。国际上将 5 岁以下儿童营养状况作为生存与发展的重要指标。全世界每年大约有 1000 万 5 岁以下儿童死亡，据世界卫生组织报告，全球 5 岁以下儿童死亡归因于营养不良的比例达 35%，急性重度营养不良儿童的死亡风险是非营养不良儿童的 9 倍。国际上通用人口平均期望寿命为评价一个国家政治经济文化教育的综合指标。婴儿死亡率直接影响人口平均期望寿命，婴儿死亡率高的国家人口平均期望寿命随之降低；反之，婴儿死亡率低的国家人口平均期望寿命必然是较高的。儿童期营养状况直接关系到联合国千年发展目标中降低 5 岁以下儿童低体重率和降低 5 岁以下儿童死亡率目标的实现。因此，许多发达国家非常重视儿童营养保健工作的质量，力求降低婴幼儿死亡率。婴幼儿营养与保健即根据婴幼儿生长发育特点，针对不同阶段的婴幼儿提供合理的膳食指导、均衡饮食、营养监测等，保障婴幼儿身心健康发展，降低婴幼儿疾病发病率和死亡率。

2012 年我国卫生部首次发布的《中国 0～6 岁儿童营养发展报告》(以下简称《报告》)全面阐述了我国儿童营养改善取得的显著成绩、采取的主要策略和措施以及面临的问题和挑战。报告指出，儿童早期特别是胎儿期至出生后 2 岁，即生命的早期 1000 天是决定其一生营养与健康状况的最佳、最关键时期。婴幼儿期的营养不良可能导致儿童不可逆转的生长和认知发育迟缓、影响智力潜能的发挥、降低学习能力和成年后劳动生产能力，导致成年后患肥胖、高血压、冠心病和糖尿病等诸多慢性疾病的风险加大。

《报告》显示，我国儿童营养状况明显改善，儿童生长发育水平不断提高，表现为身高持续增长，体重合理增长，目前城市儿童平均生长发育水平已经达到甚至超过世界卫生组织推荐的儿童生长标准，但农村儿童仍有一定差距；儿童营养不良状况持续减少，5 岁以下儿童因蛋白质—能量营养不良导致的患病率明显下降，微量营养素缺乏有所改善；儿童生存质量和健康水平显著提高。

《报告》阐述了我国在儿童营养改善方面的措施：在国家层面签署联合国《儿童权利公约》，出台《中华人民共和国母婴保健法》(以下简称《母婴保健法》)及其实现办法，为改善儿童营养、保护儿童健康提供了法律保障，深入实施扶贫开发战略，改善贫困地区儿童营养状况。为改善儿童营养和健康状况，卫计委先后印发了一系列部门规定和技术规范，如《中国婴幼儿喂养策略》《母乳代替品销售管理办法》，保护和促进母乳喂养；《托儿所幼儿园卫生保健管理办法》及其工作规范，要求托幼机构加强饮食卫生管理，为儿童提供安全、科学、合理的营养膳食，保证营养平衡；《儿童缺铁和缺铁性贫血防治建议》《佝偻病早期综合防治方案》《儿童喂养与营养指导技术规范》《儿童营养性疾病管理技术规范》等系列技术规范，加强儿童营养不良疾病的防治；制定《辅食营养补充品通用标准》，以规范营养补充品的生产；委托中国营养学会发布《中国居民膳食指南》，指导婴幼儿营养和膳食。随着妇幼保健服务的全面提升，各级医疗卫生机构开展多种形式的健康教育活动，加强对孕妇合理膳食营养素补充指导，避免或减少孕期营养不良对新生儿和儿童生长发育的影响，广泛开展婴幼儿喂养咨询、生长发育监测、营养缺乏及相关疾病防治等服务，提高孕产妇和儿童家长的保健意识和健康素养。各种儿童营养干预活动广泛开展，儿童营养监测不断完善，包括大力提倡 6 个月内婴儿纯母乳喂养，宣传科学喂养知识，促进及时合理的辅食添加，通过营养干预手段预防缺铁性贫血、碘缺乏等微量元素缺乏疾病，并且积极开展中国居民营养与健康状况调查和儿童营养健康调查与监测，为制定儿童卫生相关政策和干预措施提供依据。同时，我国社会经济发展，也为儿童营养改善提供了坚实的基础，家庭收入增加提高了人均食物消费能力，膳食结构优化促进了儿童营养全面和均衡，以母亲为代表的看护人教育水平的提高，也有助于儿童营养状况的改善。

然而，《报告》同时指出，我国儿童营养改善在取得显著成绩的同时也面临一些困难与挑战：儿童营养状况存在显著的城乡和地区差异，5 岁以下农村地区儿童低体重率和生长迟缓率约为城市地区的 3～4 倍，而贫困地区农村又为一般农村地区的 2 倍，2006 年卫生部调查显示，中西部地区儿童低体重率和生长迟缓率均为东部地区的 2～3 倍。同时，农村地区儿童营养改善呈现脆弱性，农村地区特别是贫困地区农村儿童营养状况已受到经济条件和突发事件的影响。儿童贫血等问题依然普遍，2 岁以下儿童贫血问题突出，2000—2009 年 5 岁以下各阶段儿童贫血患病率情况分析结果显示，6～24 月龄儿童贫血患病率最高，3 岁以后逐渐降低。流动和留守儿童等弱势儿童群体的营养问题尚未引起重视，2010 年我国流动人口达到 2.21 亿人，农村 5 岁以下留守儿童数量超过 1500 万，还有大量跟随父母的流动儿童。由丁生活条件差、看护人教育水平低等原因，流动儿童与留守儿童均存在不同程度的营养不良。农村留守儿童的生长迟缓率和低体重率均显著高于非留守儿童，约为非留守儿童的1.5倍。多个城市的流动人口儿童健康状况调查结果显示，流动儿童贫血患病率明显高于城区儿童、体格发育状况明显落后于城区儿童。超重和肥胖问题逐步显现，不仅城市地区儿童超重和肥胖问题日益突出，农村地区儿童超重和肥胖问题也逐渐显现。

知识链接

联合国千年发展目标

联合国全体成员国承诺将建立新的全球合作伙伴关系，以降低极端贫穷人口比重，并设立了一系列以2015年为最后期限的目标，即"千年发展目标"，包括8个具体目标：消灭极端贫穷和饥饿；实现普及初等教育；促进两性平等并赋予妇女权力；降低儿童死亡率；改善产妇保健；与艾滋病病毒/艾滋病、疟疾和其他疾病做斗争；确保环境的可持续能力；制订促进发展的全球伙伴关系。

(1) 低体重：指儿童的体重低于同年龄、同性别参考人群体重中位数减2个标准差。

(2) 生长迟缓：指儿童的身高(长)低于同年龄、同性别参考人群身高(长)中位数减2个标准差。

(3) 消瘦：指儿童的体重低于同性别同身高(长)参考人群体重中位数减1个标准差。

(4) 超重：指儿童的体重高于同性别同身高(长)参考人群体重中位数加1个标准差或年龄别体质指数高于同年龄、同性别参考人群体质指数中位数加1个标准差。

(5) 肥胖：指儿童的体重高于同性别同身高(长)参考人群体重中位数加2个标准差或年龄别体质指数高于同年龄、同性别参考人群体质指数中位数加2个标准差。

四、学前儿童营养教育

营养教育(nutrition education)已被各国政府营养学家作为改善营养状况的主要手段之一。美国营养协会提出，营养教育是"根据个体的需要与食物来源，通过认识、态度、环境作用以及对食物的理解过程，形成科学、合理的饮食习惯，从而达到改善人民营养状况的目的"。按照世界卫生组织的定义，营养教育是"通过改变人们的饮食行为而达到改善营养状况目的的一种有计划的活动"。同样，学前儿童营养教育主要指通过营养信息交流，帮助与学前儿童教育相关的个体和群体获得营养知识、培养健康生活方式的教育活动和过程，也是学前健康教育的一个分支和重要组成部分。

(一) 主要对象

在个体层面，营养教育对象包括幼儿教师、保育员、幼儿园膳食工作者、幼儿园管理人员、幼儿家长及幼儿等。在社区层面，营养教育对象包括各类幼儿教育机构、提供婴幼儿餐饮服务和制作加工婴幼儿食品的各类机构等。在组织机构层面，营养教育对象包括与幼儿工作决策相关的各级政府部门、大众传播媒介等。

（二）主要内容

营养教育的主要内容是有计划地对从事婴幼儿饮食、健康、教育等行业相关的有关人员进行营养知识培训。将营养教育纳入学前儿童健康教育内容，并在教学计划和一日生活活动中安排常规的营养知识教育实践活动，使幼儿懂得平衡膳食的原则、培养良好的饮食习惯、提高自我保健能力。将婴幼儿营养保健工作纳入儿童社区保健服务体系，提高初级卫生保健人员和居民的营养知识水平，合理利用当地资源改善婴幼儿及其家庭的营养健康状况。利用各种宣传媒介广泛开展群众性营养宣传活动，倡导合理的膳食模式和健康的生活方式，纠正不良饮食习惯。

（三）营养教育的目的与意义

营养教育的目的在于提高各类人群对营养和健康的认识，消除或减少不利于健康的膳食营养因素，改善营养状况，预防营养性疾病的发生，提高人民健康水平和生活质量。营养教育可通过有计划、有组织、有系统和有评价的干预活动，提供人们改变不良膳食行为所必需的知识技能和社会服务、普及营养与食品卫生知识、养成良好的膳食行为与生活方式，使人们在面临营养与食品卫生方面的问题时，有能力做出有利于健康的选择。大量调查研究表明，营养教育具有多途径、低成本、覆盖面广的特点，对提高群体的营养知识水平，合理调整膳食结构以及预防营养不良相关疾病切实有效，对于提高国民营养素质，全面建设小康社会具有重要意义。

知识链接

国民营养计划（2017—2030）①

继2016年中共中央、国务院印发《"健康中国2030"规划纲要》之后，2017年6月30日国务院正式印发了〔2017〕60号文《国民营养计划（2017—2030）》。《计划》全方位布局了国家营养发展未来，重点包括七大实施策略和六大行动，提出了近阶段的手段和措施，特别是将营养融入所有政策标准体系，表达了国家对大众营养的重视和决心，宣传并推广《膳食指南》，力求在2030年前降低或消灭一切形式的营养不良。

七大实施策略包括：完善营养法规政策标准体系，推动营养立法和政策研究，提高标准制定和修订能力；加强营养能力建设，包括提升营养科研能力和注重营养人才培养；强化营养和食品安全监测与评估，定期开展人群营养状况监测，强化碘营养监测与碘缺乏病防治；发展食物营养健康产业，加快营养化转型；大力发展传统食养服务，充分发挥我国传统食养在现代营养学中的作用，引导养成符合我国不同地区饮食特点

① 国民营养计划（2017—2030）[R/OL]. http://www.gov.cn/zhengce/content/2017-07/13/content_5210134.htm?trs=1. 2017-10-05.

和食养习惯；加强营养健康基础数据共享利用，开展信息惠民服务。普及营养健康知识，推动营养健康科普宣传活动常态化。

六大行动计划包括：生命早期1000天营养健康行动，提高孕产妇、婴幼儿的营养健康水平；学生营养改善行动，包括指导学生营养就餐，超重、肥胖干预等内容；老年人群营养改善行动，采取多种措施，满足老年人群营养改善需求，促进“健康老龄化”；临床营养行动，加强患者营养诊断和治疗，提高病人营养状况；贫困地区营养干预行动，采取干预、防控、指导等措施，切实改善贫困地区人群营养现状；吃动平衡行动，推广健康生活方式，提高运动人群营养支持能力和效果。

五、学前儿童营养的基本内容

处于不同年龄阶段、不同性别、不同生理状态的个体和群体，其生理特点和营养需要不尽相同。本书依据婴幼儿及学前儿童特殊生理特点与营养膳食需求，主要介绍以下内容。

第一部分为生长篇，包括两章内容，分别从儿童各时期发育与保健、主要系统发育与保健、心理发展等多个方面全面介绍儿童生长发育的特点与保健要点。

第二部分为营养篇，包括三章内容，分别从能量、宏量营养素、微量营养素、水等方面对七大类营养素生理功能、需求量与食物来源等进行说明，并从食物营养的角度，介绍各类动物性、植物性食物的营养价值与合理使用方法。

第三部分为膳食篇，包括三章内容，从学前儿童各个时期的营养素需求、学前儿童膳食指南与平衡膳食宝塔、学前儿童营养调查与评价三个方面详细介绍了学前儿童营养与评价，并且从婴幼儿母乳喂养、辅食添加到学前儿童膳食设计及幼儿园膳食管理等方面对学前儿童的科学喂养与膳食进行逐一说明。最后对儿童时期常见的与营养素缺乏相关的疾病的原因、症状、防治方法等进行介绍说明。

学习思考

1. 如何在幼儿园一日活动中融入幼儿营养教育？
2. 如何通过家园合作有效提高家庭营养饮食观念？
3. 改善流动和留守儿童等弱势儿童群体的营养现状需做哪些努力？
4. 根据你对不同阶段学前儿童的观察，举例说明目前我国学前儿童健康与营养的现状与存在的问题。

拓展学习

网络资源拓展

- 国务院办公厅政府信息公开网，网站右侧信息栏目“按主题分类”中“人口与计划生育、妇女儿童工作"栏下拉单击"妇女儿童"，可浏览国务院颁发的关于保障农村留守儿童、贫困儿童等困境儿童的通知与意见。

网址：http://www.gov.cn/zhengce/content/node_330.htm

- 中国营养学会网站包含关于中国居民膳食指南、特殊人群营养、营养书籍及刊物等大量信息资讯。

  网址：http://www.cnsoc.org/

- 中国疾病预防控制中心网站，包括营养与食品卫生、妇幼保健、少儿与学校卫生等多方面信息资讯。

  网址：http://www.chinacdc.cn/

- 联合国儿童基金会中文网站，网站有多篇文章和研究报告等对母乳喂养、世界各国儿童营养与发育状况等进行说明介绍。

  网址：http://unicef.org/zh/

- 美国儿科学会网站，网站提供包括孕期、婴儿期、幼儿期、学龄前期、学龄期、青少年等各个时期和阶段关于发展与饮食指导的多篇文章。

  网址：http://www.healthychildren.org

- 世界卫生组织网站，包括世界各国人群健康水平、疾病、问题、政策与对策等相关内容介绍。

  网址：http://www.who.int/en/

第一部分　生　长　篇

第一章
学前儿童保健概述

思维导图

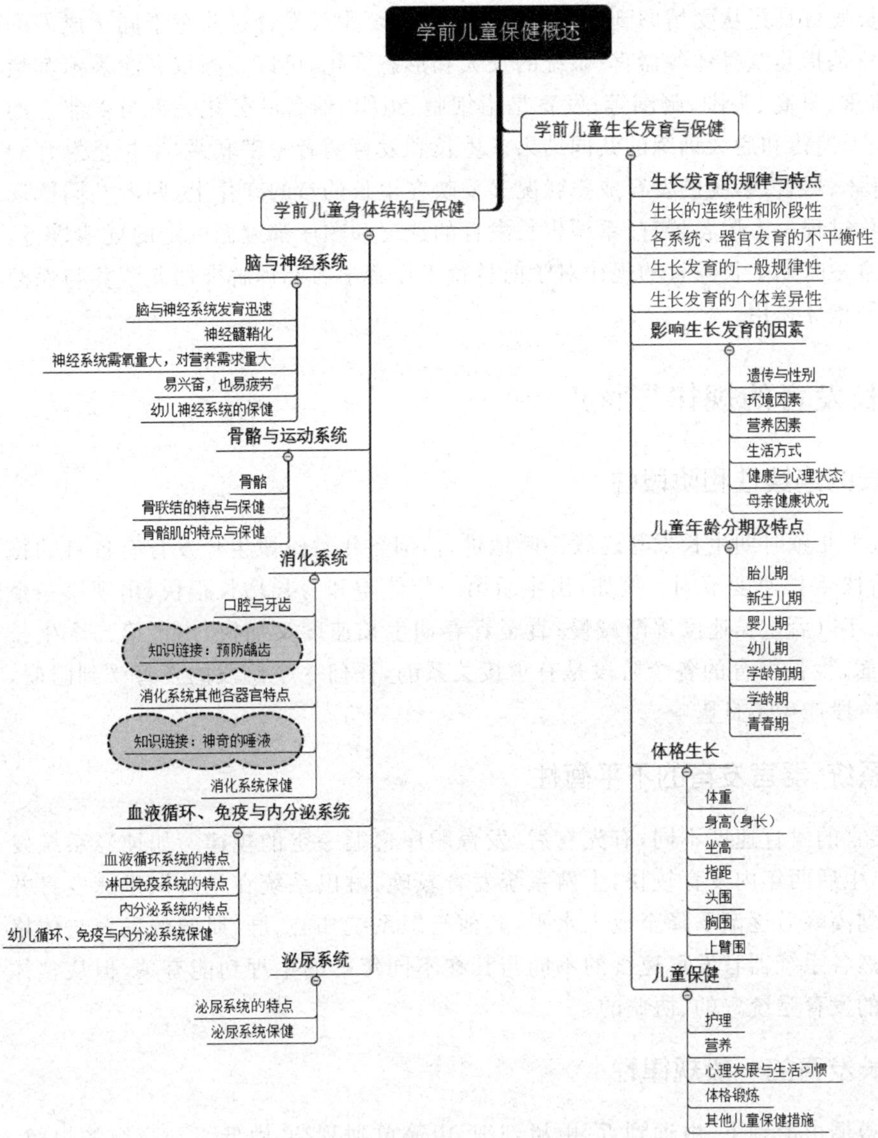

学习目标

1. 理解儿童生长发育的规律、特点与影响因素。
2. 掌握儿童年龄分期并了解各个时期的特点。
3. 了解体格生长常用指标含义、儿童体格生长规律与儿童保健的主要内容。
4. 学习并理解脑与神经系统、骨骼与运动系统、消化系统发育特点与保健。
5. 学习并了解血液循环、免疫系统、内分泌系统、泌尿系统特点与保健。

第一节　学前儿童生长发育与保健

人体的生长发育是指从受精卵到成人期的整个过程。生长发育是儿童不同于成人的重要特点。生长是指儿童身体各器官、系统的长大和形态变化，可以用测量方法表示其量的变化，例如体重、身高、头围、胸围等；发育是指细胞、组织、器官的分化完善与功能上的成熟，发育是先天遗传和后天训练的共同结果。生长和发育两者紧密联系，生长是发育的物质基础，而身体、器官、系统的发育成熟状况又反映在生长的量的变化上，两者共同体现机体的动态变化过程。人体各器官、系统生长发育的速度和顺序都遵循一定的规律进行，学习和了解儿童各时期生长发育的规律对学前教育工作者学习和理解婴幼儿营养与保健的要点有重要的指导作用。

一、生长发育的规律与特点

（一）生长的连续性和阶段性

一方面，整个儿童时期生长发育连续不断地进行，但各年龄阶段生长发育有各自的特点，不同年龄阶段生长速度不同。例如，出生后第一年体重和身长增长很快，出现第一个生长高峰，第二年以后生长速度逐渐减慢；直至青春期生长速度又加快，出现第二个生长高峰。另一方面，生长发育的各个阶段是有承接关系的，任何一个阶段的发育受到阻碍，都会对后一个阶段产生不良影响。

（二）各系统、器官发育的不平衡性

各系统、器官的发育速度不同，有先有后，发育顺序遵循一定的规律。如神经系统发育较早，脑在出生后两年内发育较快，生殖系统发育较晚，淋巴系统在学龄期迅速发育并于青春期前达到高峰后逐渐下降至成人水平，其他组织系统如心、肝、肌肉的发育与体格生长平行。虽然各系统器官发育速度的不同与其在不同年龄的生理功能有关，但从整体上看整个机体的发育是统一的、协调的。

（三）生长发育的一般规律性

生长发育遵循由上到下、由远到近、由粗到细、由简单到复杂、由低级到高级的规律。

例如出生后运动发育的规律是：先抬头、后抬胸、再会坐、立、行，即遵循由上到下的生长规律；从臂到手，从腿到脚的发展遵循由远到近的规律；从全掌抓取到手指拾取遵循由粗到细的规律；先画直线后画曲线遵循由简单到复杂的规律；先会看、听、感觉事物、认识事物，发展到有记忆、思维、分析、判断等遵循由低级到高级的规律。

（四）生长发育的个体差异性

儿童各时期生长的一般规律见表 1-1，儿童的生长发育一般按表中规律发展，但在一定范围内，每个儿童受到遗传、环境、营养等因素的影响而存在相当大的个体差异。因此，衡量儿童的生长发育水平不能用绝对的“正常值”，而应该在一定的范围、考虑个体的不同因素后进行评价。

表 1-1　儿童各时期的生长规律

<table>
<tr><th colspan="2"></th><th>身高(身长)</th><th>体　重</th><th>头　围</th><th>胸　围</th></tr>
<tr><td colspan="2">出生时</td><td>50cm</td><td>3.2～3.3kg</td><td>32～34cm</td><td>30～33cm</td></tr>
<tr><td colspan="2">婴幼儿期</td><td>1 岁时约为 75cm
2 岁时约为 85cm</td><td>生后 3 个月约为出生时 2 倍
1 岁时约为出生时的 3 倍
2 岁时约为出生时的 4 倍</td><td>1 岁时约为 46cm
2 岁时约为 48cm</td><td>1 岁时与头围基本相当；2 岁后超过头围</td></tr>
<tr><td colspan="2">学龄前及学龄期</td><td>平均增长 3～5cm/年</td><td>平均增长 2～4kg/年</td><td>2～15 岁仅增加 6～7cm</td><td>增长较慢</td></tr>
<tr><td rowspan="2">青春期</td><td>男</td><td>平均增长 9cm/年</td><td>平均增长 6kg/年</td><td rowspan="2">增长缓慢</td><td rowspan="2">发育较快，接近成人体型</td></tr>
<tr><td>女</td><td>平均增长 7cm/年</td><td>平均增长 4～5kg/年</td></tr>
</table>

二、影响生长发育的因素

儿童的生长发育水平是遗传因素与环境因素共同作用的结果，且受到教育、社会、文化和其他因素影响，其中遗传和环境教育对人一生的发展影响最大。

（一）遗传与性别

遗传基因是影响儿童生长发育的重要因素。种族、家族的遗传信息深远地影响着儿童的皮肤、头发的颜色、身材高矮、性成熟的迟早、对营养素的需要量、对传染病的易感性等。体格系统中受遗传因素影响较大的是骨骼系统，儿童在良好生活环境下成长至成年，最终身高 75％取决于遗传，25％取决于营养、锻炼等其他因素。男女性别也影响生长发育，例如女孩的平均身高(身长)与体重比较同龄男孩数值偏小，而女孩的语言、运动发育略早于同龄男孩。

（二）环境因素

环境因素影响着生长发育的速度与其所能达到的程度。良好的居住环境，例如阳光充足、空气新鲜、水源清洁、无噪声等，配合良好的生活习惯、科学护理、良好教育、身体锻炼、完善的医疗保健服务等，是促进儿童生长发育达到最佳状态的重要因素，反之则带来不良的影响，但生活环境对儿童健康的重要作用往往易被忽视。环境因素包括自然环境、社会环境、家庭环境等。

1. 自然环境

良好的自然环境是促进儿童体格生长的最优最佳状态的重要因素，如阳光充足、空气清新、水源清洁、无噪声、居住条件舒适等自然因素，可促进儿童的健康生长。不良的自然环境极大地影响儿童的身体健康和正常的生长发育，尤其影响婴幼儿脑和智力的发育，如环境中铅污染会使儿童血铅值升高、智商降低，出现冲动性行为、暴怒、多动及注意力不集中等行为改变。

2. 社会环境

人类社会随着现代化、工业化和全球化进程的加快而发生迅速且巨大的变化，儿童的健康和发展受到了环境和社会变革带来的巨大影响。科学技术的进步与普及使儿童学习节奏加快，对儿童发展提出了更高的要求；生命科学和社会科学的进步，包括脑科学的发展，使人类对体格和心理行为发育规律和原理的认识不断深化，使更好地促进儿童发展、改善和创建有利于儿童发展的环境成为可能。社会提供完善的医疗保健服务、优质的儿童教育是促进儿童生长发育达到最佳状态的重要因素。

3. 家庭环境

父母是家庭环境的关键，通过改变父母育儿行为、提高父母的育儿技能，改善家庭环境中社会、心理刺激，达到改善和促进儿童发展水平的目的。同时，父母在干预活动中也有所收获，父母为儿童创造良好的文化氛围，如带儿童到动物园、博物馆、科学馆、图书馆等活动方式，可以丰富其阅历、增强求知欲、锻炼综合能力、提高身体素质；家庭气氛和睦、平等、民主，有利于儿童发展开朗的个性；父母有较多的时间与孩子交流，有利于儿童的社会性发展。

（三）营养因素

从胎儿在母体子宫内着床开始，营养状况就是一个影响儿童生长发育的重要因素。营养是儿童健康成长的必要保证，处于生长发育高峰期的儿童必须摄取各种营养素，才能满足机体发育的需要。当营养素的供给比例适当，加之适宜的生活环境，可使生长潜力得到最好的发挥。宫内营养不良的胎儿，出生后不仅体格生长落后，严重时会影响脑的发育，而且其成人期患高血压、糖尿病、肥胖病的概率也会高于出生时正常的人。出生后营养不良，特别是出生后1～2年严重营养不良，不仅影响人体体格发育，还会使其机体免疫、内分泌、神经调节等功能低下，最终导致疾病的发生。

（四）生活方式

生活方式包括家庭成员和儿童个人的营养、习惯、是否有不良嗜好，交通工具的使用、体育锻炼、精神状态等因素。良好的生活习惯、适当的体育锻炼、科学护理、正确教养是促进儿童生长发育、发挥儿童最高潜能的重要因素。培养儿童良好的生活习惯、保证儿童充足的睡眠对于促进儿童生长发育有极其重要的意义。人体生长激素的分泌与睡眠的不同时段有关，在清醒状态下生长激素分泌较少，慢波睡眠时生长激素分泌明显增多，如果慢波睡眠被剥夺会产生负面的生理反应，因此慢波睡眠可以促进儿童生长发育并促进体力恢复。另外，指导儿童适当坚持运动，并选择适合儿童身体状况的体育运动如伸展运动、弹跳运动等，以及坚持户外活动，充分与大自然接触，在游戏运动中与儿童交流使其保持愉快乐观的心情等，都有利于儿童生长激素的分泌，对儿童的生长发育具有积极的促进作用。

（五）健康与心理状态

儿童的生理心理健康状况直接影响其生长发育。疾病对儿童生长发育的影响主要取决于疾病的严重程度和持续时间，大多数疾病会明显影响儿童的生长发育。如急性感染性疾病常使体重减轻，慢性疾病则会同时影响体重和身高，内分泌疾病常引起骨骼生长和神经系统发育迟缓，先天性心脏病可引起生长迟缓等。

在生长发育过程中，儿童的情绪不断发展。儿童的不良情绪直接影响生长发育的状况，例如当儿童恐惧和愤怒时，可引起交感神经兴奋，出现瞳孔扩大、呼吸加快、心跳加快、胃肠道活动抑制或减弱，儿童可表现出拒食、厌食、偏食，严重时表现为神经性厌食症等。

（六）母亲健康状况

胎儿在宫内的发育受母体生活环境、营养状况、情绪疾病等多种因素的影响。妊娠期母体若严重营养不良，可引起流产、早产和胎儿生长发育迟缓；妊娠早期母体若受到病毒感染或受到某些药物、X 射线照射、环境有毒物和精神创伤的影响，胎儿均可发生发育受阻，甚至出现先天畸形。

三、儿童年龄分期及特点

儿童处于连续不断的生长发育过程中，各系统器官组织逐渐增大，功能逐渐成熟。儿童的生长发育是一个连续渐进的动态过程，在不同阶段表现出与年龄相关的规律性。儿童的年龄分期从受精卵到发育结束分为七个阶段，每一阶段的特点不同。

（一）胎儿期

从受精卵形成到胎儿出生为止统称为胎儿期，一般为 40 周左右。胎儿的周龄即为胎龄，或称为妊娠龄。胎龄满 37 周后出生的胎儿为足月儿。

妊娠前 8 周为胚胎期，第 1 周，受精卵从输卵管移动到子宫腔，同时细胞不断分裂；第 2 周，受精卵着床并形成内胚层和外胚层；第 3 周，形成中胚层；第 4 周，形成体节，心脏开始跳动，各器官迅速分化；在受精后第 8 周末，各器官均已形成，胚胎初具人形。因此，胚胎期是人体各器官元基分化的关键时期，任何不利因素均可影响胎儿各器官的正常分化，因此孕期保健必须从妊娠早期开始。

从第 9 周起到出生为胎儿期，本时期以组织与器官的迅速成长和功能逐渐成熟为特点。这一时期，胎儿完全依靠母体生存，由于胎盘和脐带的异常或其他原因引起胎儿缺氧、感染等，母亲妊娠期间受到外界不利因素影响，包括感染、创伤、滥用药物、接触放射性物品、毒品等，以及营养缺乏、严重疾病和心理创伤等都可能影响胎儿的正常生长发育，导致流产、畸形、宫内发育不良等严重后果，因此加强孕期保健和胎儿保健十分必要。

（二）新生儿期

自胎儿娩出、脐带结扎起到满 28 天为止的 4 周称为新生儿期。本时期包含在婴儿期内，但由于此阶段婴儿在生长发育和疾病方面具有非常明显的特殊性，因此临床单独将此时期列为婴儿期中的一个特殊时期。

新生儿期是婴儿出生后适应外界环境的阶段，胎儿脱离母体转而独立生存，所处的内环境发生了根本变化，而婴儿适应能力尚不完善、生理调节能力还不成熟，因此本时期发病率高、死亡率高，死亡率占婴儿死亡率的 1/2～2/3，尤其以生后第 1 周死亡率最高。新生儿死亡多数是可以预防的，新生儿期保健特别强调加强护理，如保暖、科学喂养、消毒隔离、清洁卫生等。

（三）婴儿期

从出生到满 1 周岁以前称为婴儿期，此阶段婴儿以乳汁为主要食物，又称为乳儿期。本时期是儿童出生后生长发育最迅速的时期，身高在一年中增长 50%，体重增加 2 倍，脑发育迅猛，身体各系统器官生长发育继续进行，但不够成熟和完善。由于生长迅速，本时期儿童对营养素和能量的需求量相对较大，但由于消化吸收功能尚不完善，易发生消化紊乱和营养不良；同时，婴儿体内来自母体的抗体逐渐减少，自身免疫功能尚未成熟，抗感染能力较弱，易发生各种感染和传染性疾病。因此，本阶段提倡母乳喂养，并需按计划地对婴儿进行疫苗接种，完成基础免疫程序，并应重视卫生习惯的培养。

（四）幼儿期

从 1 周岁以后到满 3 周岁之前称为幼儿期，此时小儿生长速度稍减慢，但活动范围渐广，接触社会事物增多，智力发育较快，语言、思维和社交能力增强，但对周围各种危险的识别能力不足、自我保护能力有限，因此意外伤害发生率较高，应注意防止意外创伤、中毒等。并且由于幼儿活动范围增大，而自身免疫力尚不健全，应注意防止传染病。

本阶段幼儿消化系统功能尚不完善，对营养的需求量仍然相对较高，而断乳和其他食品添加在此阶段完成，幼儿膳食从乳汁转换到饭菜，并逐渐向成人饮食过渡，因此适宜的喂养仍是保证幼儿正常生长发育的重要环节，同时应注意防止营养不良和消化紊乱。

（五）学龄前期

自 3 周岁以后至 6～7 岁入小学前为学龄前期。在此阶段儿童生长速度相对较慢，每年体重增长约 2kg，身高约增加 5cm，智能发育更趋完善，好奇、多动、模仿性强，该时期的儿童具有较大的可塑性，应注意培养其良好的道德品质和生活习惯，为入小学做好准备。学龄前儿童防病能力有所增强，但仍可发生传染病和各种意外。在营养膳食方面，学龄前儿童接触食物种类逐渐增加，应注意培养儿童良好的饮食习惯、平衡膳食、定时就餐、适度适量饮食，同时加强适量体育锻炼，保持身体健康。

（六）学龄期

进入小学开始至青春期前为学龄期。此时期儿童的体格生长速度相对缓慢，除生殖系统外各系统器官发育到本时期末已接近成人水平。运动能力发展可开展目的明确的活动，如体育竞赛；脑的形态发育基本完成，智能发育进一步成熟；求知欲强，理解、分析、综合能力逐步完善，是接受科学文化教育的重要时期。本时期儿童发病率有所降低，需注意防止近视和龋齿，应端正坐、立、行的姿势，安排有规律的生活、学习和锻炼，保证足够的营养和睡眠，防止精神、情绪和行为方面的问题。

（七）青春期

从第二性征出现到生殖功能基本发育成熟、身高停止增长的时期称为青春期。女孩的青春期开始年龄和结束年龄比男孩早两年左右。在此阶段，性激素的作用使生长发育速度明显加快，出现第二次生长高峰，生殖系统的发育也加速并渐趋成熟，性别差异显著。

在保健方面，应确保此时期青少年生活规律，保证其睡眠充足，保证供给其足够的营养以满足生长发育迅速增加所需，注意膳食平衡和热量控制、加强体育锻炼，避免肥胖发生。另外应根据其心理特点加强教育和引导，保证和促进青少年的身心健康。

四、体格生长

用于临床和研究工作的体格生长常用指标包括体重、身高（长）、坐高（顶臀长）、头围、胸围、上臂围和皮下脂肪等。

（一）体重

体重为各器官、系统、体液的总重量，体重易于准确测量，是反映儿童生长营养状况的灵敏指标。新生儿出生体重与其胎次、胎龄、性别和宫内营养状况有关。婴儿出生后由于摄入不足、胎粪排出和水分丢失等可出现暂时性体重下降，称为生理性体重下降，婴儿约在出生后3～4日达到体重最低点，后逐渐回升，7～10日恢复到出生时体重。出生后及时哺乳可减轻或避免生理性体重下降的发生。

儿童体重的增长不是等速的，年龄越小，增长速度越快，出生至6个月呈现第一个增长高峰，3月龄的婴儿体重为出生时的2倍，12月龄时婴儿体重为出生时的3倍，随后第二年体重增加2.5～3.5kg，2岁时体重约为出生时的4倍；2岁至青春期前期体重增长减慢，年增长值约为2kg；进入青春期后由于性激素和生长激素的协同作用，体格生长又恢复加快，体重增长达4.5kg/年，约持续2～3年，是第二个增长高峰期。未成年人标准体重可按以下公式粗略估算：

1～6月婴儿标准体重(kg)＝出生体重＋月龄×0.7kg

7～12月婴儿标准体重(kg)＝6kg＋月龄×0.25kg

1～12岁儿童标准体重(kg)＝年龄×2＋7(或8)kg

（二）身高（身长）

身高是指头顶到足底的全身长度，不足 3 岁儿童立位测量不易准确，应仰卧位测量，称为身长。立位与仰卧位测量值相差 1～2cm。身高（长）增长与种族、遗传、营养、内分泌、运动和疾病等因素有关，短期疾病和营养波动不会明显影响身高。身高（长）的增长规律与体重相似，年龄越小增长越快，也同样出现婴儿期与青春期两个生长高峰。

婴儿出生时身长平均为 50cm，出生后第一年身长增长最快，约为 25cm，其中前 3 个月约增长 11～12cm；第二年身长增长速度减慢，约为 10cm/年；2 岁时身长约为 85cm，2 岁以后身高（长）增长平稳，每年约 5～7cm；身高在进入青春期早期时出现第二个增长高峰，其增长速度为儿童期的 2 倍，持续 2～3 年。2～12 岁儿童身高（长）的估算公式为：年龄×7＋70cm。

组成身高的头、脊柱和下肢等部位的增长速度不是一致的，出生后第一年头部生长最快，脊柱次之；至青春期时，下肢增长最快。因此头、躯干和下肢在各年龄期所占身体的比例不同，如图 1-1 所示。

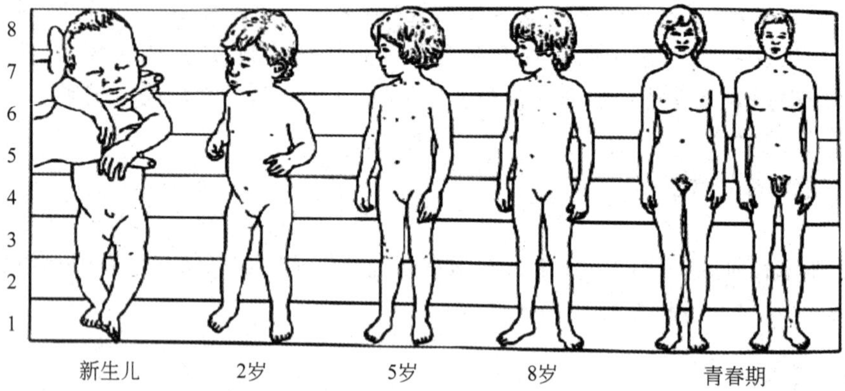

图 1-1 胎儿时期至成人身体各部比例①

（三）坐高

坐高是由头顶到坐骨结节的高度，不足 3 岁儿童取仰卧位测量，称为顶臀长。坐高的增长代表头颅与脊柱的发育，由于下肢增长速度随年龄增长而加快，坐高占身高的百分比数随年龄增长而下降，由出生时的 0.67 降到 14 岁时的 0.53。

（四）指距

指距是指两上肢水平伸展时两中指间的距离，代表上肢长骨的生长，正常人指距略小于身高值，如指距大于身高值 1～2cm，则有长骨生长异常的可能。

---

① 托尼·史密斯.人体：人体结构、功能与疾病图解[M].香港：星岛出版社，2001.

（五）头围

头围与脑的发育密切相关，胎儿期脑发育居全身各系统的领先地位，故出生时头围相对较大，约为33～34cm，在第一年的前3个月和后9个月，头围增长约6cm，因此1岁时头围约为46cm；出生后第二年头围增长减慢，2岁时头围约为48cm，5岁时约为50cm，15岁时接近成人，约为54～58cm。头围测量值在2岁以内最有价值，连续追踪测量比单次测量更重要，较小的头围常提示脑发育不良，头围增长过速者提示脑积水。

（六）胸围

胸围的大小与肺和胸廓的发育有关，出生时胸围平均约为32cm，比头围小1～2cm，1岁左右胸围等于头围，1岁以后胸围逐渐超过头围。头围与胸围的增长曲线形成交叉，头围胸围增长线的交叉时间与儿童的营养、上肢以及胸廓发育有关，发育较差者头、胸围交叉时间延后。重视儿童营养以及上肢、胸廓锻炼有助于促进胸廓发育。

（七）上臂围

上臂围代表上臂肌肉、骨骼、皮下脂肪和皮肤的发育水平，反映儿童的营养状况。1岁以内上臂围增长迅速，1～5岁增长缓慢。不足5岁幼儿可通过测量上臂围普查其营养状况，上臂围大于13.5cm为营养良好；12.5～13.5cm为营养中等；小于12.5cm为营养不良。

五、儿童保健

（一）护理

儿童护理是儿童保健的基本内容，年龄越小的儿童越需要适当的护理。

1. 居室

阳光充足、通气良好，冬季室内温度应尽可能达到18～20℃，湿度达到55%～60%。对哺乳期婴儿主张母婴同室，为母亲哺乳和护理婴儿提供适宜场所。患病者不应进入婴儿居室，尤其是新生儿、早产儿的居室。

2. 衣着

为儿童应选择浅色、柔软的纯棉织物，宽松且少接缝，以避免摩擦皮肤和便于穿、脱；存放新生儿衣服的衣柜内不宜放置樟脑丸，以免发生新生儿溶血；新生儿应衣着宽松，保持双下肢屈曲姿势，有利于髋关节的发育；新生儿最好穿连衣、裤或背带裤，不用松紧腰裤，避免影响胸廓发育。

（二）营养

营养是保证儿童正常生长发育、身心健康的重要物质基础。合理均衡的营养是维持儿童健康成长的重要因素，也是患病幼儿康复的必要条件之一。从儿童到成人，身体需要的营养物质在种类上大致是一致的，但是儿童期是人体体格生长和智力发育的关键时期，所以整个儿童期所摄入的营养物质不仅用于补充日常代谢的消耗，而且要满足生长发育的需求，所以部分营养素的需要量在某些阶段甚至超过成人。由于儿童生长发育迅速，新陈代谢旺盛，需要的营养相对较多，而消化功能尚未发育成熟，因此，婴幼儿的科学喂养与合理膳食既要满足儿童营养的需要，又要适应儿童的消化功能。因此向幼儿家庭、幼儿教育人员、其他相关工作者进行有关母乳喂养、断乳期婴儿的辅食添加、幼儿期正确的饮食行为习惯的培养、学龄前及学龄期儿童的膳食安排等内容的学习和教育，对保证儿童营养、促进儿童生长发育有极其重要的意义。

良好的营养可以促进儿童生长发育，而营养不足则可导致生长发育迟缓，甚至引起营养不良症、营养缺乏和障碍等。儿童时期的营养不良会影响生长发育，即使以后营养改善也难以赶上同年龄儿童体格和智力发育水平。生长发育受损害的年龄越小，远期后果越严重。儿童营养不良性疾病将在本书第五章进行详细介绍，以下对由于儿童营养不良造成危害的几个主要表现进行简要说明。

1. 影响体格发育

营养不良是影响儿童体格发育的主要原因。营养不良的儿童生长速度减慢、骨骼的骨化滞后、性成熟时间延迟、身高体重等指标均低于同年龄儿童。营养不良最早可表现为体重不增，继而体重下降，皮下脂肪和肌肉逐渐减少或消失，久之可引起身高（身长）不增，组织器官功能低下，免疫功能受到抑制等。

2. 影响神经系统和心理的发育

营养不良除了影响儿童的体格发育外，还会对儿童的神经系统和心理发育产生不良影响，甚至永久性地损害智力。营养不良的儿童会出现运动功能、学习能力及智力水平的下降，尤其是认知能力和抽象思维能力存在缺陷，表现为学习阅读和书写困难，注意力集中时间缩短和反应迟钝，以及烦躁、多动、容易分心、不善处理人际关系、情绪不稳定等。

3. 影响成年后的劳动能力

营养不良影响儿童的体格、智力和认知能力的发育，导致成年后工作能力减退，对个人生活质量和社会经济均产生不良影响。

（三）心理发展与生活习惯

1. 习惯的培养

（1）睡眠习惯：应从小培养儿童有规律的睡眠习惯，1～2个月的婴儿应注意建立昼夜生活节律；儿童应该有相对固定的作息时间，保证充足的睡眠时间；可利用乐曲催眠婴儿入睡，随着年龄逐渐增长，培养儿童独自睡觉的习惯；儿童居室应安静，光线柔和，睡前避免过度兴奋。

（2）进食习惯：从婴儿期开始就应该注意训练儿童的进食能力，培养良好的进食习惯。随年龄增长逐渐添加辅食，停止夜间哺乳，训练用勺进食，用杯喝奶、喝水，促进吞咽、咀嚼及口腔协调动作的发展；进食量根据儿童的自愿，避免强行喂食；培养定时间、定位置、不吃零食、自己用餐的习惯。9～10个月的婴儿开始有自主进食的要求，可先训练其用手抓取食物的能力，再学习用勺进食，促进幼儿手眼协调动作的发展，同时也有利于儿童独立、自主地发展；食用多种食物，避免挑食、偏食的发生；培养餐前洗手的习惯，并逐渐学习用餐礼仪。

(3) 排便习惯：虽然中西方文化传统的差异以及对待如厕训练的方式不同，但随食物性质的改变和消化功能的成熟，婴儿大便次数逐渐减少到每日 1～2 次时，可考虑开始训练坐大便盆定时排大便。一般 1 岁左右的儿童可表示排便愿意，2～3 岁后夜间可不排尿。

(4) 卫生习惯：从婴儿期起就应培养良好的卫生习惯，定时洗澡，勤剪指甲，勤换衣裤，勤洗手，打喷嚏时用手臂遮盖等。乳牙萌出后就可通过给婴儿早晚刷牙开始培养儿童刷牙的习惯，3 岁以后可培养儿童自己早晚刷牙、饭前洗手、饭后漱口的习惯。

2. 社会适应性的培养

从小培养儿童良好的适应社会的能力，是促进儿童健康成长的重要内容之一。儿童的社会适应性行为是各年龄阶段相应神经系统和心理发展的综合表现，与家庭环境，育儿方式，儿童的性别、年龄、性格等密切相关。

(1) 独立能力：应在日常生活中培养婴幼儿的独立能力，如自行进食，控制大小便，独自睡觉，自己穿衣、鞋等；年长儿童还应培养其独立分析解决问题的能力。

(2) 控制情绪：儿童控制情绪能力与语言、思维的发展和接受的教育有关。婴幼儿的生活需要依靠成人的帮助，父母及时回应儿童的需要有助于儿童心理的正常发育。儿童常因无法准确表述自己的感受、无法得到他人的理解或要求不能满足而不能控制自己的情绪或发生攻击他人等极端行为。因此，成人应通过让幼儿识别自己的情绪，通过语言表述自己的情绪，思考和理解情绪发生的原因，通过解决问题平复消极情绪的产生等方式帮助儿童控制情绪。同时，成人对儿童的要求与行为应按照社会标准予以满足，或加以约束，或进行干预性的处理，以减少儿童产生消极心理的机会，使用诱导方法而非强制方法处理儿童的行为问题，可减少对立情绪，有助于儿童控制力的发展。

(3) 意志力的培养：在日常生活、游戏、学习中应有意识培养儿童克服困难的意志，增强其坚持、果断、自律和自制的能力。

(4) 社交能力：从小给予儿童积极愉快的互动感受，增强儿童与周围环境互动的能力，培养儿童之间互相友爱的行为表达、鼓励儿童帮助朋友、学习遵守规则、学习与人相处，增进语言表达和交流的能力，增强表达自己的需求和理解他人需求的能力。

(5) 创造能力：创造能力的发展与想象能力密切相关，成人启发性地向儿童提问，引导儿童自己去发现问题、探索问题，可促进儿童思维能力的发展。通过游戏、故事、绘画、音乐、表演、自制玩具等可促进儿童想象力和创造力的发展。

(四) 体格锻炼

1. 户外活动

一年四季均可让儿童进行户外活动，户外活动可增加儿童对冷空气的适应能力，提高机体免疫力，接受日光直接照射，还能预防佝偻病。带婴儿到人少、空气新鲜的地方，最初户外活动的时间为每日 1～2 次，每次 10～15 分钟，逐渐延长到 1～2 个小时。冬季户外活动时仅暴露面、手部，注意身体保暖。大龄儿童除恶劣气候外，应鼓励多在户外玩耍。

2. 皮肤锻炼

(1) 婴儿皮肤按摩：按摩时可以用少量婴儿润肤霜或按摩油涂抹婴儿皮肤使皮肤润滑，在婴儿面部、胸部、腹部、背部及四肢有规律地轻揉与捏握，每日早晚进行，每次15分钟以上。按摩可刺激皮肤，有益于循环、呼吸、消化、肢体肌肉的放松与活动，同时也是父母与婴儿之间最好的感情交流方式之一。

(2) 温水浴：温水浴可提高皮肤适应冷热变化的能力，还可促进新陈代谢、增加食欲。冬季应注意室温、水温，做好温水浴前的准备工作，减少体表热能散发。

(3) 擦浴：7～8个月以后的婴儿可进行身体擦浴，水温32～33℃，待婴儿适应后水温可逐渐降至26℃。用毛巾浸入温水，拧至半干，在婴儿四肢做向心性擦浴，擦浴完毕再用干毛巾擦至皮肤微红。

(4) 淋浴：适用于3岁以上的儿童，效果比擦浴更好，每日1次，每次冲淋身体20～40s，水温35～36℃，浴后用干毛巾擦至全身皮肤微红，待儿童适应后逐渐将水温降至26～28℃。

3. 体育运动

(1) 婴儿被动操：被动操是指由成人给婴儿做四肢伸屈运动，可促进婴儿大运动的发展、改善全身血液循环，适用于2～6个月的婴儿，每月1～2次为宜。

(2) 婴儿主动操：7～12个月婴儿大运动开始发育，可训练婴儿爬、坐、仰卧起身、扶站、扶走、双手取物等动作。

(3) 幼儿体操：12～18个月幼儿走路尚不稳时，在成人的扶持下帮助婴儿进行有节奏的活动。18个月到3岁的幼儿可配合音乐做模仿操。

(4) 儿童体操：开展广播体操、健美操等活动，可增进儿童动作协调性的发展，有益于其肌肉骨骼的发育。

(5) 游戏、田径与球类运动：学龄前儿童可利用器械进行锻炼，如木马、滑梯，还可进行各种田径、球类、舞蹈、跳绳等活动。

(五) 其他儿童保健措施

1. 儿童生长监测

儿童生长监测是指对个体儿童的体重定期连续的测量，应将测量值记录在生长发育图中，观察分析体重曲线在生长发育图中的走向。儿童生长监测可以帮助改善儿童营养、降低不适当营养的摄入，帮助教育抚养者及早发现儿童生长疾病，也可用于评价干预效果。对儿童适宜的生长监测应包括定期连续测量体重、身长，并评价其生长速度。

2. 定期健康检查

通过健康检查可以了解儿童生长发育和营养状态，了解各个器官发育是否健全，心理、神经系统发育是否正常，及时发现儿童期危害健康的行为并给予行为指导，及早发现缺陷和疾病并及时给予矫治，从体格发育的异常情况追查并消除影响生长发育的不利因素等。定期健康检查对预防疾病及保障儿童健康成长，实现“早发现、早诊断、早防治”具有十分重要的意义。定期健康检查的内容包括体格生长指标的测量，全身器官的检查，血常规、尿常规、便常规等实验室检查。

3. 计划免疫

计划免疫是指通过主动免疫和被动免疫的方式，有计划地、人为地将生物制剂接种到人体，使其产生免疫力的过程。计划免疫包括基础免疫和加强免疫。基础免疫是指人体初次接受某种疫苗的全程足量预防接种。通常活疫苗的免疫效果较好，基础免疫只需要接种 1 次就可以完成，死疫苗的免疫效果较差，基础免疫必须经过几次才能完成。机体产生相应的抗体会随着时间的推移逐渐降低乃至消失，必须进行同类疫苗的复种，这称为加强免疫。

第二节　学前儿童身体结构与保健

一、脑与神经系统

脑与神经系统的发育是儿童心理认知各方面发展的生理基础。神经系统的组成包括中枢神经系统——脑和延髓、周围神经系统——12 对脑神经和 31 对脊神经。脑的结构如图 1-2 所示。

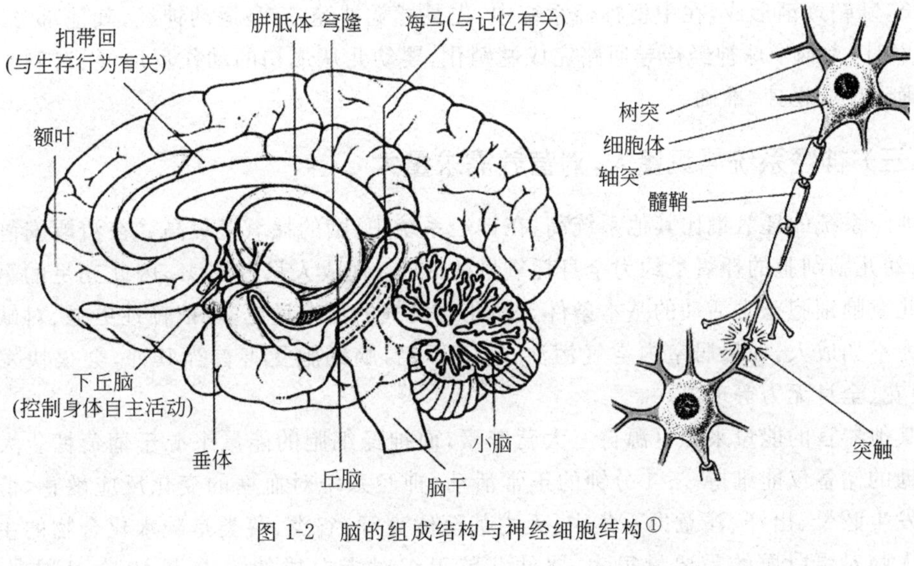

图 1-2　脑的组成结构与神经细胞结构①

（一）脑与神经系统发育迅速

在胚胎时期，脑与神经系统发育就处于领先地位，受孕 20 天时，胚胎中就有大脑原基存在；孕 2～5 个月时脑神经细胞增殖分裂基本完成；孕 3 个月开始进入脑发育高峰期；4～5 个月时偶尔出现记忆痕迹；6～7 个月时脑的基本结构具备，两大脑半球皮层的 6 层

① 托尼·史密斯. 人体：人体结构、功能与疾病图解[M]. 香港：星岛出版社，2001.

结构形成，神经细胞数目与成人基本相同。脑细胞数量从胎儿时期的神经系统不断分化，到出生的2～3年内，脑细胞的数量可增长到几百亿个，之后便不再增加。人类脑细胞发育最旺盛、生长最迅速的时期是怀孕18周到妊娠最后3个月，以及出生后一直持续1年左右，胎儿脑细胞的平均增长速度最高为每分钟几十万个。当神经细胞数量不再增加时，其体积由小变大，突触由短变长、由少到多。胎儿出生时有50万亿个突触，1岁时增至1000万亿个突触。经由突触，每个神经细胞每秒向邻近细胞发送100个信息，因此突触越多，神经细胞间交换越频繁，儿童的想象力、创造力越强，适宜刺激可促使突触增加。

母亲的营养状况对胎儿大脑发育的影响是终身性的、不可逆的，母亲营养不充足时，胎儿脑细胞增值数减少，严重时可造成胎儿智力发育迟缓与脑功能异常。如母亲在怀孕期受到精神上的创伤或刺激，会对胎儿的神经系统发育带来不良影响；母亲在怀孕36周前胎儿脑发育时受到刺激，则易造成胎儿脑畸形。

（二）神经髓鞘化

神经细胞轴突外包裹着一层膜叫髓鞘，类似电线的绝缘外皮，具有绝缘性，其作用是使神经纤维迅速而准确地传导神经冲动，使人对外界刺激做出快速而精确的反应，防止“跑电”“串电”。新生儿时神经细胞表面无髓鞘包裹，会发生“串电”现象，如碰新生儿的手，会引起他全身哆嗦，此时其兴奋传导也较慢，对外界刺激反应慢而不精确。随着年龄的增长，髓鞘逐渐形成，在中枢神经系统中，先是感觉神经，后是运动神经，其他部分更晚。5～7岁时，大脑半球神经传导通路完成髓鞘化，婴幼儿从最初的动作反应慢、对刺激反应不准确到反应迅速、准确。

（三）神经系统需氧量大，对营养需求量大

神经系统的耗氧量比其他系统高，在神经系统中，脑的耗氧量最高。在清醒安静的状态下，幼儿脑细胞的耗氧量约为全身耗氧量的50%，而成人只占20%，因此充足的氧气是维持儿童脑细胞正常活动的基本条件。幼儿对氧气的需求量更多、依赖性更强、对缺氧的耐受力不如成人，如果居室内空气污浊、氧气不足，脑细胞受害首当其冲，会很快发生头晕、眼花、全身无力等现象。

其他器官的能量来源可源自三大营养素，而神经细胞的能量来源于葡萄糖。大脑内葡萄糖的储备仅能维持3～4分钟的正常活动，神经系统对血糖的变化反应敏感，低血糖时会发生眩晕、出汗、注意力不集中、无力甚至休克等，谷类、薯类是碳水化合物的主要来源。人脑对蛋白质的需要量很大，婴幼儿脑组织对蛋白质的需求占48%，而成人只占27%，人脑的活动与脑组织中蛋白质结构的构成关系密切。提供充足的碳水化合物和蛋白质对大脑发挥正常功能是必需的。幼儿长期营养不良不仅影响大脑正常功能，更会引起脑发育落后。

（四）易兴奋，也易疲劳

幼儿高级神经活动的抑制过程不够完善，兴奋过程强于抑制过程。兴奋使婴幼儿对外界的许多事物感兴趣，兴奋容易使他们的兴奋点或注意力转移，任何外部的情境都容易

引起他们兴奋。幼儿的主动时间短，3 岁时在 7 分钟左右，5 岁时 15 分钟，7 岁时达到 20 分钟；因此，幼儿需要经常变换活动内容、方式。因幼儿神经活动的强度较弱而神经细胞能量储备较少，年龄较小的儿童自我控制能力差、注意力不易集中、好动而不好静、容易产生疲劳。疲劳即由兴奋转入抑制，表现为儿童需要休息，更需要睡眠，睡眠是其需要缓解的表现形式。幼儿新陈代谢旺盛，充分休息后精力恢复快。

（五）幼儿神经系统的保健

1. 保证睡眠

睡眠是一种自然的生理现象，它可使神经系统进入保护性抑制状态，让神经细胞蓄积能量，重新恢复工作能力。因此需要保证幼儿充足的睡眠时间、定时睡觉；保证幼儿睡眠质量，包括创设良好的睡眠环境，注意安静、通风、光亮适当等，让幼儿养成良好的睡眠习惯，睡前不吃得过饱、过油腻及做剧烈运动等。

2. 生活制度要合理

制定合理的生活制度并严格执行，养成有规律的生活习惯，形成动力定型；活动的内容与方式要经常变换，动静交替，避免疲劳；由于幼儿新陈代谢旺盛、消化能力不强等原因，进餐时间间隔不宜过长。

3. 积极开展体育锻炼

合理运动可逐渐增强大脑皮层的调节机能，提高神经活动的灵敏性和平衡性；发展运动技能、技巧，使神经细胞反应灵敏、迅速而又不易疲劳。

4. 营养充足

合理搭配主副食，满足幼儿大脑迅速增长的需要。脑组织对血糖的变化十分敏感，因为葡萄糖是中枢神经系统唯一的供能物质，只能利用碳水化合物分解成的葡萄糖作为能量来源。营养不充足则会影响到脑细胞的发育及髓鞘的形成。

5. 提供氧气充足的环境

满足幼儿大脑对氧气的需求，以保证脑细胞正常工作。

6. 科学用脑

注意劳逸结合，动静交替；注意变换脑力活动内容，及时复习强化；提供既丰富又符合年龄的刺激；消除引起大脑紧张的因素；培养愉快的情绪，使大脑皮层处于优势兴奋状态。

二、骨骼与运动系统

运动系统由骨、骨联结和骨骼肌三部分组成，在神经系统的调节和各系统的配合下，对身体起着保护、支持、维持姿势和产生各种运动的作用。

（一）骨骼

1. 骨骼成分

骨骼由有机质、无机质和水构成，有机质包括胶原纤维和蛋白质，其作用是使骨具有韧性和弹性；无机质即钙盐，其作用是使骨具有硬度。成人骨骼与儿童骨骼的构成成分比例不同，因而骨骼的硬度与弹性也不同，如表 1-2 所示，因此幼儿骨折时由于骨骼具有很好的弹性和韧性不易折断，类似植物嫩枝条折而不断，故儿童这种特殊的骨折称为青枝骨折。

表 1-2　儿童与成人的骨成分比例与特点

	有机质	无机质	特　点
成人比例	30%	70%	硬度大、弹性小
儿童比例	50%	50%	硬度小、弹性大

2. 骨骼的结构

骨骼是由骨膜、骨质和骨髓构成，并有血管和神经分布。骨质又分骨密质与骨松质，骨密质结构紧密，坚硬，耐压性强；骨松质结构疏松，呈海绵状。儿童 4～5 岁前骨髓腔和骨松质空隙内充满造血机能的红骨髓，在 5～7 岁后长骨骨干内的红骨髓逐步为脂肪组织所代替，称为黄骨髓，失去了造血机能，但短骨和扁骨的骨松质内的红骨髓终身保持造血机能。

3. 各部位骨骼的生长发育

(1) 腕骨：人有 8 块腕骨，出生时全是软骨，以后逐渐钙化，10～13 岁左右钙化完成，女性儿童一般比男性儿童早完成两年，掌指骨 18 岁前钙化完成。因此婴幼儿的手劲较小易疲劳，精细动作比较困难。

(2) 颅骨：颅骨发育可通过头围、卤门及骨缝闭合来反映。颅缝 3～4 个月时闭合，后卤出生时已近闭合，前卤出生时约 1.5～2cm，出生数月内随头围增大而变大，6 个月后逐渐骨化而变小，1～1.5 岁闭合。面骨、鼻骨及下颌骨发育迟于头颅，以增长为主，1～2 岁后面骨变长，下颌骨向前突出，面型与婴幼儿有所不同。

(3) 骨盆：髋骨是骨盆的一部分，与成人不同，幼儿的髋骨是由髂骨、坐骨和耻骨三块骨头借助软骨联结在一起的，到 16 岁左右三块骨头合成一块髋骨。

(4) 脊柱：具有缓冲震动、负重、保护内脏和大脑的作用。随着婴幼儿动作的发育逐渐形成四道弯曲，即颈椎前凸、胸椎后凸、腰椎前凸、骶椎后凸，到发育成熟 20～21 岁之后，这些生理性弯曲才完全固定下来。在脊柱未完全定型以前，不良的体姿可以导致脊柱变形，脊柱的功能也将受到影响。

4. 营养与骨骼发育

(1) 蛋白质：与身高生长密切相关的某些激素如垂体生长激素、甲状腺激素、肾上腺素等均由蛋白质或蛋白质衍生物构成；酶蛋白具有促进食物消化、吸收和利用的作用；血液中的脂蛋白、运铁蛋白、视黄醇结合蛋白等，具有运送营养素的作用；蛋白质构成胶原蛋白，而胶原蛋白占人体蛋白质的 1/3，具有生成结缔组织，构成骨骼、血管和韧带等身体骨架，决定皮肤弹性等功能。

(2) 维生素 A：视黄醇可促进糖蛋白的合成，促进骨骼生长；维生素 A 促进蛋白质的生物合成、促进骨细胞的分化、参与软骨素的合成，对骨生长有调控作用，具有维持骨骼正常生长发育、维持骨质代谢、促进长骨形成和牙齿发育的作用。维生素 A 缺乏时，成骨细胞与破骨细胞间平衡被破坏，或由于成骨活动增强而使骨质过度增殖，或使已形成的骨质不吸收，可导致骨质发育不全；维生素 A 缺乏影响骨的结构、导致骨的短粗、造成经过骨管的神经受压。

(3) 维生素 D：具有促进肠道和肾小管对钙、磷吸收的作用；维生素 D 在钙的吸收、转运过程中起着关键性作用，膳食中钙的吸收主要通过主动转运方式来进行，缺乏维生素 D 时钙的吸收、转运无法完成；维生素 D 具有调节钙平衡的作用，有助于新骨的钙化，又能促进钙的游离，从而使骨质不断更新，维持血钙的平衡；维生素 D 促进成骨细胞的增殖和破骨细胞分化，保证骨骼的生长发育。维生素 D 与维生素 A 同时摄入可对身高发育起到促进作用。

(4) 钙：人体内 99%的钙集中于骨骼之中，钙是人体中构成骨骼的主要成分，钙不断增加积储才能使骨骼得到增长，因此钙和身高有直接关系。钙供给不足或体内钙缺乏，就可能影响骨骼和身高生长。

(5) 锌：锌 50%存在于肌肉中，30%存在于骨骼中，机体没有功能性的储存锌。锌可促进骨骼的形成和钙化，促进胶原组织的形成，可促进生长激素、分泌胰岛素、生长因子等激素的合成和分泌，从而影响身高生长。有研究表明锌、维生素 A 与钙同时摄入时可提高补钙效果，并且可增加儿童身高增长速率，且不加速骨龄的生长。

5. 影响骨骼发育的因素与骨骼保健

遗传对身高影响占所有因素的 75%，是影响长骨发育的主要因素，而长骨又是身高的决定因素。理论上，按照父母身高中值修正法(corrected midparental height，CMH)计算遗传身高的公式为

男孩身高(cm)＝(父亲身高＋母亲身高＋13)/2±5

女孩身高(cm)＝(父亲身高＋母亲身高－14)/2±5

身高是遗传与环境共同作用的结果，由于身高在遗传学上由多基因决定，没有明确的显隐性关系，父母对其子女身高的影响取决于精子和卵子中有效基因的多少，因此遗传基因对身高的影响有一定的偶然性；而环境因素对身高影响有一定的必然性，环境因素除地理、气候、阳光、温度等自然环境因素外，也与社会、经济因素有关，社会经济发展水平影响婴幼儿抚养的方式、营养水平、健康程度等，因此在幼儿的日常生活中，应注意以下方面。

(1) 均衡营养，勤晒太阳：营养对身高有极大的影响力，尤其是蛋白质、维生素 A、维生素 C、维生素 D、钙、锌和身高生长的关系极为密切。注意合理饮食，均衡摄入蛋白质类食物、碳水化合物、含矿物质和维生素丰富的各类食物。

(2) 预防疾病，防止肥胖：注意预防影响身高的疾病，包括各种内分泌疾病、遗传代谢性疾病、消化系统疾病、营养疾病等。体重增长过速可导致体脂含量增多，脂肪组织中的芳香化酶可使体内雌激素转换增加，进而刺激下丘脑性线轴分泌性激素，而性激素可刺激生长板的固化，使身高停止增长，研究表明体重 BMI 指数较高者更易出现骨龄提前，因此控制体重在适宜范围可延缓骨龄生长速度。

(3) 适量运动，注意姿势习惯：脊柱、下肢的长度、脊柱的弯曲度都可影响身高，脊柱发育状态是决定身高与姿势的另一个重要因素，椎骨的骨化从出生前一直持续到 25 岁，坐姿、站姿、走路姿势等都影响脊柱、膝关节、髋关节等的受力；适宜的形体训练，有助于保

持良好的脊柱弯曲度，促进健康身姿的形成；好的体姿可以预防驼背和脊柱侧弯，同时应注意桌椅高度要适度、不长时间单肩背书包、不睡沙发、软床等。选择对下肢关节和脊柱有适宜刺激的运动，如踢毽、跳绳、踢球、跑步等，避免高强度、爆发性强的运动或过度拉伸韧带的运动，不宜从高处跳到硬地上，不宜在硬地上进行大量的蹦跳动作。

（4）睡眠保质保量：生长激素是调节出生后身高的关键因素，一般入睡后 45～90 分钟，血浆中的生长激素有明显升高，且生长激素在夜间分泌达到高峰。同时，夜晚睡眠促进骨钙沉积和营养物质吸收。早睡对保证睡眠非常重要，年龄越小所需要的睡眠时间越长。每日睡眠时间婴儿 16～18 小时、幼儿 11～15 小时、学龄前儿童 9～10 小时为宜。为保证睡觉质量，应注意避免温度过高、穿衣过多、睡前大量进食，同时注意保持室内适宜的湿度等。

（5）保持良好心情：愉悦的情绪能促进生长激素的分泌，提高睡眠质量，增进食欲，促进营养吸收，提高自身免疫力，预防疾病。不良的情绪使垂体激素调节能力下降，生长激素分泌减少；皮质醇分泌增加，使骨骼矿物质含量降低、激素活性降低，从而抑制骨骼生长；食欲不振，消化吸收能力下降；抵抗力下降，易患疾病等。

（二）骨联结的特点与保健

骨联结即骨与骨之间的联结，各部分骨功能不同，骨联结方式也不同，骨联结包括不动联结、微动联结和关节。不动联结和微动联结又称直接联结，是骨与骨之间借结缔组织膜或软骨直接联结，其特点是骨骼活动范围很小。关节又称间接联结，借结缔组织囊把骨联结起来，是最主要的联结方式。

关节由关节面、关节囊和关节腔组成。关节面的功能是使两个关节面更加光滑而富有弹性，以减缓运动时的摩擦、冲击和震动；关节囊的功能是把两块骨联结起来；关节腔的功能是使腔内为负压，有助于关节的稳固。关节在肌肉的牵引下，能够产生屈和伸、内收和外展、旋内和旋外等运动，活动范围较大，但关节的运动范围、灵活性和牢固性与关节的构造、形状有关。例如肩关节灵活性大，牢固性小；髋关节灵活性小，牢固性大。

幼儿关节囊比较松弛，韧带也不够结实，关节的伸展性和活动范围均大于成人，关节的牢固性较差，容易“脱臼”，尤其当肘部处于伸直位置时，被猛力牵拉手臂会造成肘关节半脱臼。因此带领幼儿上楼梯、过马路或帮幼儿穿脱衣服时，应避免用力牵拉、提拎幼儿的手臂。平时可通过合理锻炼，促进幼儿韧带发育，增加关节的牢固性。

（三）骨骼肌的特点与保健

不同于骨骼作为支架的作用，骨骼肌是运动系统的动力部分。人体约有 600 多块骨骼肌，约占体重的 40%，肌肉比重随年龄增长而增长，见表 1-3。骨骼肌的成分中 75%是水，25%是固体成分。骨骼肌按形态的不同可分为长肌、短肌、阔肌、轮匝肌，不同肌肉的分布与功能见表 1-4。

各肌肉群发育的早晚不同，大肌肉发育早，小肌肉发育晚。例如幼儿先会跑跳，但无法控制手部握笔画直线，到 5～6 岁手部肌肉才开始发育，能做一些较精细的工作，但时间不能过久，否则容易产生疲劳。由于幼儿骨骼肌肌细胞纤细、间质相对较多，肌腱宽而短，水分多，蛋白质、脂肪及矿物质的比例较低，所以更易疲劳和发生损伤，但幼儿的新陈代谢旺盛，氧气供应充分，恢复精力较成人快。幼儿日常饮食中要注意蛋白质要充足，并注重适当锻炼，使肌肉可以吸收充足营养、肌纤维变粗、肌肉重量增加，身体强壮有力。

表 1-3　儿童肌肉重量与体重的比例

年龄/岁	肌肉重量与体重比/%
新生儿	23.3
8	27.2
15	32.6
18	44.6

表 1-4　肌肉的分布与功能

肌肉形态	分　　布	功　　能
长肌	四肢	引起大幅度运动
短肌	躯干深部	运动幅度较小
阔肌	胸、腹、背部浅层	引起躯干运动
轮匝肌	孔裂周围	关闭孔裂

三、消化系统

消化是指食物通过消化管的运动和消化液的作用，被分解为可吸收成分的过程。消化系统包括消化管和消化腺，消化管包括口腔、咽、食管、胃、小肠、大肠、肛门；消化腺包括唾液腺、胃腺、肠腺、肝脏和胰腺等。

（一）口腔与牙齿

1. 唾液腺

新生儿口腔唾液腺发育不成熟，唾液少，口腔比较干燥。3～4 个月时唾液分泌逐渐增多，而吞咽功能尚不完善，故常出现生理性流涎。6～7 个月时唾液的分泌更旺盛，常流口水。

2. 乳牙

乳牙共 20 颗，一般在 4～10 个月时开始长出，最晚不超过 1 岁，2 岁左右基本出齐。长出顺序为：2 颗下中切牙→4 颗上切牙→2 颗下侧切牙→4 颗第一乳磨牙→4 颗尖牙→4 颗第二乳磨牙，见图 1-3。乳牙的生理功能如下。

（1）咀嚼功能：咀嚼食物，帮助婴幼儿对食物的消化吸收。

（2）美观功能：促进颌骨的发育，影响脸型及外表。

（3）辅助发音功能：幼儿初学说话时，需要牙齿的协助才能学习正确的发音。

（4）影响恒牙发育：健康的乳牙有利于恒牙的健康萌出及维持齿列空间。

3. 恒牙与换牙

6 岁左右长出第一恒磨牙又称六龄齿，六龄齿长出后开始换牙；6～12 岁阶段乳牙逐个被同位恒牙替换，换牙顺序与乳牙长出的顺序基本一致；12～13 岁换牙完毕，长出第二恒磨牙；25 岁左右长出第三恒磨牙又称智齿，有人可终生不长。

4. 牙齿的发育特点与保健

出牙为生理现象，出牙时婴儿可伴有低热、唾液增加与流涎、睡眠不安、烦躁等症状。牙齿的健康生长与蛋白质、钙、磷、氟、维生素 A、维生素 C、维生素 D 等营养素及甲状腺激素有关。咀嚼食物有利于牙齿生长。幼儿除饮食需均衡营养外，还应预防龋齿、注意口腔卫生，在第一颗乳牙萌出后就应培养婴幼儿清洁口腔和牙齿的习惯。

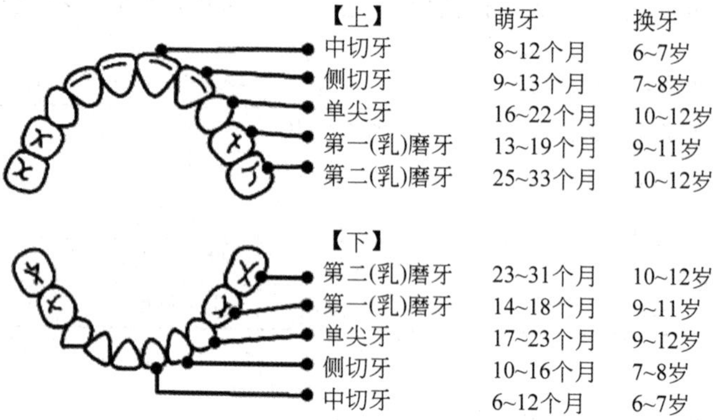

图 1-3　萌牙与换牙顺序示意图[①]

知识链接

预防龋齿

龋齿俗称蛀牙，蛀牙遇刺激会疼痛，发炎时还会波及周围组织，对儿童日常咀嚼食物产生影响。除此之外，儿童蛀牙易使其不敢随意张嘴，且龋齿不利于颌骨发育，影响脸型外表，会使儿童产生害羞、自卑等心理，进而影响人格的发展。由于乳牙有辅助发音的功能，如蛀牙严重导致乳牙脱落，则会造成“讲话漏风”的情形，影响幼儿学习语言的效果。并且乳牙蛀牙还可影响恒牙的萌出及发育，导致齿列不整，严重者甚至感染恒牙牙胚，造成恒牙发育病变、畸形。因此预防龋齿、保证牙齿健康生长在儿童的日常生活中具有重要意义。

导致龋齿的原因主要有：食物中缺乏钙、磷、维生素 A、维生素 C、维生素 D 等；口腔卫生不良；牙齿排列不整齐；受外伤；常吃精制食物和糖；唾液分泌少而黏稠等。

龋齿预防应从小做起，注意均衡营养，勤晒太阳；养成刷牙、漱口的好习惯；预防牙齿排列不齐，牙齿萌出和换牙期间避免用舌头刺激长牙部位；避免外伤；不用牙咬果壳等硬东西；多吃粗纤维食物、多喝水、少吃甜食；尽早发现、治疗龋齿。

（二）消化系统其他各器官特点

儿童消化道的吸收能力较强，而消化腺未发育完善。

1. 食管

新生儿食管下端贲门括约肌发育不成熟，控制能力较差，常发生胃食管反流，一般在

---

① 美国牙科协会[R/OL]. http://www.ada.org/en. 2017-10-05.

婴儿9个月时消失。儿童食道短而窄、黏膜薄嫩、管壁弹性较差，易发生损伤。

2. 胃

婴儿胃呈水平位，贲门括约肌发育差，幽门括约肌发育良好，婴儿常发生胃肠逆向蠕动，若哺乳时吸入空气，易发生溢乳和呕吐。由于儿童的胃容量小、运动能力差、消化液的酸度低、消化酶少等原因，较成人胃蠕动机能差、消化能力较弱。

3. 肠及肠道菌群

婴幼儿肠道相对较长，分泌及吸收面积较大，通透性强，故而吸收能力较强。但肠的蠕动能力较成人弱，易发生便秘和粪中毒；且肠系膜相对较长且活动度大、固定性较差，易发生肠套叠和肠扭转。

4. 肝

儿童年龄越小，肝脏相对越大。儿童肝细胞代谢旺盛、再生能力强，即使患肝炎，恢复也较快，不易发生肝硬化。但儿童肝细胞发育尚未完善，肝功能也不成熟，解毒能力和抵抗感染的能力较差。婴儿期胆汁分泌较少，影响脂肪的消化、吸收。儿童身体发育迅速、新陈代谢旺盛，但肝糖原储备相对较少，因此饥饿时容易发生低血糖症，甚至出现“低血糖休克”。

5. 消化酶

婴幼儿各种消化酶产生较少，活性较低，勿过早喂食淀粉类食物，对脂肪和蛋白质的摄入也要按照一定比例，并且选择优质蛋白质及身体所需的不饱和脂肪酸，具体膳食建议参见本书第四章第四节内容。

知识链接

神奇的唾液

唾液在中医上被称为金津玉液，中医向来十分重视津液的保养，自古就有“津液乃人之精气所化”的记载，认为经常吞咽唾液可以濡润孔窍、和脾健胃、滋养五脏、滑利关节、补益脑髓，达到延年益寿的作用。

唾液是人体自身分泌的一种生理物质，由口腔周围的唾液腺所分泌的唾液，无色无味，pH为6.6～7.1。正常人每日分泌唾液量约为1.0～1.5L。唾液99%以上的成分是水，其余的1%里含有13种消化酶、11种矿物质、9种维生素、多种有机酸和激素等。其中有机物主要有黏蛋白、黏多糖、唾液淀粉酶、溶菌酶、免疫球蛋白(lgA、lgG、lgM)、血型物质(a、B、H)、尿素、尿酸和游离氨基酸等；无机物有钾、钠、钙、磷、氯及气体分子等。现代医学研究表明，唾液中的多种营养含量使其具有多种功能。如：润滑、护齿作用，清洗、稀释作用，消化、保护胃黏膜作用，抗菌、消炎、防癌作用，修复伤口、促进愈合作用，光润皮肤、抗衰老作用，检测作用。

（三）消化系统保健

培养儿童良好的饮食和生活习惯，定时定量进餐，用餐时细嚼慢咽，重视早餐，注重饮食卫生和口腔保健。避免进食过于坚硬的食物，儿童的消化功能较弱，应提供烹饪软嫩的食物，并根据学前儿童不同时期年龄特点合理安排膳食，达到营养均衡且易于吸收的目的。由于儿童胃容量小且肝糖原储备少，应合理安排一日餐点时间，避免出现低血糖症。培养定时排便的习惯，多吃蔬菜、水果及一定比例的粗粮，防止便秘，避免排便时久坐，预防脱肛。

四、血液循环、免疫与内分泌系统

（一）血液循环系统的特点

血液循环系统是一个密闭的、连续性的管道系统，它包括心脏、动脉、静脉和毛细血管。淋巴系统由淋巴管、淋巴结、脾、扁桃体组成。组织液进入毛细淋巴管后称为淋巴液，淋巴液在淋巴系统中运行，是血液循环的辅助装置。

1. 心脏与血压

儿童的心肌薄弱，心脏容量小，为满足新陈代谢的需要，心率较成人快，随着年龄增长而逐渐减慢，见表 1-5。儿童血压偏低，但随年龄的增长逐渐升高。新生儿收缩压平均为 8.0～9.3kPa(60～70mmHg)；1 岁以内为 9.3～10.7kPa(70～80mmHg)；2 岁后收缩压计算公式为

收缩压(mmHg)＝年龄×0.27＋10.67kPa(年龄×2＋80mmHg)

舒张压(mmHg)＝收缩压×2/3

表 1-5 不同年龄心跳次数的平均值

年龄	新生儿	1～12 月	1～2 岁	3～4 岁	5～6 岁	7～8 岁	9～15 岁
每分钟心跳次数	140	120	110	105	95	85	75

2. 血液

儿童血液量相对比成人大，为保证在成长过程中因代谢旺盛需氧较多，较大的血容量利于儿童生长发育和氧气供给，年龄越小相对值越大。正常成人的血量约占体重的7%～8%，而幼儿血量较成人略多，各时期血量见表 1-6。

表 1-6 各时期的血量比重

年龄	新生儿	1 岁	14 岁	成人
血量与体重之比	15%	11%	9%	7%～8%

（二）淋巴免疫系统的特点

免疫系统包括由骨髓和胸腺组成的中枢淋巴器官，也是免疫细胞由不成熟发育成熟

的场所;由淋巴结、脾、扁桃体、小肠集合淋巴结、阑尾等组成的外周淋巴器官和淋巴组织,即成熟免疫细胞执行免疫应答的部位;以及分布全身血液循环、淋巴循环的免疫细胞和免疫分子,它们执行免疫防卫功能。免疫系统具有抵抗传染病的防御功能;及时清除已损伤衰老细胞、维持体内生理平衡的稳定功能;识别并清除体内基因突变产生的异常细胞的监视功能。儿童阶段淋巴系统发育迅速,防御和保护机能比较显著。

胸腺与机体的免疫机能紧密相关,在青春期前发育旺盛,产生重要的免疫细胞——T淋巴细胞,对机体免疫力有极为重要的作用,当T淋巴细胞充分发育迁移至周围淋巴器官后,胸腺重要性逐渐降低,在青春期后逐渐退化被脂肪组织所代替。脾脏是人体最大的外周淋巴器官,能产生淋巴细胞和抗体,同时具有造血、储血及滤血功能。淋巴结分布全身,有过滤、吞噬、清除病原体及异物的功能,正常的淋巴结黄豆大小、柔软、不粘在一起、无压痛感,淋巴结肿大与一定区域的感染有关。

扁桃体也称增殖腺,是呼吸道的防卫器官之一,可以过滤、并产生抗体抵抗来自鼻腔和口腔的微生物、病菌等,保护呼吸道和食道不受病菌侵入,上呼吸道感染时易引起扁桃体发炎。幼儿时期扁桃体参与免疫系统,对机体免疫保护作用显著高于成人,3~5岁是扁桃体最发达的时期,也是受上呼吸道感染引起扁桃体发炎最频繁的时期。

(三)内分泌系统的特点

内分泌系统通过激素分泌完成对人体内各项生理功能的调节。激素是一种特殊的化学物质,由内分泌腺和位于下丘脑、肾脏、睾丸等具有内分泌功能的细胞分泌,通过血液运输到靶器官、靶组织,完成各项生理调节功能。内分泌系统由脑垂体、甲状腺、甲状旁腺、肾上腺、胰腺、胸腺、松果体、性腺等内分泌腺组成。内分泌系统对身体的调节作用具有持久、广泛、缓慢的特点。

脑垂体是身体最重要、最复杂的内分泌腺,分泌生长激素、促甲状腺激素、促肾上腺皮质激素、促性腺素、催产素、催乳素等,对骨骼发育、软组织生长、身体代谢、生殖哺乳等都有重要作用,并可影响其他内分泌腺的活动。甲状腺分泌甲状腺素、降钙素等,对机体摄入碘敏感,具有促进生长发育与新陈代谢,调控能量代谢、生长速率,提高中枢神经系统兴奋性,调节体内钙平衡,加强和调控其他激素等作用,其中促进骨骼、脑、生殖器官的生长发育的作用在婴儿时期尤为重要,婴儿时期缺乏甲状腺激素可患呆小症。

松果体具有调节神经内分泌系统和生殖系统的功能。松果体的调节作用具有较强的生物节律性,是人体生物钟的调节中心,并与光线的强度有关,能够感受光信号并作出反应。松果体细胞交替性地黑夜分泌褪黑素,白天分泌5-羟色胺。褪黑素可抑制促性腺激素的合成分泌,有抑制性成熟的作用。胸腺既是机体重要的淋巴器官,与机体的免疫机能紧密相关,又可分泌胸腺激素及激素类物质,是具有内分泌功能的器官。

(四)幼儿循环、免疫与内分泌系统的保健

1. 均衡营养,合理膳食

均衡营养有助于促进身体各种免疫球蛋白、免疫细胞等的生成与更新,提高身体抗病能力。饮食对生长激素分泌产生影响,当血糖降低时,生长激素分泌增加;若晚餐过饱,睡

眠时血糖水平较高，则生长激素分泌减少，因此保持适度的饥饿感有利于生长激素的分泌，尤其晚餐不宜过饱。膳食搭配需注意减少胆固醇和饱和脂肪酸的摄入量，预防肥胖、动脉硬化等；同时需供给充足的优质蛋白质、铁及多种维生素含量丰富的食物，预防营养不良、贫血。膳食中注意对碘的摄入应适量，缺碘影响儿童智力发育和体格发育，过量补碘可造成碘性甲状腺功能亢进。蛋白质—能量营养不良、小儿单纯性肥胖、营养性贫血、碘缺乏等详见本书第五章相关内容。

2. 锻炼要合理、适度

合理、适度的锻炼可加强心肌收缩力、增强体魄，以没有面色苍白、呼吸困难、恶心、呕吐等现象为锻炼适度的标准。同时儿童合理运动需选择适合儿童的运动项目，如跳绳、滑梯、舞蹈、儿童体操、各种球类运动等有氧运动，不宜选择竞速和力量型运动。运动过程需控制运动时间与运动强度，以心率达到“基础心率＋50％”为运动高峰，注意劳逸结合，但运动后不可大量饮水，以免加重心脏负担，也不可马上停止运动，突然停止运动会使回心血量下降、心输出量下降，从而导致脑缺血，表现为晕眩、头重脚轻等。因此运动中需少量持续补充水分，并逐渐降低运动量与运动强度直至运动终止。

3. 注意养成规律的生活习惯

动静交替、劳逸结合、早睡早起、保证充足睡眠、避免情绪紧张等均有利于提高身体免疫力；同时由于生长激素在睡眠时分泌旺盛，因此保证儿童规律、充足的睡眠对促进学前儿童生长发育非常重要。还应给儿童提供良好的自然环境，多呼吸新鲜的空气，保证充足的氧气供给；注意椅子前缘不要压迫胸部，腰带、领口、袖子不要过紧等，避免胸腺、淋巴结等受压。

4. 注意疾病预防

幼儿的防御能力强的白细胞较少，抗病能力差，容易患传染病而引起心脏疾病。淋巴结肿大要重视，扁桃体摘除要慎重，预防意外避免大出血，慎用药物、放射线，尤其注意某些药物如氯霉素、合霉素、抗癌药，以及有抑制骨髓造血作用的放射线等。

五、泌尿系统

（一）泌尿系统的特点

泌尿系统由具有泌尿功能的肾脏、具有输尿功能的输尿管、具有储尿功能的膀胱、具有排尿功能的尿道组成。其功能是排出废物，调节体内水分和矿物质的含量，保持体内环境的相对稳定和维持组织细胞的正常生理功能。

1. 肾和输尿管

儿童年龄越小，肾脏相对越大，位置越低；年龄越小，肾小管越短，未成熟的肾单位越多，新生儿出生时肾单位数量已达成人水平，但其生理功能尚不完善，新生儿及婴幼儿的肾小球滤过率、肾血流量、肾小管的重吸收能力及排泄功能均不成熟，表现为排尿次数多，尿比重低，浓缩功能差，易损失有用物质，也易发生脱水或浮肿；年龄越小，接近肾盂的输尿管的弯曲度越大，婴儿肾盂和输尿管比较宽，管壁肌肉及弹力纤维发育不全，容易受压扭曲，导致尿潴留和泌尿系统感染。

2. 膀胱

儿童年龄越小，膀胱位置越高，尿液充盈时易在腹部触及，随着年龄的增长，逐渐降入骨盆内；年龄越小，膀胱肌层越薄、容积越小，儿童新陈代谢旺盛，需要水分多，但膀胱容量小、储尿功能差、排尿频繁；年龄越小，主动控制排尿能力越差，婴儿的大脑皮层发育不完善，对排尿尚无约束能力，当膀胱内尿液充盈到一定量时，就会发生不自觉的排尿即"无约束"排尿，一般要到3岁左右，才具有主动控制排尿的能力，即"有约束"排尿。

3. 尿道

年龄越小尿道越短，黏膜越薄嫩，越易受感染。女婴尿道较短，新生儿尿道仅为1cm，尿道外口暴露，且接近肛门，易被粪便污染，上行感染较多。男婴尿道较长，有5～6cm，但常因包茎过长，污垢积聚引起上行感染。

（二）泌尿系统保健

每天应为学前儿童提供足够的饮用水，以保证儿童体内废物能及时随尿液排出，并且充足的尿液对输尿管、膀胱、尿道有冲刷作用，可减少上行性感染。及时排尿，保持外阴清洁，预防尿路感染：培养定时排尿的习惯，避免尿频和憋尿；幼儿训练如厕后应避免穿着开裆裤，每晚睡前进行外阴清洁护理，女孩注意培养良好的私处清洁习惯；毛巾、盆要专用，毛巾使用后注意用日晒、煮沸等方式消毒，厕所、便盆每天洗刷，定期消毒。注意观察尿液的颜色、气味、排尿次数等，发现异常及时就医。

学习思考

1. 简述营养在儿童保健中的意义。
2. 论述影响儿童生长发育的因素。
3. 简述脑、神经系统发育特点及营养对于脑、神经系统发育的重要性。
4. 论述营养对骨骼、运动系统发育的重要性。
5. 简述儿童消化系统特点及喂养注意事项。

第二章
学前儿童发育与发展

思维导图

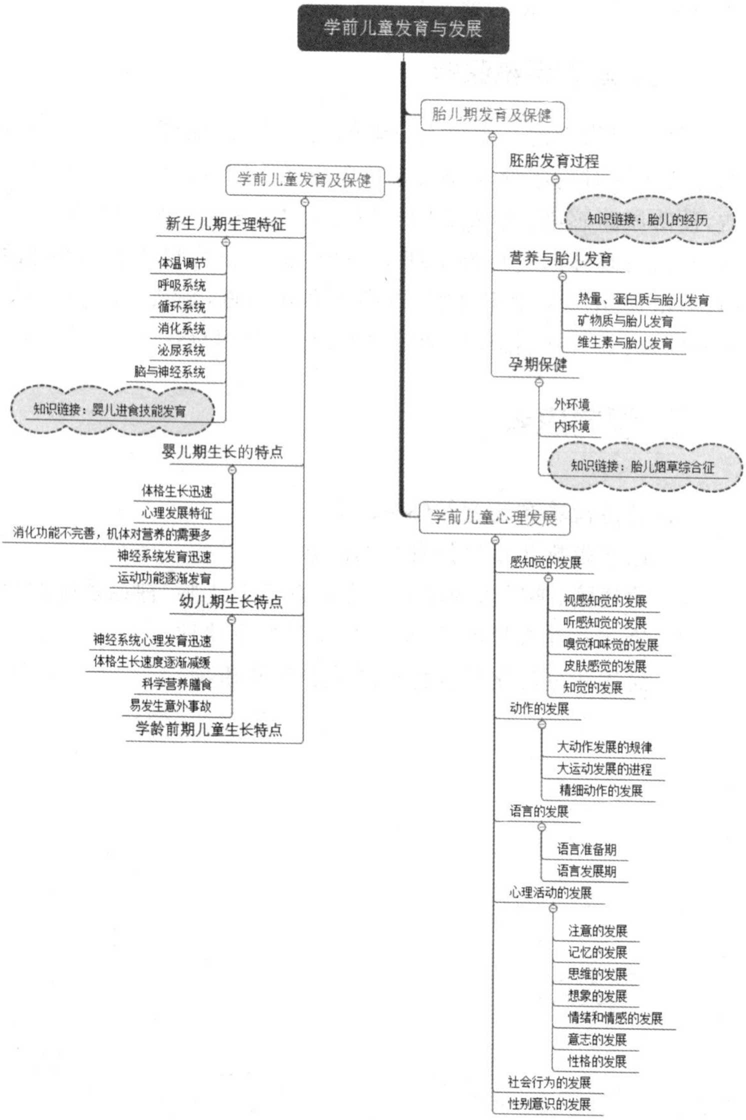

学习目标

1. 学习胚胎发育的过程。
2. 理解各主要营养素对胎儿发育的作用。
3. 学习并了解孕期保健的基本内容。
4. 学习新生儿、婴儿、幼儿、学龄前儿童生长发育特点及保健要点。
5. 学习儿童感知觉、动作、语言、心理活动、社会行为、性别意识的发展。

第一节　胎儿期发育及保健

出生前的生长研究是一门复杂的科学研究，称为胚胎学，是生物学的一个分支。婴幼儿教育者和相关工作人员并不需要深入研究胚胎学知识，然而了解孕期孕母与胎儿发展的基本知识有助于在婴儿出生前帮助家庭进行充足的准备，以迎接健康、快乐、容易养育的新生命的到来。

一、胚胎的发育过程

胎儿发育开始的第 1～8 周称为胎芽胚胎期，此时期胚胎体积由受精卵逐渐生长约为 2.5cm 长，脑、脊髓等神经系统、循环系统基础组织出现，各复杂器官开始分化生长。脑在孕 4 周开始发育。心脏于孕 2 周末成形，孕 3 周搏动出现，孕 6～7 周心室心房分化。前 8 周为心脏发育的关键时期，因此孕母使用药物、感染病毒等对胎儿心脏发育均有不良影响。先天性心脏病的婴儿追溯其母亲的怀孕史，孕早期常伴有病毒性感冒发病史。本阶段的最佳胎教为孕母精神状态良好、心情轻松愉悦、休息时间充足、饮食营养均衡、生活环境舒适安静，预防病毒性感冒，避免在人流大的地方发生交叉感染等。

孕 9～20 周期间，胎儿身长由 2.5cm 增长至 14～16.5cm，体重由不到 10g 增至大约 250g。孕 11 周开始，胎儿的重要器官如肝脏、肾、肠、大脑以及呼吸器官也已开始工作；孕 13 周时神经元迅速增多，神经突触形成，胎儿的条件反射能力加强，手指开始能与手掌握紧，脚趾与脚底也可以弯曲；孕 15 周时虽然胎儿眼睑仍然闭合，但已经可以感觉到光；孕 20 周时感觉器官开始按区域迅速发育，神经元分成各个不同的感官，味觉、嗅觉、听觉、视觉和触觉从此时开始在大脑的专门区域里发育。

孕 21～28 周，胎儿身长由 19cm 增长至 38cm；体重快速增加，孕 22 周时约为 350g，孕 25 周时约为 570g，孕 26 周时约为 800g，孕 28 周时约为 1100～1400g。孕 23 周时，胎儿的嘴唇、眉毛和眼睫毛已清晰可见，视网膜已形成，具备了微弱的视觉，并且胎儿的胰腺发育稳定，激素分泌水平稳定。

孕 24 周时，胎儿听力已经形成，可以听到母亲说话的声音、母亲心跳的声音和肠胃蠕动的声音，大一些的噪声胎儿也能听到。孕 26 周时，胎儿的大脑对触摸已经有了反应，视觉也有了发展，眼睛已能够睁开了，视觉神经的功能已经发生作用。妊娠 5～6 个月时，胎动次数和强度伴随母亲的精神活动变化，当母亲恐惧不安时，胎动次数和强度增加，若母亲在怀孕期处于严重恐惧或者长期悲伤中，将会影响未来儿童智力发育与行为水平。孕31周时，胎儿眼睛时开时闭，能辨别明暗并能跟踪光源，如果孕妇适当地在明亮的光线下袒露腹部，可以刺激胎儿的视觉发育。孕33周时，胎儿的呼吸系统、消化系统发育已近成熟，并且胎儿已开始将身体转为头朝下的姿势，头部开始进入骨盆，为娩出做准备。孕38周后胎儿为足月儿，足月时正常体重超过2500g，此时胎儿身体各部分器官已发育完成，肺部是最后一个成熟的器官，在婴儿出生后几个小时内才能建立起正常的呼吸模式。

知识链接

胎儿的经历①

你曾经想象过胎儿生活的环境吗？对于胎儿而言，子宫是一个变化的环境，尽管它几乎看不出变化，但是这个环境总是随着母亲的走路、说话、吃饭、喝水、笑或哭而不断地变化，这可能不是你所想的一种充满刺激的环境，但是对发展中的胎儿来说确实是最理想的状态。

胎儿在怀孕早期就开始移动，但是只有胎儿足够大时，他才能被母亲感觉到。他会翻跟头，只要周围有空隙，他就会移动自己的身体，由于羊水的关系，这些运动类似于慢动作。在怀孕后期，他不再有足够的空间去移动身体，但他依然喜欢踢腿与伸臂，最后他只能晃动胳膊和腿、玩手指、吸拇指，他总是碰到子宫壁、脐带和自己，他的触觉和平衡感似乎非常棒。只要想到子宫的位置，就可能认为这是一个比较嘈杂的环境。除了心跳声之外，母亲说话的声音会穿过肺，胃和肠总是在分解食物，即使在母亲安静的时候，这一切还在进行着。有研究表明，最后三个月的胎儿不但能听到母亲体内的声音，还能听到来自外界的声音。

看上去胎儿对零星噪声的反应更大于像心跳这样的持续不断的声音。就像声音在磁带录音中与实际讲话时不同一样，透过羊水的母亲的声音与在空气中听到的声音是非常不同的。这样说来，胎儿能辨认出母亲的声音好像是不可能的，但是它可以辨认出母亲声音的韵律和方式，并且实际上，辨认出母亲的声音要先于辨认出父亲的声音。

二、营养与胎儿发育

出生体重是衡量一个婴儿健康状况的重要指标，低体重儿在新生儿期易出现并发症及较高的死亡率。世界卫生组织统计结果表明，死胎及新生儿死亡率较高的地区，孕妇营养不良者较高，妊娠期如缺乏一种必要的营养素，即使其他营养素供给充足，也会导致流产、婴儿围产期死亡、出生缺陷。因此，在胎儿形成的期间，孕妇的营养十分重要，必须保

① 彭妮·劳·黛纳. 婴幼儿的发展与活动计划[M]. 北京：北京师范大学出版社，2010.

证孕期营养充足。胎儿在子宫内生长发育，需要有足够的热量营养素供给，而供给的唯一途径来自母体，即胎儿的营养素来源于母亲的膳食。总的来说对孕头3个月的胎儿来说，孕妇营养关系着胎儿的细胞分化及骨骼生长，对孕后6个月的胎儿来说，孕妇热量营养素供给决定着胎儿的大小。

（一）热量、蛋白质与胎儿发育

1. 一般发育

妊娠期间，如果孕妇摄入热量、蛋白质不足，可以不同程度地影响胎儿的发育，可能导致胎儿发育缺陷、流产、死亡、早产，并且不同程度地影响出生后婴儿的健康状况。

2. 脑发育

孕期营养不良对胎儿的脑发育有遏制作用，表现在脑神经细胞数量减少、脑重量下降、脑的酶含量下降等。在脑组织生长速度最快的时期，脑细胞增殖具有“一次性完成”的特点，如果该时期蛋白质、热量营养缺乏会导致胎儿脑发育障碍、出生后精神与智力不正常、反应迟钝等。

3. 胎盘发育

胎盘是胎儿自母体吸取养分的主要通路，胎盘组织除被动输送营养物质外，还进行正常代谢和主动输送。孕期营养摄取不足尤其在伴有蛋白质、热量缺乏时，胎盘的正常代谢会受到影响，造成胎盘细胞数目减少，胎儿重量下降以及功能障碍，从而导致自然流产、死胎、早产、妊娠并发症以及低体重儿的出生。

（二）矿物质与胎儿发育

在妊娠期间有大量的钙储存在母体内以供给胎儿骨骼和牙齿发育用。胎儿期胎儿体内不断积累铁，出生后不会出现贫血，但如果妊娠期间母体缺铁程度较重，则婴儿出生时可能出现贫血、血红蛋白偏低。缺锌可导致核酸合成能力下降，影响胎儿神经管及其他组织细胞数目减少，从而导致发育异常。锰对维持正常骨骼发育、繁殖能力、神经系统及智力都有重要的作用，缺锰会导致脑功能的下降。

（三）维生素与胎儿发育

孕期严重缺乏维生素A可引起新生儿角膜软化，但过多的维生素A可妨碍胎儿的骨骼发育。维生素D可促进钙的吸收和在骨骼中的沉积。孕期缺乏维生素D会使胎儿骨骼发育异常，出现新生儿先天性维生素D缺乏病。维生素E对生殖系统正常功能的维持有着重要作用，维生素E严重不足时，常影响生殖系统功能或出现死胎；维生素E缺乏不很严重时，虽可受孕，但胎儿常无法正常发育至足月或可能出现先天性畸形。

维生素C能促进细胞正常代谢。维生素C对胎儿骨骼及牙齿的正常发育，造血系统的健全和机体抵抗力的维持都有良好的作用。维生素B族中维生素B_2（核黄素）为机体许多酶的组成部分，在三大营养素代谢中起着重要作用，维生素B_2缺乏能引起胎儿畸形。维生素B_6（吡哆素）在组织中经磷酸化成为磷酸吡哆醛，作为机体内许多重要酶系统的辅酶，与蛋白质和脂肪代谢的关系非常密切。妊娠期间蛋白质的需要量增加，因此对维生素

B_6 的需要量也增加了，除负担胎儿生长发育以外，孕妇本身的生理调节和激素变化等也需要消耗维生素 B_6。叶酸经肠道吸收，在肝脏中与叶酸还原酶作用转变为四氢叶酸，并以辅酶形式在氨基酸代谢及核苷酸代谢中起重要作用。叶酸对正常妊娠进行、维持正常胚胎发育有重要作用。叶酸缺乏时，孕妇易患巨红细胞贫血，贫血严重可引起流产、死胎、新生儿死亡、妊娠高血压综合征、胎盘早期剥离和产后出血等。另外，孕期叶酸缺乏可引发神经管畸形，包括无脑儿和脊柱裂，补充叶酸对预防胎儿神经管畸形有一定作用，中国营养学会推荐的《中国居民膳食指南》建议孕前 3～6 个月及孕期每日应补充 0.4mg 叶酸。

三、孕期保健

胎儿在子宫中的发育受外界环境和母亲体内环境共同影响，如图 2-1 所示，因此孕期保健的要点即为胎儿提供舒适的内、外环境。

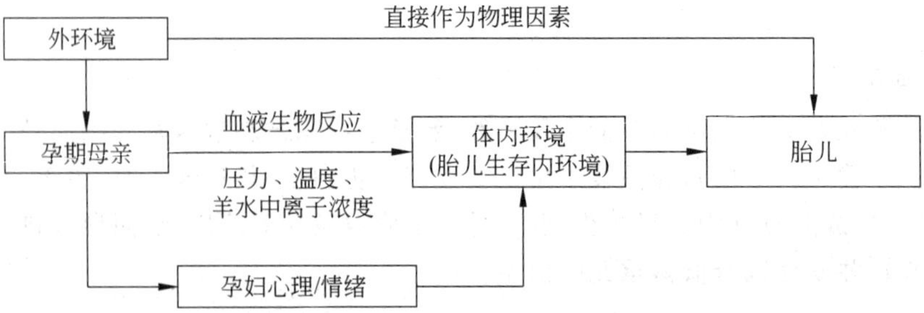

图 2-1 环境对胎儿的影响示意图

（一）外环境

提供舒适安全的家庭生活环境对于孕母与胎儿极为重要，避免环境不良因素影响，远离放射物、病毒、药物、噪声和化学污染物等。其中噪音使母亲产生不适反应从而发生母体激素改变，可影响胎儿神经系统发育，理想声音环境为 10～35dB。

（二）内环境

1. 营养充足

由于孕期胎儿生长发育所需的全部营养由孕母通过胎盘转运供给，为适应胎儿生长需要，与孕前相比孕母的生理状态及代谢有较大的改变。孕母因胎儿生长发育，以及为产后泌乳进行营养储备，所以对各种营养素的需要量均有所增加。例如妊娠期间胎儿、胎盘、羊水、血容量增加及母体子宫、乳房等组织的生长发育约需 925g 蛋白质。孕期需 3～4kg 的脂肪积累以备产后泌乳，另外磷脂及其中的长链多不饱和脂肪酸、胆固醇对早期脑、视网膜的发育有重要作用。脑组织是全身含磷脂最多的组织，孕 20 周开始胎儿脑细胞分裂加速，作为脑细胞结构和功能成分的磷脂增加是脑细胞分裂加速的前提，长链多不饱和脂肪酸如花生四烯酸（ARA）、二十二碳六烯酸（DHA）为脑磷脂合成的必需物质；研究表明，在脑发育期膳食中缺乏 α-亚麻酸（ALA）及 n-3 系长链多不饱和脂肪酸（LCPUFA）

将影响胎儿、婴儿脑发育与视功能。

孕期营养充足不但包括蛋白质、不饱和脂肪酸的供给，还包括多种维生素，如维生素A、维生素B族、维生素C、维生素D、维生素E、叶酸等，以及多种矿物质，如钙、铁、碘、锌等的均衡吸收。孕妇除需要从均衡饮食中摄取身体所需的所有营养之外，还应注意少糖饮食以预防妊娠期糖尿病、防止巨大胎儿，同时避免饮用咖啡、碳酸饮品，并戒烟戒酒，以避免不良生活习惯对营养吸收和胎儿发育产生不良影响。

2. 适度有氧运动，不宜过度疲劳

孕期适度有氧运动，如慢走、散步、骑自行车、孕妇瑜伽、简单韵律操等，可以促进孕母食欲和消化吸收功能的加强，促进血液循环、增加血液氧含量、增强心脏功能，提高呼吸系统功能，增加机体耐受力和体质，改善睡眠，使孕母保持精神振奋和心情舒畅，并为顺利度过妊娠期和分娩创造条件。同时孕母的合理运动能够刺激胎儿脑、感觉器官、平衡器官及呼吸系统发育，促进胎儿新陈代谢、增加胎儿免疫力等。孕期运动需适量，注意安全，避免进行跳跃、负重、过度牵拉、仰卧姿势的运动，运动需劳逸结合，及时补水。

3. 保持心情愉悦

孕妇发怒时，体内白细胞减少，从而孕母免疫力减弱，导致其疾病感染的概率升高，同时易导致新生儿免疫力低。研究表明，当孕妇发怒时，孕妇激素水平随之发生改变，且有害物质浓度增加，有害物可通过胎盘屏障进入羊膜腔作用于胎儿，从而影响儿童先天性格情绪形成。在孕期7～10周是胎儿口腔腭部和上颌骨形成的关键时期，此阶段内孕妇情绪不佳，易导致胎儿唇腭裂的发生。因此，孕妇保持愉悦的心情对胎儿的健康发育极其重要，家庭和孕妇自身有责任共同努力，营造胎儿生长的良好环境。

4. 优生优育

计划妊娠有利于准父母双方提前进行身体准备，包括身体健康检查、充足营养与休息、戒烟戒酒、预防传染疾病及避免妊娠前后药物使用等。同时应注意预防遗传性疾病与各种因素导致的先天畸形的发生。

知识链接

胎儿烟草综合征[①]

在美国将近25%～30%的孕妇吸烟。烟草是导致婴儿出生时体重偏低的最主要原因。低体重儿的比例与妇女每天吸烟的数量或被动吸烟的时间有直接联系。胎儿烟草综合征是指母亲每天吸烟超过5根，婴儿排除家族高血压病史及其他诱因的成长缺陷，在妊娠37周时体重低于2.5kg。

当一名孕妇吸烟时，碳氧化物会随着她的血流穿过胎盘，降低给胎儿的供氧量。而尼古丁使得血管压缩，母亲和胎儿的心率都有所增加，从而使胎儿的活动减少。吸

① 彭妮·劳·黛纳.婴幼儿的发展与活动计划[M].北京：北京师范大学出版社，2010.

烟还会阻碍胎儿对维生素及矿物质的吸收，虽然并没有很好的证据说明尼古丁会对婴儿带来伤害，但它已在母乳中被发现。长期的后续行为显示，它会损害婴儿智力以及情感发展。与父亲不吸烟的儿童相比，父亲吸烟的儿童在成年时期患癌症的概率高出两倍之多。

预防可以降低母亲吸烟给胎儿带来的风险，因此建议女性戒烟、减少吸烟的数量、避免被动吸烟。

第二节 学前儿童发育及保健

一、新生儿期的生理特征

新生儿出生后即成为一个完整独立的个体，面临着完全不同于胎内的生活环境，新生儿的生理器官必须立刻适应新的环境，迅速发展适应各种环境变化的基本生存能力。新生儿期是发病率和死亡率最高的时期，本时期的关键是降低死亡率，促进新生儿的发育和亲子关系，减少新生儿疾病的发生，提高新生儿的生命质量。

（一）体温调节

由于羊水温度为37.2～37.7℃，胎儿在宫内环境温度较恒定，新生儿出生时会出现生理性的体温下降，新生儿体温调节中枢功能尚不完善，皮下脂肪薄，体表面积相对较大，皮肤表皮角化层差，易散热，寒冷时靠棕色脂肪产热。当环境温度过高、进水少及散热不足时，可使体温增高，发生脱水热。

（二）呼吸系统

足月新生儿呼吸浅表，节律不均，频率较快，为40～45次/分，新生儿呼吸道管腔狭窄、黏膜柔嫩、血管丰富、纤毛运动差，易致气管阻塞、感染、呼吸困难及拒乳。新生儿胸廓呈圆桶状，肋间肌薄弱，呼吸主要靠膈肌的升降，故呈腹式呼吸。

（三）循环系统

新生儿心率波动范围较大，通常为90～160次/分。足月儿血压平均为9.3/6.7kPa(70/50mmHg)。出生后由于胎盘—脐血液循环终止，肺循环阻力下降，回流至左心房血量明显增多，血液循环动力学发生肺血流增加、体循环压力上升等重大变化。

（四）消化系统

新生儿口腔黏膜薄嫩、血管丰富、唾液腺不够发达、口腔黏膜干燥，因此易受损伤和局部感染。足月儿出生时吞咽功能已经完善，但新生儿胃容量小，为30～60mL，吸奶时常吞咽过多空气，食管下部括约肌松弛、胃呈水平位、幽门括约肌较发达，故易溢乳甚至呕吐。消化道面积相对较大，管壁薄通透性高，有利于大量的流质及乳汁中的营养物质的吸收，但肠腔内毒素和消化不全物也容易进入血液循环，引起中毒症状。除淀粉酶外，消化道已能分泌充足的消化酶，因此不宜过早喂食淀粉类食物。

（五）泌尿系统

足月儿出生时肾结构发育已经完成，但功能仍不成熟。肾稀释功能虽与成人相似，但其肾小球滤过率低、浓缩功能差，故不能迅速有效地处理过多的水和溶质，易发生水肿或脱水。

（六）脑与神经系统

新生儿大脑结构已初步具备人脑的规模，但脑的重量、体积，特别是功能发展水平还远远不够。例如新生儿的大脑皮层的主要沟回已经形成，但大脑沟回还不够深，脑神经细胞体积小、神经纤维短且少、大部分没有髓鞘化。足月儿大脑皮层兴奋性低，需要较长时间的睡眠，一般新生儿每日睡眠时间应保持在 16～18 小时。大脑对下级中枢抑制较弱，且锥体束、纹状体发育不全，常出现不自主和不协调动作。出生时已具备多种暂时性原始反射，包括觅食反射、吸吮反射、握持反射、拥抱反射等。

知识链接

婴儿进食技能发育

新生儿先天具有原始的进食技能，即觅食反射和吸吮反射。

觅食反射：觅食反射即用手指或乳头抚弄婴儿的面部，婴儿会转头张嘴开始吸吮动作。觅食反射是婴儿出生即具有的一种最基本的进食动作。

吸吮反射：婴儿口腔解剖发育特点是婴儿吸吮的基础，如口腔小、舌短而宽、无牙，颊脂肪垫、颊肌与唇肌发育好。食物的口腔刺激、味觉、乳头感觉、饥饿感均可刺激吸吮的发育。最早在胎儿 28 周时即有吸—吞反射；新生儿出生时即有吸吮能力；2 个月左右吸吮动作更加成熟；4 个月时，吸吮、吞咽动作分开，可随意吸吮、吞咽；5 个月时，吸吮能力增强，从咬反射到有意识咬的动作出现；6 个月时，可有意识张嘴接受用勺进食，可用杯喝奶、喝水；8 个月以上，可用唇吸吮勺内食物。

二、婴儿期生长的特点

出生后至 1 周岁为婴儿期。婴儿期是生长发育的第一个高峰期，保健的重点是合理喂养，尤其强调母乳喂养，定期体格检查、坚持户外活动、促进感知觉发育，按计划免疫程序完成基础免疫也极为重要。

（一）体格生长迅速

婴儿的体格生长最迅速，出生 3 个月时体重为出生时体重的 2 倍，1 岁时体重为出生时体重的 3 倍，出生后的前 3 个月身长增长为 11～12cm，1 岁时身长约为 75cm，1 岁时头围增长至 46cm，牙齿在 4～5 个月时开始萌出，神经系统的发育也非常迅速。

（二）心理发展特征

婴儿专注与口腔有关的活动，通过吸吮、吞咽、咀嚼等经口的活动来获得快乐感和安全感。婴儿期口腔欲得到满足，有助于其情绪和人格的正常发展，否则会造成日后的自恋、悲观、退缩，嫉妒、猜疑、苛求等人格特征，出现咬指甲、吸烟、吸毒、酗酒等不良行为。另外，婴儿期是母子情感依恋的关键期，婴儿与照顾者建立信任、学习和体验爱与被爱。需求及时得到满足是发展婴儿信任感的基本条件，是婴儿对外界环境产生信任感的基础和未来建立良好人际关系的保证。

（三）消化功能不完善，机体对营养的需要多

1. 婴儿消化系统的发育特点

婴儿从 3～4 个月时起，唾液分泌开始增加，5～6 个月时唾液分泌明显增多，由于婴儿口腔浅，尚不能及时吞咽所分泌的全部唾液，因此常发生生理性流涎。婴儿从 4～6 个月开始发展咀嚼动作且功能逐步完善，这时期是培养良好的吞咽咀嚼和进食习惯的关键时期。婴儿的食管呈漏斗状，黏膜纤弱、腺体缺乏、弹力组织及肌层尚不发达，下食管括约肌发育不成熟、控制能力差，常发生胃食管反流，绝大多数症状在 8～10 个月左右消失。

胃排空的时间与食物中所含的营养素有关，脂肪、蛋白质、高渗液等可延长胃排空时间。婴儿以乳类食物为主，由于不同乳汁中营养素的含量及乳凝块大小不同，乳汁在胃内排空时间各异，如母乳 2～3 小时，牛乳 3～4 小时，水 0.5～1 小时，混合食物 4～5 小时。

由于婴儿消化食物吸收营养的功能尚未发育完善，同时机体对能量和蛋白质的需求高，两者形成供需矛盾，如喂养不当、营养供给不足则易发生营养不良、营养紊乱等消化疾病，使生长发育迟缓。

2. 婴儿消化吸收的特点

(1) 蛋白质：婴儿出生时蛋白酶活性低，胰蛋白酶在出生后 1 周活性增加，1 个月时达到成人水平；胃蛋白酶在出生 3 个月后活性增加，18 个月时达到成人水平；因而，婴儿消化蛋白质的能力较好。婴儿的小肠上皮细胞渗透性高，这有利于对母乳中免疫球蛋白的吸收，但同时也增加了异体蛋白，如牛奶蛋白、鸡蛋蛋白等，毒素和微生物以及未完全分解的代谢产物的吸收机会，因而婴儿易发生过敏或肠道感染。因此，对于婴儿特别是新生儿，食用蛋白质应有一定的限制。

(2) 脂肪：婴儿出生时脂肪酶缺乏且活性低，但随着年龄的增加，吸收脂肪的能力逐渐提高，足月儿出生时对脂肪的吸收率约为 90%，出生 6 个月时对脂肪的吸收率达到 95%以上。婴幼儿胰脂肪酶分泌极少，且因胆汁缺乏不能被胆盐激活，2 岁时才能达到成人水平；肠脂肪酶分泌不足；仅有胃脂肪酶可帮助胃内脂肪的消化，因此婴儿消化脂肪的总体能力较差。

(3) 碳水化合物：0～6 个月的婴儿食物中的碳水化合物主要是乳糖，婴儿出生时肠乳糖酶活性较高。出生至 3 个月内唾液腺淀粉酶活性低，3 个月后其活性逐渐升高，4～

6 个月的婴儿开始分泌胰腺淀粉酶,故婴儿出生后 3 个月内消化淀粉能力差。

(四) 神经系统发育迅速

随着大脑神经细胞体积的不断增大和数量的不断增加,中枢神经系统成为婴儿期发育最快的系统。如果此时期婴儿处于不良的环境,如营养不良等,将严重影响中枢神经系统发育并造成不可逆的损害。

(五) 运动功能逐渐发育

婴儿期是运动发育的关键期,婴儿逐渐学会抬头、翻身、坐起和爬行,由此婴儿的视野逐渐扩大,全身各部位动作逐渐协调发展。在出生后的第 1 年,婴儿的运动能力发展分为四个阶段,0～3 个月为抬头、翻身期;3～6 个月是坐立期,经过前 3 个月的训练,婴儿颈、臂、腰的肌肉力量大增,开始练习坐姿;6～9 个月是婴儿爬行期,此期间婴儿学会爬行,甚至在搀扶下站立,还可以进行原地踢球等活动;9～12 个月是婴儿的自由活动期,此时婴儿可以不依赖成人帮助,开始一定的自由活动和自主探索。

三、幼儿期生长特点

(一) 神经系统、心理发育迅速

出生后 1～3 岁为幼儿期,3 岁时神经细胞基本分化完成,神经系统发育较迅速,脑发育已较成熟。能够用手拿笔涂鸦、持勺、折纸、画线、画圈等;会说几个字组成的简单句子;注意力的集中时间可达 20～30 分钟;出现有意识注意,喜欢玩藏找物品的游戏;逐渐产生羞愧、自豪、骄傲、内疚、同情等心理。与外界环境接触机会增多,好奇心和模仿能力增强,自主性、独立性、感知觉都不断发展。

(二) 体格生长速度逐渐减缓

1 岁后的幼儿体格生长速度逐渐减缓,出生第 2 年体重增加 2.5～3.5kg,2 岁时体重约为出生时体重的 4 倍,约为 12kg,身约为 85cm。2～3 岁时体重增加约 2kg,身高约增长 5cm。

(三) 科学营养膳食

幼儿正处在离乳期,乳牙逐渐出齐,喂养逐渐转换为固体食物。本时期应注意膳食质量,保证供给充足的营养,否则易发生体重增长缓慢、患营养消化紊乱等疾病。同时本时期应在成人的教导下,逐渐养成良好的生活习惯和卫生习惯,掌握自己进食等简单的生活技能。

(四) 易发生意外事故

幼儿期儿童随着身体运动功能和智力的不断发展,活动范围逐渐扩大。此时期儿童由于好奇心极强,但对危险的事物和环境的识别性差,所以易发生意外和危险。

四、学龄前期儿童生长特点

3～6岁为学龄前期，此时期儿童的体格生长、心理发展应保持均衡增长，体重每年平均增长2kg，身高每年平均增长5cm，精细动作、共济运动发育接近协调，语言、思维、想象力逐渐成熟，能用语言和简单的文字表达自己的思想和感受。与外界环境接触日益增多，模仿性强，是性格形成的关键时期。由于活动和锻炼增多，体质渐强，感染性疾病发病减少而免疫性疾病如肾炎、肾病等有增多趋势。5～6岁时乳牙开始松动脱落，恒牙依次萌出，应注重口腔卫生、避免发生龋齿。学龄前儿童独立活动范围扩大，智力发展快，自理能力增强，机体抵抗力逐渐增强，但仍易患儿童传染病。本时期的保健重点是培养良好的学习、生活习惯，在游戏中学会遵守规则，增强人际交往的能力，保证充足的营养，预防感染和意外伤害。

第三节　学前儿童心理发展

一、感知觉的发展

（一）视感知觉的发展

视觉是人类最重要的感觉，人类获得的外界信息中80%是通过视觉获得的。胎儿2个月时眼睛开始发育，4个月时即对光线产生敏感反应。出生后，新生儿的眼对光反射敏感，具备眨眼反射和瞳孔反射。新生儿的视觉系统还未发育成熟，其视觉能力还非常有限。一方面，新生儿的视觉调节能力有一定的局限性，出生后视物最清楚的距离为15～20cm，新生儿出生时视网膜的锥体细胞未发育，周围视觉、视敏度和边缘视觉都很有限，视觉范围只有60°，为成人的1/3；另一方面，新生儿眼外肌的调节能力较差，视觉运动不协调，出生后2～3周时在距新生儿20cm处放置两个物体，新生儿左右两眼可分别看左右物体，有时可发生两眼对合的现象，直到新生儿期结束时，两眼运动才能逐渐协调。新生儿出生后15天左右可开始较长时间地注视活动的玩具，但追视物体的能力较差，视线移动不平滑，表现为“飞越运动”。新生儿喜欢看脸的外形，研究表明2周内的新生儿已能区分出爸爸和妈妈的脸外形。

3～4个月婴儿眼肌开始部分调节，12个月时才完善，出生时为远视，一直持续到6岁左右。视觉集中时间在出生后3～5周仅为5秒，到第3个月时已达7～10分钟，并且能主动搜寻视觉刺激物。4～12周时出现辐辏运动，即注视物体从1m以外逐渐移近时双眼内聚，并且双眼可随移动的物体移动180°。3～5个月时婴儿对自己的手产生兴趣，并能固定视物，能看到75cm远的物体，5～7个月时出现手眼协调运动。婴儿3～4个月时能分辨彩色与非彩色，喜欢明亮鲜艳的颜色，尤其是红色，用配色法研究表明，儿童掌握颜色的顺序依次为黄、红、绿、蓝、紫、橙。婴儿7～11个月开始出现深度视觉，能看到小的物体；12～18个月时，能区分各种形状，并对展示的图片有兴趣，辐辏运动发育良好但深度视觉仍发育不足;2～3岁时两眼辐辏调节更加完善,可注视小物体及图画且能维持50秒左右;3～4岁时能临摹几何图形;5岁时能区别各种颜色;6岁时视力为1.0,此时视深度已充分发育,6岁前常因为判断深度不正确而碰到物品。

(二)听感知觉的发展

胎儿5～6个月时开始具有听力,胎儿后期听觉已经相当灵敏,能听到成人听不到的极低或极高频率的声音并做出反应,低频声音抑制胎动,高频声音促进胎动。孕期经常听悦耳的音乐,可帮助孕母保持心情愉悦、增进与胎儿的感情交流,促进胎儿身心发育,培养孩子的音乐兴趣和天赋;父亲与其他家人也可通过故事、对话等与胎儿交流,使其熟悉家人的声音。

出生后,乳母给新生儿哺乳时,新生儿听到母亲心脏跳动的节律与在子宫内听到主动脉搏动的节律相同,可使新生儿产生亲切感和安全感;当新生儿哭闹时,听到母亲发出呼唤声,可使新生儿安静。新生儿能区分声音高低、音响种类和声音持续时间,2个月时能辨别不同人说话的声音,以及同一个人带有不同情感的语调。美国华盛顿大学帕特里夏·库尔教授①通过对婴儿学习母语进行研究发现,不同世界和国家的婴儿能区分世界上所有语言的发音,在1岁之前婴儿通过倾听成人与其交谈、交流,对听到的语音产生识别并进行语音使用频数统计,并在此过程中对语言中不断重复的语音识别能力逐渐加强,而对语音中不使用的语音识别能力减弱,这种差别在1岁之后非常明显,而通过电视和音频的语音输入并未对婴儿的语音识别能力产生影响,因此婴儿的倾听能力在与人交流的基础上发展,并在某种程度上重塑他们的大脑,促进其对相应一种或多种语言的学习。

(三)嗅觉和味觉的发展

胎儿2个月时嘴巴和鼻子开始发育,7个月时鼻孔与外界互通,出生时味觉中枢神经末梢基本发育成熟,哺乳期时新生儿闻到乳汁的香味,就会积极地寻找乳头,3～4个月时已经能区分令人愉悦与不愉悦的味道。例如乳母食用挥发性大的食物,如大蒜、洋葱等,气味通过母乳转移,婴儿闻到后会影响进食行为。婴儿在7～8个月时开始对芳香气味有反应,婴儿灵敏的嗅觉可以保护其免受有害物质的伤害,并可让婴儿更好地了解周围的人和事物。

味蕾在胎儿7～8周时开始发育,第13～15周时成熟。胎儿最初与食物味道的接触是通过母体,母亲进食食物的味道转移到羊水中,羊水被胎儿吞咽,通过羊水胎儿与不同的物质接触,有研究表明,孕期母亲对食物的喜好在一定程度上影响日后婴幼儿在食物选择上的偏好。新生儿的味觉发育完善,对不同味觉产生不同的反应,已经出生2个小时的婴儿能分辨出不同味道,能区分不同浓度的糖溶液。

婴儿1个月时,嗅觉和味觉都已经有了相当的发展,女婴比男婴更喜欢甜味。1周后能区别母乳香味,对刺激性气味表示厌恶。2个月时,可区分五味,对刺激性气味会产生排斥反应。3个月时,嗅觉和味觉继续发展,能辨别不同味道,并表示自己的好恶,遇到不

---

① 帕特里夏·库尔.婴儿的天才语言能力[R/OL].http://open.163.com/movie/2011/7/9/D/M782NCNEC_M782NKE9D.html,2017-10-05.

喜欢的味道会退缩回避。4～5个月时，借由舌头学习与物品间的关系，喜欢尝试，想把所有东西放到嘴里；本时期对食物的微小味道改变很敏感，为味觉发育的关键期，可适时添加各类转乳期食物，同时注意食物味道不宜过浓过重，避免日后婴儿偏好味道浓重的食物，本时期应注意对婴儿味觉发育的保护。婴儿6～9个月时，味觉处于极为发达的状态，9～12个月时，会表现出对甜味和盐味的爱好。

（四）皮肤感觉的发展

皮肤感觉包括痛觉、触觉、温度觉及深感觉。胎儿2个月能扭动头部、四肢和躯体，4个月时触摸胎儿脸部，可触发皱眉、眯眼等动作。新生儿痛觉已存在但不敏感，尤其在躯干、眼、腋下等部位痛刺激后出现泛化现象。新生儿的触觉有高度敏感性，尤其在眼、前额、口周、手掌、足底等部位。新生儿的温度觉比较敏感，饮用奶时能区别温度过高或过低，3个月时婴儿能正确地区分31.5℃与33℃的水温，对冷的刺激比对热的刺激更能引起明显反应。2～3岁能辨别各种物体的属性，如软、硬、冷、热等。5～6岁时能区别同样体积而不同重量的两只盒子。

（五）知觉的发展

知觉是人体对各种物质属性的综合反应，知觉的发展与视、听、皮肤等感觉的发育密切相关。儿童4～5岁时先认识客体的个别部分，6岁时才开始看见客体的整体但不够确切；7～8岁时既看到整体又看到部分，但未能将两者很好地联系起来。在空间知觉方面，幼儿园小班儿童能辨别方形、圆形、三角形；中班儿童能将两个半圆拼成一个圆；大班儿童能认识椭圆、菱形、三角形、六角星等。婴儿已有对物体大小及深度的知觉，3岁时能辨别上、下；4岁可以辨别前、后；5岁可以辨别以自身为中心的左、右。4～5岁时有时间知觉，能区别今天、明天、昨天，早上、晚上；5～6岁可以区别前天、后天、大后天。

观察是一种有目的、有计划的比较持久的知觉过程，是知觉的高级形态。观察力的发展从无目的观察逐渐转为有目的的观察，观察时间逐渐延长；先观察到事物的表面明显的部分，然后才观察到隐蔽的和细微的部分；逐渐能从整体观察事物内在的联系。培养儿童的观察能力，对儿童认识客观世界具有重要意义。

二、动作的发展

动作发展与脑、脊髓及肌肉的功能有密切的关系。动作发展可分为大动作（包括平衡）和精细动作（握及捏等）两大类。

（一）大动作发展的规律

头尾规律：即动作发育自上而下，如先能抬头、两手取物，然后坐、直立、走路。

由近到远：即离躯干近的肌肉动作先发育，然后掌握肢体远端的肌肉活动，例如能抬肩，然后手指取物。

从泛化到集中，由不协调到协调：例如看到面前的玩具，较小婴儿手舞足蹈却不能把玩具拿到手，较大的婴儿则能伸手取到玩具，或调整身体姿势拿到玩具。

正面动作先于反面的动作发展：如先学会手抓东西，以后才学会放下手中的东西；先能从座位拉住栏杆立起，然后立位时坐下；先学会向前走以后才会倒退走等。

（二）大运动发展的进程

抬头：新生儿俯卧时能抬头1～2秒，3个月时抬头较稳，4个月时抬头很稳。

翻身：5个月时能从仰卧翻到俯卧，6个月时能从俯卧翻到仰卧，7个月时转向侧卧位时，用一只手能支撑身体的重量。

坐：5个月时靠着坐腰能伸直，6个月时两手向前撑住后能坐，7个月时独坐片刻稍稳，身体略向前倾，8个月时独坐很稳，并能向左右转身。

爬：3～4个月时用手支撑上半身数分钟，7～9个月时能用手支撑胸腹使身体离开床面或桌面，有时能在原地转动，8～9个月时用上肢向前爬，12个月左右爬行时手膝合用，1岁半左右可以爬上台阶。学习爬行的动作有助于胸部及臂力的发育，并且有助于婴儿对周围环境的探索。

站、走、跳：扶新生儿直立时两下肢稍能负重，出现踏步反射及立足反射，将2～3个月婴儿扶立片刻时髋、膝关节屈曲，5～6个月扶立时两下肢能负重，并能上下跳动，8个月时在搀扶下可片刻站立，10个月左右扶着两手能向前走，11个月能独立片刻，15个月走路逐渐稳，18个月可以跑以及倒退走，2岁时能并足跳跃，2岁半可以单足跳跃1～2次，3岁时两脚可交替下楼梯，5岁可以跳绳、溜冰，从4～5级台阶上一次跳下。

（三）精细动作的发展

新生儿时两手握拳很紧，2个月时两手逐渐松开，3个月时握持反射消失，有意识拿取物体。3～4个月时婴儿在胸前玩弄及观看双手，4个月时能抓住玩具。5个月时能在手所触及的范围内抓物体，并将物体放入口中。6～7个月时可独自摇摆、玩弄小物体，并将物体在两手中转换。8个月时用拇指、食指平夹取物；9～10个月时开始用拇指、食指指端取物。10个月时能将手中物体放掉。15个月时可以用匙取物。18个月时能叠3～5块积木，会拉脱袜子、手套等。3岁时可叠9～10块积木，用筷子进食，在帮助下穿衣服，喜欢玩具中的精细操作。4岁时基本可以自己穿衣服。

三、语言的发展

语言是人类特有的一种高级神经活动，是表达思想、观念的心理过程，语言的发育必须要求听觉、发音器官及大脑三者功能正常，所以耳聋、发音器官或大脑障碍者均不会说话或者语言的表达能力较差。语言由语音、语法、语意等构成。语言的发展分为语言准备期及语言发展期两个阶段。从1岁左右能说出真正被理解的词开始称为语言发展期，在此之前为语言准备期。

（一）语言准备期

语言产生的准备期先经过反射性发声阶段，再经过牙牙学语阶段。在反射性发声阶段，婴儿1个月内，哭是与成人交往的一种形式，由各种原因引起的哭声都是相同的音调，成人难以区分；1个月以后的哭声具有分化性，母亲能区别表示饥饿的哭声、表示疼痛的哭声等；大约第5周起出现非哭的声音，婴儿最初发出的音类似元音的a、u、e辅音p、m、b、h、k等。进入牙牙学语阶段后，约5个月婴儿以发音作为游戏出现元音和辅音的结合，如ba、pa、ma等，虽无表意意义，但婴儿从中得到快乐，如果父母表现出喜悦表情时，将更调动婴儿发音的积极性；9个月时，牙牙学语达到高峰，婴儿学会调节和控制发音器官的活动，为以后真正的语言发展创造条件。

婴儿为语言理解的准备可分为语音知觉准备与词语理解准备。语音知觉是指婴儿对语言的刺激是非常敏感的，出生十天内新生儿就能区别语音和其他声音，对细微发音差异的区别能力是理解语言的基础。词语理解指8～9个月时，婴儿听到成人的问话、指令等开始表现出相应的反应，例如问“爸爸在哪里”婴儿头会转向爸爸。最初的反应，并非对词语确切的反应，而是对包括词在内的整个情境的反应。11个月时婴儿才能从复合的情境中解脱出来，以词作为信号而引起相应的反应，这时开始真正理解词的意义。

（二）语言发展期

语言的发展阶段分为语音的发展和口语中句法结构的发展。语音指语言的声音和一定的意义紧密结合，婴儿是通过学习词来学习语音的，不是被动地模仿成人语言，而是在语音发展到一定阶段获得把听觉模式转化成发音的方法，最初级阶段可能有发音上的错误，在学习及成人示范的过程中逐渐纠正。在口语中句法结构发展方面，幼儿在12～18个月出现使用不完整的单词句，即用一个单词表达比该词更丰富的内容，例如，幼儿说“饭饭”可以表示“我要吃饭”，也可以表示“这就是饭”的含义。同时，儿童在学会语言的过程中也学会了语言技能，包括说者和听者两方面的技能，从而达到交流的目的。

四、心理活动的发展

（一）注意的发展

注意是一切认识过程的开始。注意是指当人的心理活动集中于一定的人或物时的状态。注意可以分为无意注意和有意注意。无意注意是自然发生的，不需要任何努力。有意注意是指自觉的、有目的的注意，有时还需要一定的努力。但两者在一定条件下可以互相转化。新生儿已有无意注意，如生产后第1个月内，外界各种强烈的刺激就可以引起新生儿的无意注意。婴儿期以无意注意为主，5～6岁时能较好地独立控制注意力。儿童注意的稳定性较差、容易分散、注意的范围不大、注意容易转移。培养婴幼儿的注意力要加强注意目的性教育、排除外来干扰、避免在儿童专注的时候进行提问和对话、有意注意和无意注意两者交替进行。

（二）记忆的发展

记忆是指人们在过去生活实践中经历的事物在大脑中遗留的印记，印记的保持和再现表示记忆的存在。记忆是复杂的心理过程，包括识记即事物在大脑中暂时联系的形成，保持即事物在大脑中留下的痕迹，回忆即联系的痕迹在大脑中的回复。回忆又分为再认和重现，再认是指原来感知过的事物在眼前重现，并觉得确实以前感知过；重现是指过去的事物不在眼前，但在脑中重现出来。新生儿出生后第2周出现哺乳姿势的条件反射是最早的记忆，3～4个月开始出现对人与物的认知，1岁时能记忆起几日到10天前的事情，4岁时能记忆起一年前的事情。1岁后出现重现，最初仅限于几日内的事物。大多数人对童年生活的回忆只能追溯到4～5岁。婴儿记忆的特点是记得快、忘得快。记忆的内容和效果很大程度上依赖于事物外部的特点，如颜色鲜艳、内容新奇、儿童是否感兴趣。婴幼儿记忆不精确，是片段的、不完整的，记不住主要的、本质的内容。注意和记忆关系密切，培养婴幼儿的记忆需注意明确识记的目的性和增强识记的积极性；培养儿童在积极的思维过程中识记材料，死记硬背容易忘记，理解有助于记忆；帮助儿童采用多种方法进行识记，通过游戏或活动、保持良好的情绪等有助于记忆的发展。

（三）思维的发展

思维是客观事物在人脑中概括的、间接的反映，是借助语言实现的，属于认知的高级阶段。思维是人类区别于动物的基本界限，是人类智力的核心体现。儿童的思维是其在与周围现实世界相互交往活动中逐渐发展的。思维过程的发展经过直觉行动思维、具体形象思维及抽象概念思维三个阶段。直觉行动思维是婴幼儿思维的主要方式，婴幼儿无法脱离物体和行动而主动计划思考，其思维不具有概念性。学龄前期儿童主要以具体形象思维为主，表现为具体形象性和进行初步抽象概括的可能性。学龄前期儿童主要依赖事物的具体形象或表象及其间的联系进行思维，并不依靠对事物内部或本质之间的理解，也不凭借概念、判断和推理进行，此时期尚未形成抽象的概念。抽象概念思维是运用概念，通过判断、推理的思维形式达到对事物本质特征和联系的认识过程。由于语言的发展，接触外界，接受教育，不断学习和训练，开展多种形式的活动，学龄前期的后阶段儿童学会用分析、综合、抽象、比较、概括来掌握各种概念，使思维具有一定的目的性、方向性、灵活性、批判性，在此基础上逐步发展独立思考的能力。培养儿童的思维能力，应该加强对儿童的教育和学习，在方法上采取启发式，结合儿童现有的知识水平，引导并促进其自己思考解决问题的能力的发展。

（四）想象的发展

想象是在客观事物的影响下，通过语言的调节，在头脑中创造出过去未曾遇到过的事物的形象、景象，或将来才能成为现实形象的思维活动。想象带有明显的间接性和概括性。新生儿没有想象；1～2岁时由于生活经验少，语言尚未充分发展，仅有想象的萌芽；3岁左右活动的内容逐渐增多，因而出现想象性的游戏。我国台湾学者周淑惠[①]总结俄国教育家维果斯基和其他学者的观点提出，儿童的象征游戏是运用肢体语言赋予物体象征性功能及意义，在游戏中儿童自然地将意义与行动分离，使思考不受限于物体；这种透过想象将某物体当作另外物体的能力以及透过肢体手势或声调从一个角色转换为另一个角

① 周淑惠.游戏vs课程——幼儿游戏定位与实施[M].台湾：心理出版社，2017.

色的象征性的表达能力，为以后的抽象思考能力奠定基础。学龄前期以无意想象和再造想象为主，有意想象和创造想象正在逐渐发展，无意想象的特点是想象的主题多变、想象与现实分不开、想象具有特殊性和夸大性。

（五）情绪和情感的发展

情绪是人们从事某种活动时产生的兴奋心理状态，是一种原始的简单的情感。情绪持续时间短暂，外部表现特别明显，容易观察。情感则是需要是否得到满足时产生的内心体验，是一种比较高级和复杂的情绪，常与社会需求相联系。与情绪相比，情感持续时间长，外部表现不显著。新生儿的情绪反应，一种是愉快的，如吃饱、环境舒适；另一种是不愉快的，如饥饿、疼痛。婴幼儿的情绪表现有以下特点。

短暂性：产生情绪的时间较短。

强烈性：微小的刺激可以引起强烈的反应。

易变性：情绪可在短期内有很大的改变。

真实性和外显性：毫不掩饰、完全表露。

反应不一致性：同一刺激有时反应强烈，有时没有反应。

容易冲动：遇到激动的事情，短期内不能平静，随着年龄的增长，情绪逐渐稳定，有意识控制自己情绪的能力逐渐增强。

婴幼儿良好的情绪表现为高兴、喜悦、愉快、依恋。依恋是婴儿寻求并企图保持与另一个亲密的身体联系的一种倾向，这个对象通常是母亲，依恋对儿童最初的信赖和不信赖的个人特点有着重要的影响。婴儿从 6～7 个月开始对依恋对象的存在表示深深的关切，依恋对象存在时开心，不存在时忧虑；婴幼儿对照顾者十分依恋时对陌生人产生怯生。安全的依恋有助于培养婴儿对自己、对父母、对同伴的信任感和积极的探索能力。

儿童也会出现恐惧、焦躁、愤怒、妒忌等不良情绪。3 岁和 11 岁时形成恐惧的两个高峰年龄，3 岁对物体、动物、黑暗等产生恐惧，11 岁由于担忧、焦虑而产生恐惧。当儿童的安全感、得到的爱、自尊心不能被满足时，可能会引起焦虑。随着年龄的增长，恐惧会减少，愤怒在增加。儿童通过愤怒可以发泄自己的愿望，并引起别人的注意。

成人应当了解儿童在生活的某些阶段会有错综复杂的情绪感受，却没有能力将这些感受准确地分辨并表达出来，可通过创造良好的条件、提供自我表达的机会和语言来帮助儿童使其有良好的情绪反应。例如生活上的关心、爱护，保证其充足的睡眠和有规律的生活，提供营养丰富的食品、足够的玩具和图书、舒适的衣物，通过游戏活动帮助儿童表达和探究其感受，安排活动鼓励儿童谈论自己和对他人的感受等。愉快的家庭生活经历、融洽的家庭气氛、合理的家庭地位有助于儿童情绪情感发展，让儿童在生活中学习适当表达各种情绪感受的方法，使用合适的词语表达和描述感受。鼓励并提供儿童参加社会活动的机会，在实际社交中学习、理解并尊重每个人不同的需求、观点和感受等。

（六）意志的发展

意志是自觉地克服困难来完成预期的目的、任务的心理过程。新生儿没有意志，婴幼儿随语言的发展，出现了意识最初的形态。3 岁左右孩子会出现“自己来”的行为，这是意志行动开始发展的标志。积极的意志品质包括自觉性、坚持性、果断性、自制性。消极的意志品质为依赖性、顽固性及冲动性。培养婴幼儿坚强、积极的意志需要注意培养的目的要持续稳定;培养自制能力,可通过游戏活动进行;在幼儿表现出独立意愿时,积极引导,提供幼儿自己动手和做决定的机会,培养其人格独立性;培养责任感。

(七) 性格的发展

性格是人们个性心理特征的重要方面,性格和能力是个性心理特征。性格并非由先天决定的,而是在后天的生活环境中形成的,一个人的性格形成后,就会有相对的稳定性。Erikson 的性格发展论认为,随着年龄的增长,人类内在的动力与外界的环境形成一系列的矛盾,如果解决了矛盾,则形成某种积极的个性。若矛盾没有解决,则形成相应的消极个性。婴幼儿时期性格尚未定型,家庭与学校应在相应阶段促进儿童积极个性的发展。

五、社会行为的发展

儿童的社会行为是各年龄阶段心理行为发展的综合表现,其发展既受环境的因素影响,又与家庭、学校、社会等因素有关,同时还受个体气质、健康状况等因素的制约。新生儿醒觉时间短,对周围环境反应少,饥饿时会哭叫,吃饱就安静;2 个月时对新鲜玩具表现出惊讶、微笑;3～4 个月时注意妈妈与熟悉的东西如奶瓶,发现自己的手、足,与人玩时发出笑声;6～7 个月时能辨别出陌生人;9～12 个月是认知的高峰,对熟悉和不熟悉的人和物会有不同的表现,会模仿别人的动作,并会用手触摸所注意的物品。1 岁后独立性增强,能正确地表示喜、怒、哀、乐等感情;2 岁后不再认生,能用自己的观点思考周围的事物,会表现自己,吸引别人的注意力,喜欢听故事、看动画片及彩色图画,能执行简单命令;3 岁时能分辨上下、远近等空间概念,正确运用早晚等时间概念,人际交往更熟练,能遵守游戏规则。随着年龄增大,接触面不断扩大,幼儿对周围人和环境的反应更趋完善,在学前阶段应通过儿童日常交往与游戏,促进儿童自信心的建立与独立性发展,在游戏中建立积极的态度——专注、耐心与问题解决,学习表达关心与尊重他人的选择,学习表达自己的意愿和与他人进行合作等。

六、性别意识的发展

学龄前儿童已经开始萌发最初的性别意识。幼儿阶段能够区分男孩、女孩的性别差异,伴随语言、社会发展与幼儿园群体生活的展开,儿童逐渐理解性别生理特征的表象的差异,如发型、衣着、游戏喜好、使用卫生间的区别等,并逐渐产生对性别特征的好奇,例如观察、触摸生殖器官,在交谈中频繁使用与泌尿生殖器官相关的词汇等。学前时期应加强对幼儿性别意识的引导,选择合适的教育时机帮助幼儿了解自己身体的生理结构与性别差异,给予儿童一定的空间探讨并学习对性别差异的尊重,加强幼儿对性别隐私和自我隐私保护的意识,防止并拒绝不正当的身体接触等。

学习思考

1. 简述各主要营养素对胎儿发育的作用。
2. 简述孕期保健的基本内容。
3. 论述新生儿、婴儿、幼儿、学龄前儿童生长发育特点及保健要点。
4. 思考营养与儿童感知觉、动作、语言、心理活动、社会行为、性别意识的发展的关系。

拓展学习

网络资源拓展

- 《儿童体格生长发育(一)(二)(三)(四)》,包括儿童体格生长发育、指标、评估等相关知识讲解,来自央视网中国公开课
  网址:http://opencla.cctv.com/2015/07/20/VIDE1437361781952104.shtml
- 《儿童早期生活体验与大脑发育》系列公开课,包括营养饮食、儿童发育、科学育儿等内容,来自央视网纪录片
  网址:http://opencla.cctv.com/2015/07/21/VIDA1437462236500150.shtml
- 想教好孩子们?先把他们喂好,前白宫主厨,食物政策专家山姆·卡斯探讨饥饿或充满糖分缺少营养饮食对儿童学习的影响,来自网易公开课,TED专题
  网址:http://open.163.com/movie/2017/5/3/8/MCKEUBR81_MCKGLJM38.html

文献资源拓展

- 童方,米杰,程红,等.儿童青少年奶制品摄入频次与体格发展关联性研究[J].中国食物与营养,2012,18(04):79-83.
- 张宗光,田晓晓,邹珺,等.国际儿童营养政策的发展历程及其启示[J].中国卫生政策研究,2010,3(10):38-42.
- 王玉英,陈春明,何武.中国儿童营养状况15年变化分析——应用2006世界卫生组织儿童生长标准评价中国儿童营养状况[J].卫生研究,2007(02):203-206.
- 吴娟,周淑红.不同性质幼儿园儿童营养状况比较分析[J].中国妇幼健康研究,2007(04):274-277.
- 汪正芬.幼儿园儿童营养状况调查[J].中国社区医师(综合版),2007(20):164.
- 何青,袁燕.儿童时期健康与营养状况的跨期收入效应[J].经济评论,2014(02):52-64+114.
- 孙慧,郭俊霞,留佩宁,等.儿童维生素D营养状况与骨密度关系的研究[J].浙江预防医学,2015,27(07):682-685.
- 孟丽萍,张坚,赵文华.母亲DHA摄入与胎儿、婴儿DHA营养状况及发育的关系[J].卫生研究,2005(02):231-233.
- 程进,魏锁,王君,等.2~5岁儿童营养不良状况及其影响因素调查[J].中国妇幼保健,2011,26(14):2160-2162.

第二部分　营　养　篇

第三章
能量与宏量营养素

思维导图

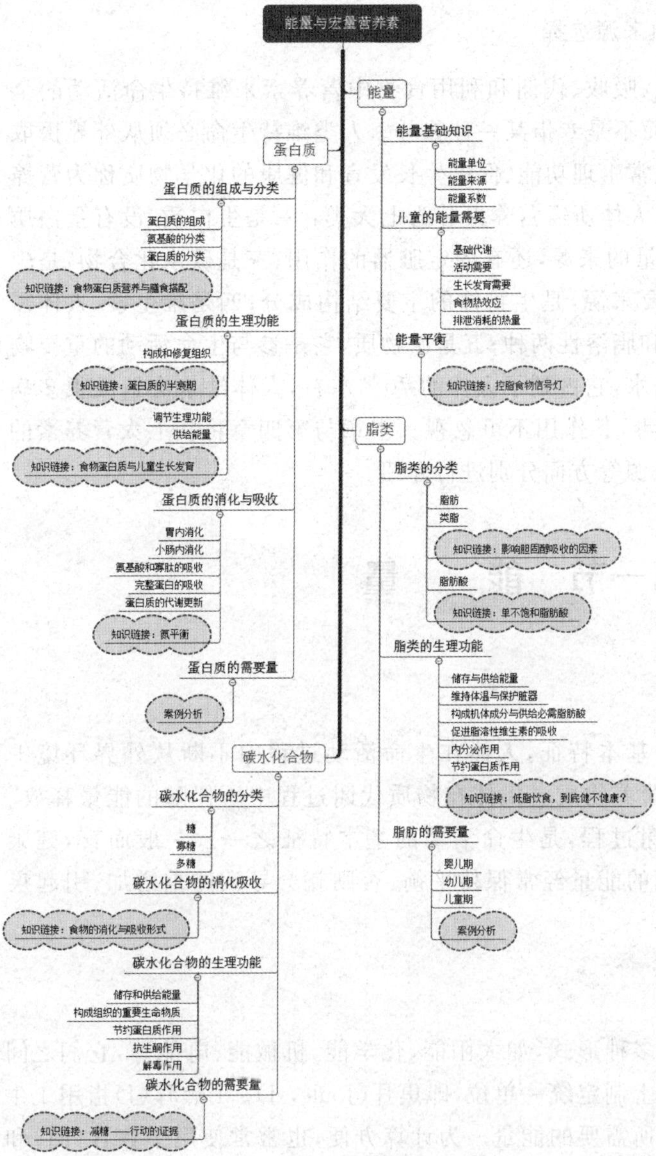

学习目标

1. 理解生命能量的来源，掌握能量单位的换算方法，理解能量系数的概念。
2. 理解儿童的能量需要与能量平衡。
3. 学习并理解蛋白质的组成与分类。
4. 学习并理解蛋白质的生理功能，了解蛋白质的消化和吸收。
5. 学习并掌握各年龄阶段儿童对蛋白质的需要量。
6. 学习并理解脂类的分类，理解必需脂肪酸的含义及其对人体的作用。
7. 学习并理解脂类的生理功能，掌握儿童各年龄阶段脂肪的供给量及食物来源。
8. 学习并理解碳水化合物的分类，了解碳水化合物的消化与吸收。
9. 了解碳水化合物的生理功能，了解碳水化合物的食物来源。
10. 理解膳食中碳水化合物的来源选择。

营养是人体从外界摄取、消化、吸收、代谢和利用食物中营养素来维持生命活动的全过程，它是一种全面的生理过程，而不是专指某一种养分。人类维持生命必须从外界摄取食物，食物中含有的能维持人体正常生理功能、促进生长发育和健康的化学物质称为营养素。依据其化学性质和生理功能，人体所需营养素分为七大类：一是蛋白质，没有蛋白质就没有生命；二是脂肪，是人体热量的来源，还有固定脏器的作用；三是碳水化合物，是生物体维持生命活动所需能量的主要来源，是生物体的主要结构成分；四是维生素，人体需求量小，但作用巨大，分为水溶性和脂溶性两种；五是矿物质，它是参与生命活动的重要物质，如钙、镁、锌、铜、锰、铁等；六是水，它占到了人体的70%左右，人体缺水会造成很多病变；七是膳食纤维，它帮助身体排毒，其作用不可忽视。本章与第四章将从七大营养素的生理功能、人体需要量以及食物来源等方面分别进行介绍。

第一节 能　量

一、能量基础知识

新陈代谢是一切生命活动的基本特征，人体在生命活动过程中不断从外界环境中摄取食物，从中获得人体必需的营养物质。机体在物质代谢过程中所伴随的能量释放、转移和利用，构成了整个能量代谢过程，是生命活动的基本特征之一。一般而言，健康成人从食物中摄取的能量与消耗的能量经常保持平衡，否则就会导致体重增加、引起疾病等。

（一）能量单位

“能”(energy)在自然界中有多种形式，如太阳能、化学能、机械能、电能等，它们之间可以相互转换。为计算方便，国际上制定统一单位，即焦耳(Joule, J)。1焦耳(J)指用1牛顿(N)的力，把1kg物体移动1m所需要的能量。为计算方便，也常常使用千焦耳(kJ)和

兆焦耳(MJ)来进行计算。换算方法为

1kJ＝1000J　1MJ＝1000kJ

营养学中多年来一直使用的能量单位还有卡(calorie)和千卡(kilo calorie,kcal)。1千卡(kcal)指1kg的纯水温度升高1℃所需要的热量。两种能量衡量单位的换算方法为

1kcal＝4.184kJ　1kJ＝0.239kcal

1000kcal＝4.184MJ　1MJ＝239kcal

(二) 能量来源

能量不是营养素,却是一切生物体包括人类维持生命和一切活动所必需的基础,能量来源于食物。生物的能量来源于太阳的辐射能,植物借助叶绿素的功能吸收利用太阳辐射能,通过光合作用将二氧化碳和水合成碳水化合物,植物还能吸收利用太阳辐射能合成脂类和蛋白质。动物在食用植物时,从植物中吸收和利用能量。人类通过摄取动、植物食物获取所需的能量,食物中的蛋白质、脂肪和碳水化合物经体内代谢可释放能量,这三者统称"产能营养素"或能源物质。人体在生命活动过程的各个环节中都需要能量,例如物质合成和分解、心脏跳动、肌肉收缩、腺体分泌等,这些产能物质是人们每日膳食的主要部分,为人体活动提供能量。

(三) 能量系数

每克产能营养素在体内氧化产生的能量称为能量系数(caloric quotient),也称为"食物的能量卡价"或"食物热卡"。食物中的营养素在人体内不能被完全消化利用,一般在体内的供热量可按每克蛋白质16.81kJ(4.0kcal)、脂肪37.56kJ(9.0kcal)、碳水化合物16.74kJ(4.0kcal)计算,这个数值称为能量系数。

各国的饮食习惯不同,热能来源不同,西方国家多数人习惯以动物性食物为主,其热能主要来自蛋白质和脂肪,这种膳食结构既不经济又会因为摄入过多的动物脂肪而不利于健康。我国人民长期以来多数以粮食为主,以动物性食物为辅,三大生热营养素占总热能的比例为蛋白质10%～15%、脂肪20%～25%、碳水化合物60%～70%。典型的东方人膳食,既经济实惠又有利于健康。在此基础上,年龄越小,蛋白质及脂肪的供能所占比例应相应增加,一般来说2～6岁儿童其总热能的分配比应为12%～15%来自蛋白质,30%～35%来自脂肪,50%～60%来自碳水化合物。

二、儿童的能量需要

人类从食物中所取得的热能,用于生命活动的各种过程,其中包括内脏器官的化学和物理学活动、肌肉活动、体温维持及生长发育等。不同性别、年龄、职业、劳动强度的人其热能需要量各不相同。儿童营养是保证儿童身体健康发育的重要环节。正常儿童的热能需要从基础代谢、活动需要、生长发育需要、食物热效应、排泄消耗几方面进行计算。

（一）基础代谢

1. 基础代谢与基础代谢率

基础代谢(basal metabolism，BM)是指人体维持生命的所有器官所需要的最低能量需要。其测定要求在清晨室温条件下，空腹静卧、肌肉放松，排除精神紧张、肌肉活动、食物与环境温度影响等因素，测得的体内物质消耗降低到最低限度所需的热量。单位时间内的基础代谢称为基础代谢率(basal metabolism rate，BMR)。

2. 基础代谢的影响因素

(1) 体表面积：基础代谢率的高低与体表面积成正比，因此用每平方米体表面积的标准来衡量能量代谢是比较合适的。

(2) 年龄：在人的一生中，婴幼儿阶段是整个代谢最活跃的阶段，其中包括基础代谢率，青春期是第二个较高的阶段，成年以后随着年龄的增加，代谢缓慢降低，其中也包括一定的个体差异。

(3) 性别：实际测定表明，在同一年龄、同一体表面积情况下，女性的基础代谢率低于男性。

(4) 激素：激素对细胞的代谢及调节都有较大的影响，比如甲状腺功能亢进可使基础代谢率明显升高；患黏液水肿使基础代谢率低于正常；去甲肾上腺素可使基础代谢率下降25%。

(5) 季节与劳动强度：基础代谢率在不同季节和不同劳动强度人群中存在一定差别，气候和劳动强度对基础代谢率有一定影响，例如冬季基础代谢率高于夏季，劳动强度高者的基础代谢率高于劳动强度低者。

3. 儿童基础代谢

儿童年龄越小，按体重(千克)计，其基础代谢越高。1岁或1岁半以内的婴幼儿，每日每千克体重基础代谢需热能约55kcal，以后渐渐减低到每日每千克体重25～30kcal，与成人所需热能相近。此项需要约占总需热能的60%。

（二）活动需要

除了基础代谢外，体力活动是人体能量消耗的主要因素，对于婴幼儿来讲其体力活动耗能主要指日常的活动、运动耗能，包括消化和肌肉动作所需的热量，消化所需约占热能的6%，动作所需要视婴儿的活动情况而定。人在进行活动时，耗费的热能随活动量大小而异。活动量越大，则消耗的热能越多，通常各种体力活动所消耗的能量占人体总消耗的能量的15%～30%。幼儿活泼好动，动作又不熟练，同一动作消耗的热能较成人多，但每个幼儿所需的热能也不一致。同样年龄的幼儿，爱哭、好动的幼儿所消耗的热能比其他幼儿要多。

（三）生长发育需要

生长发育耗能为儿童特有的能量消耗，儿童生长发育所需能量占总热能的25%左右。儿童身体每时每刻的生长必须有足够的能量供给，增长越快需要的热能越多，生长发育需要的能量与生长发育的速度成正比。初生儿每日每千克体重生长发育所需热能可以高达40～50kcal，1岁时为15～20kcal，以后渐渐减到5～15kcal，到学龄期又增高。如果能量供应不足，可导致儿童生长发育迟缓甚至停顿。统计表明，婴幼儿每增加1kg体重大约需要消耗500kcal的能量。

（四）食物热效应

食物热效应（thermic effect of food，TEF）是指由于进食而引起能量消耗增加的现象，又称为食物的特殊动力作用（specific dynamic action，SDA）。食物热效应只增加体表的散热，而不能增加可利用的能量。进食碳水化合物可使能量消耗增加5%～6%，进食脂肪增加4%～5%，进食蛋白质增加30%～40%，一般进食混合膳食增加基础代谢的10%。

（五）排泄消耗的热量

人体通过皮肤、呼吸器官、泌尿器官排出的液体和气体带走的热量，为排泄所消耗的热量。约有10%的食物不能被吸收而损失于排泄物中，婴儿每日每千克体重排泄所耗热量为8～11kcal。当腹泻或肠道功能紊乱发生时，排泄损失的能量可成倍增加。

三、能量平衡

正常情况下，人体热能的需要与食欲相适应。食欲得到满足，体重又维持在正常水平，即说明所摄入的热能是恰当的。人体能量代谢的最佳状态是达到能量消耗与能量摄入的平衡。这种能量平衡（energy balance）能使机体保持健康状态，相对的能量代谢失衡即能量处于缺失或过剩的状态对身体健康都有不利影响。

对于处于生长发育期的儿童来说，热能供给不足会影响其他营养素在体内的利用，并往往动用体内储存的蛋白质、脂肪和糖类物质，满足机体的生理需要，导致消瘦，影响生长发育；热能供给过多，则可发生婴幼儿和儿童肥胖，儿童时期过度肥胖，可导致中老年疾病如高血脂、高血压、心血管疾病等高发。近年来儿童肥胖每年以7%～8%的速度递增，严重地影响了儿童的身心健康，儿童高血脂、高血压、心血管疾病、糖尿病等患病常有报道，应引起高度的重视。学前儿童各阶段的能量需要量在第六章第一节学前儿童各时期营养中有进一步的说明。

知识链接

控脂食物信号灯[①]

拒绝红灯食物

这类食物主要包括富含动物性油脂的食物、过量油脂烹调的食物、胆固醇过高的食物。前者主要包括猪油、牛油、羊油等及动物的可见脂肪部分，如肥肉、奶油、皮脂等；

① 路重．控脂食物信号灯——红灯止步，坚果慢行，叶菜通过[R/OL]. http://www.cnsoc.org/content/details_229_25879.html. 2017-09-06.

油炸、油煎的油腻食物，如炸薯条、炸糕，以及用椰子油、棕榈油、氢化奶油所制作的食物，如油炸的薯片、方便面、奶油蛋糕等；胆固醇过高的食物主要包括动物内脏(脑、肝、腰子、心等)、蟹黄、鱼卵、虾卵等。总之，看到它们，马上就要亮起选择的红灯，毅然拒绝。

慎选黄灯食物

就像黄灯是提醒来往车辆缓慢行驶一样，黄灯食物提醒我们选择营养丰富味道鲜香的“黄色”食物时，绝不能摄入过量。这类食物包括富含油脂的种子类食物，如花生、腰果、核桃、瓜子等坚果或核果，每天可以吃不超过手心的一小把的量，20g左右为宜。还有植物来源的烹调油也要适量选用，包括大豆油、花生油、葵花籽油、橄榄油、玉米油等，全日烹调用油以每人25～30g为宜，大约是小汤勺三勺的量。

放心绿灯食物

我们看到绿灯食物可以安心“通过”，放心选择。绿灯食物不仅不会引起血脂升高，对降低高血脂、保护心脑血管还将起到非常有益的作用。这类食物主要是富含水溶性膳食纤维的燕麦、大麦、富含果胶的水果等，它们能增加体内胆固醇的排泄，降低血清胆固醇浓度。除此之外，绿灯食物还包括富含碘的海带和某些藻类，富含镁的绿叶蔬菜。

第二节 蛋白质

蛋白质是化学结构复杂的一类有机化合物，是生命的物质基础、人体的必需营养素。研究证实，生命的产生、存在和消亡都与蛋白质有关，蛋白质是生命的物质基础。正常人体含蛋白质16%～19%，并始终处于不断分解和合成的动态平衡之中，人体组织蛋白质每天都在不断地更新和修复，每日更新的数量约占人体组织蛋白质的3%。

一、蛋白质的组成与分类

（一）蛋白质的组成

蛋白质是自然界的一大类有机物，其元素组成为碳(50%～55%)、氢(6.7%～7.3%)、氧(19%～24%)、氮(13%～19%)、硫(0%～4%)，有些蛋白质还含有磷、铁、碘、锰及锌等元素。蛋白质是人体氮的唯一来源。大多数蛋白质的含量较接近，平均约为16%，在任何生物样品中，每克氮相当于6.25g蛋白质。因此测定生物样品中的含氮量，可以估算其蛋白质的含量，计算公式为

样品中的蛋白质百分含量(%)＝每克样品中的氮含量(g)×6.25×100%

蛋白质分子是生物大分子，氨基酸是组成蛋白质的基本单位，是分子中具有氨基和羧基的一类含有复合官能团的化合物，具有共同的基本结构。氨基酸之间以肽键相连接，形

成具有一定的空间结构的大分子，由于其排列顺序的不同，链的长短不一，以及空间结构的异同，构成了无数种功能各异的蛋白质。两个以上氨基酸以肽键相连接成的化合物称为肽，11 个以上氨基酸组成的肽称为多肽。多肽和蛋白质之间没有严格的区别，它们都是氨基酸的多聚物，多肽一般指氨基酸数目较少的多聚物，而蛋白质指氨基酸数目较多的多聚物。

（二）氨基酸的分类

人体和食物中的氨基酸有 20 余种，按照氨基酸能否在体内合成或合成量是否满足人体需要、是否必须从膳食补充而分为必需氨基酸与非必需氨基酸。

1. 必需氨基酸

必需氨基酸（essential amino acid，EAA）是指不能在体内合成或合成量很少，必须由食物蛋白质供应的氨基酸，包括异亮氨酸、亮氨酸、赖氨酸、蛋氨酸、苯丙氨酸、苏氨酸、色氨酸、缬氨酸 8 种必需氨基酸。组氨酸对于婴儿来说是必需的，因此婴儿必需氨基酸为 9 种。

食物蛋白质的质和量取决于必需氨基酸的组成，尤其是幼儿的生长发育、孕产妇的优生优育、老年人的健康长寿，都与膳食中蛋白质的量有着密切的关系。必需氨基酸的组成包括种类、数量和相互间的比例。必需氨基酸的种类越齐全、数量越充足、比例越适当，越符合人体需要，质量就越好。

2. 非必需氨基酸

非必需氨基酸（non-essential amino acid）也是机体所需要的氨基酸，但是可在人体内合成或从其他氨基酸转变而来，不一定依赖食物供给。非必需氨基酸包括谷氨酸、丙氨酸、甘氨酸、胱氨酸、脯氨酸、丝氨酸、精氨酸、谷氨酰胺、天门冬氨酸、天门冬酰胺等。

还有一类较特殊的条件必需氨基酸（conditionally essential amino acid），又称半必需氨基酸（semiessential amino acid），具有以下两个特点。

（1）在合成氨基酸中用其他氨基酸作为前体。例如酪氨酸的前体是苯丙氨酸（必需氨基酸），半胱氨酸的前体是蛋氨酸（必需氨基酸），如果膳食中能直接提供半胱氨酸和酪氨酸，则人体对蛋氨酸和苯丙氨酸的需要量可分别减少 30% 和 50%，因此在计算食物必需氨基酸组成时，常将蛋氨酸和半胱氨酸，苯丙氨酸和酪氨酸合并计算。

（2）氨基酸合成的最高速度是有限的，并可能受发育和病理生理因素所限。例如，出生体重非常低的婴儿不能合成半胱氨酸，并可能缺乏合成足够量的甘氨酸的能力，而人乳蛋白质中甘氨酸含量低，因此半胱氨酸和甘氨酸对于低体重婴儿来说是条件必需氨基酸。

（三）蛋白质的分类

蛋白质的化学结构非常复杂，大多数蛋白质在化学结构上没有明确阐明，一般生物化学中依照蛋白质的化学组成、溶解度、形状等进行分类。在营养学上，一般按照蛋白质的营养价值分类。食物蛋白质的营养价值取决于所含氨基酸的种类和数量，依据蛋白质的氨基酸组成分为完全蛋白质、半完全蛋白质和不完全蛋白质三类。

完全蛋白质是指所含氨基酸种类齐全、数量充足、比例适当，不但能维持成人的健康，并能促进儿童生长发育的蛋白质。例如乳类中的酪蛋白、乳白蛋白，蛋类中的卵白蛋白、卵磷蛋白，肉类中的白蛋白、肌蛋白，大豆中的大豆蛋白，小麦中的麦谷蛋白，玉米中的谷蛋白等。由于动物性食物的蛋白质所含的必需氨基酸种类齐全、构成比例适当、与人体蛋白质的组成相似、容易被人体吸收，因而其营养价值较高，大豆及其制品的营养价值接近肉类，因此通常将动物性蛋白质和大豆蛋白质称为优质蛋白质。

半完全蛋白质是指所含必需氨基酸种类齐全，但有的氨基酸数量不足，比例不适当，可以维持生命，但不能促进生长发育，如小麦中的麦胶蛋白等。

不完全蛋白质是指所含必需氨基酸种类不全，既不能维持生命，也不能促进生长发育，如玉米中的玉米胶蛋白，动物结缔组织和肉皮中的胶质蛋白，豌豆中的豆球蛋白等。

知识链接

食物蛋白质营养与膳食搭配

蛋白质分为植物性蛋白质和动物性蛋白质。动物性蛋白质质量好、利用率高，但同时富含饱和脂肪酸和胆固醇。植物性蛋白质利用率较低(大豆蛋白除外)，但饱和脂肪酸和胆固醇含量相对较低。动物性蛋白质摄入不够，可引起营养不良。

优质蛋白质指动物性蛋白质中的蛋、奶、肉、鱼等，以及大豆蛋白。蛋类含蛋白质11%～14%，是优质蛋白质的重要来源。大豆和牛奶都富含优质蛋白质，应大力提倡各类人群增加牛奶和大豆及其制品的摄入。为改善膳食蛋白质质量，在膳食中应保证有一定数量的优质蛋白质，一般要求动物性蛋白质和大豆蛋白质应占膳食蛋白质总量的30%～50%。

大米和面粉中含有的是植物性蛋白，单一食用其蛋白质的营养价值相对较低，可加肉类和大豆蛋白等来弥补。这就是所说的蛋白质互补作用，即两种或两种以上食物蛋白质混合食用时，通过氨基酸之间的取长补短，相互补充，就可以提高其营养价值。日常生活中有很多这样的例子，如大米绿豆粥、八宝粥、豆沙包、菜肉包、饺子等都体现了蛋白质的互补作用，提高了食物中蛋白质的营养价值。

因此在调配膳食时应遵循三个原则：食物的生物学种属越远越好，如动物性和植物性食物之间的混合比单纯植物性食物之间的混合要好；搭配的种类越多越好；食用时间越近越好，同时食用最好。因为单个氨基酸在血液中的停留时间约4小时，然后到达组织器官，再合成组织器官的蛋白质，而合成组织器官蛋白质的氨基酸必须同时到达才能发挥互补作用，合成组织器官蛋白质。

二、蛋白质的生理功能

蛋白质是化学结构复杂的一类有机化合物，是人体的必需营养素。蛋白质是细胞成分中含量最为丰富、功能最多的高分子物质，在生命活动过程中起着各种生命功能执行者的作用,几乎没有一种生命活动能离开蛋白质,所以没有蛋白质就没有生命。蛋白质功能包括构成和修复组织、调节生理功能、供给能量三个方面。

(一) 构成和修复组织

蛋白质是一切生命的物质基础,是肌体细胞的重要组成部分,是人体组织更新和修补的主要原料。蛋白质是构成组织、器官的重要成分,人体各组织、器官无一不含蛋白质。例如人体细胞中除水分外,蛋白质约占细胞内物质的80%;肌肉组织、心、肝、肾等器官中均含有大量的蛋白质;骨骼、牙齿、指甲、趾甲内也含有大量蛋白质。因此构成机体组织器官的成分是蛋白质最重要的生理功能。身体的生长发育可视为蛋白质的不断积累过程,因此蛋白质对生长发育期的儿童尤为重要。

人体内各种组织细胞的蛋白质始终在不断更新,例如,人血浆蛋白质的半衰期约为10天,肝脏中大部分蛋白质的半衰期为1~8天,某些蛋白质的半衰期很短,只有数秒钟。因此只有摄入足够的蛋白质,才可能维持细胞的更新,身体受伤后也需要充足的蛋白质作为修复材料。

知识链接

蛋白质的半衰期

半衰期这个概念首先由牛顿提出,应用于物理学,指的是放射性元素的原子核半数发生衰变所需的时间。之后这个概念被引入化学、医学、药理学、经济学等多领域。蛋白质的半衰期指的是蛋白质降解一半所用的时间。蛋白质的半衰期并不是恒定不变的,它与蛋白结构、细胞的生理状态等密切相关。

(二) 调节生理功能

机体生命活动能够有条不紊地进行,有赖于多种具有生物活性的物质来调节,而蛋白质在体内是构成多种重要生理活性物质的成分,参与调节生理功能。例如核蛋白构成细胞核并影响细胞功能;酶蛋白具有促进食物消化、吸收和利用的作用;免疫蛋白具有维持机体免疫功能的作用;收缩蛋白,如肌球蛋白具有调节肌肉收缩的功能;血液中的脂蛋白、运铁蛋白、视黄醇结合蛋白等具有运送营养素的作用;血红蛋白具有携带、运输氧的功能;白蛋白具有调节渗透压、维持体液平衡的功能;由蛋白质或蛋白质衍生物构成的某些激素,如垂体激素、甲状腺素、胰岛素、肾上腺素等都是机体的重要调节物质。

(三) 供给能量

蛋白质在体内降解生成氨基酸后,可以直接或间接经三羧酸循环氧化分解,同时释放能量,是人体的能量来源之一。由于蛋白质的供能功能可以由碳水化合物、脂肪所代替,因此,供能是蛋白质的次要功能。

知识链接

食物蛋白质与儿童生长发育

出生后第一年是脑重量增加最快的一年，人在1岁时大脑约重900g，相当于出生时的两倍多。以后大脑的增长速度逐渐减慢，7岁时约重1300g，成人脑重约1500g，成人的脑细胞约有140亿个，这些细胞的增生、长大和分化，在胚胎第六个月和新生儿期达到最高峰，出生后逐渐减慢，到3岁时脑细胞的分化已经基本完成，到8岁时脑细胞的形态和功能接近成人。由于胎儿和婴儿的大脑生长发育很快，营养物质尤其是蛋白质需要量很大，如果蛋白质摄取不足，就会影响大脑发育。

此外，膳食中蛋白质和热能摄入不足引起的营养缺乏病，是世界范围内最常见的营养缺乏病之一，主要发生于5岁以下的儿童。发展中国家的贫穷儿童中最常见的营养不良是蛋白质—能量营养不良，临床表现为消瘦、水肿等，可导致儿童生长发育障碍、免疫器官的发育不良，以致细胞免疫功能低下、机体抵抗力降低，重者会导致死亡。其病因主要为非母乳喂养或喂养时间过短，断奶后未及时供给富含蛋白质的食物。另外，儿童患腹泻、感染或某些传染病时，机体对蛋白质的吸收利用发生障碍，而体内对蛋白质的需要又增加，结果造成蛋白质营养水平下降。

三、蛋白质的消化与吸收

蛋白质未经消化不易吸收，一般情况下食物蛋白质水解成氨基酸及小肽后方能被吸收。由于唾液中不含水解蛋白质的酶，所以食物蛋白质的消化从胃开始，但主要在小肠。

（一）胃内消化

胃内消化蛋白质的酶是胃蛋白酶，胃蛋白酶也是胃中仅有的蛋白质水解酶。胃液中的胃蛋白酶在胃液的酸性条件下特异性较低地水解各种水溶性蛋白质，产物为多肽、寡肽和少量氨基酸。胃蛋白酶对乳中的酪蛋白有凝乳作用，这对婴儿较为重要，因为乳液凝成乳块后在胃中停留时间延长，有利于充分消化。

（二）小肠内消化

食物在胃内停留时间较短，蛋白质在胃内消化很不完全，消化产物及未被消化的蛋白质在小肠经胰液及小肠黏膜细胞分泌的多种蛋白酶及肽酶的共同作用下，进一步水解为氨基酸。所以小肠是蛋白质消化的主要部位。

（三）氨基酸和寡肽的吸收

食物经消化后，所形成的小分子物质通过消化道黏膜进入血液或淋巴液的过程，称为吸收。经过小肠内膜的消化，蛋白质在蛋白酶的作用下水解为氨基酸和寡肽，寡肽在寡肽酶的作用下水解为氨基酸。有些蛋白质水解产生游离氨基酸和2～3个氨基酸的小肽，两者都可以被直接吸收。氨基酸的吸收主要在小肠上段进行，为主动转运过程。

（四）完整蛋白的吸收

对于低等动物，吞噬是摄入大分子的基本方式，而高等动物只有胚胎动物仍保持这种低级的原始机制。例如母乳中的抗体可通过肠黏膜细胞的吞噬作用传递给婴儿。虽然有研究表明人体中存在某些蛋白质大分子的吸收作用，但一般认为大分子蛋白质的吸收是微量的，并无营养学意义。

（五）蛋白质的代谢更新

蛋白质的代谢也就是氨基酸的代谢。氨基酸的代谢可归纳为三条基本途径。一是部分存在组织内的氨基酸，可能再次被利用用于合成新的蛋白质；二是部分氨基酸进行分解代谢；三是部分氨基酸用于合成新的含氮化合物，包括非必需氨基酸。上述三条途径的主次关系，受到多种因素的影响，如年龄、营养状况等，尤其是营养状况往往起决定作用，如膳食中必需氨基酸供给不足、热能供给不足，都可使第二条途径增强。

知识链接

氮 平 衡

营养学上将摄入蛋白质量和排出蛋白质量之间的关系称为氮平衡(B)。氮平衡可以反映体内组织白蛋白分解代谢与合成代谢的动态平衡状况。关系式为

$$B=I-(U+F+S)$$

其中，B表示氮平衡状况；I表示食物摄入氮；U表示尿氮；F表示粪氮；S表示皮肤等氮损失。

氮平衡的三种状况。

(1) 零氮平衡：机体摄入氮＝排出氮(B＝0)，常见于健康成年人，应维持零氮平衡并富余5%。

(2) 正氮平衡：机体摄入氮＞排出氮(B＞0)，常见于正在生长发育的婴幼儿、青少年、孕妇等。

(3) 负氮平衡：机体摄入氮＜排出氮(B＜0)，常见于某种疾病、老年状态下或膳食中蛋白质长期不足。

四、蛋白质的需要量

对于3～6岁幼儿来说，蛋白质供给量每日每千克体重供给2.5～3g，一般每日供给量50～55g，占总热能的10%～15%，且应注意蛋白质的质量及所含氨基酸的组成。膳食中动物性食物和大豆提供的蛋白质达到蛋白质总摄入量40%以上。2013年《中国居民膳

食营养素参考摄入量》中推荐0～10岁的儿童每日蛋白质参考摄入量如表3-1所示。

表3-1 0～10岁的儿童膳食蛋白质参考摄入量(DRIs)

儿　童	EAR/(g/d)		RNI/(g/d)	
	男	女	男	女
0岁～	—*	—	9(AI)	9(AI)
0.5岁～	15	15	20	20
1岁～	20	20	25	25
2岁～	20	20	25	25
3岁～	25	25	20	20
4岁～	25	25	30	30
5岁～	25	25	30	30
6岁～	25	25	35	35
7岁～	30	30	40	40
8岁～	30	30	40	40
9岁～	40	40	45	45
10岁～	40	40	50	50

注：*是指未制定参考值者用"—"表示。

案例分析

佳佳两岁半了，有一次妈妈带她去超市买东西，看到奶片促销就给佳佳买了一大包。佳佳非常喜欢吃香甜可口的奶片，起床后第一时间就要奶片，出去玩时兜里也要塞满奶片。妈妈觉得这样对佳佳不好，于是就把奶片都收起来了。奶奶却说："孩子爱吃就给她吃呗，吃完喝点水，就当是喝牛奶了。"

你觉得可以用奶片代替牛奶吗？

案例解析：儿童需要每天补充一定量的蛋白质，奶片的主要成分是奶粉，又有多种口味，因此很多孩子都爱吃。但是奶片经过加工后，一些营养物质会遭到破坏，一次吃得太多也会对儿童的肠胃造成负担。奶片方便储存，容易携带，如果家长图省事，一味用奶片代替鲜奶给孩子食用，有可能会引发儿童营养不良等健康问题。

第三节　脂　　类

一、脂类的分类

脂类是人体必需的一类营养素，是人体的重要成分。脂类分为两大类，即脂肪和类脂。

(一) 脂肪

脂肪即甘油三酯包括脂和油，常温时呈固体状态的称"脂"，液态的叫作"油"。油和脂都是由碳、氢、氧三种元素组成，先组成甘油和脂肪酸，再由甘油和脂肪酸组成甘油三酯，也称“中性脂肪”。组成天然脂肪的脂肪酸种类很多,所以由不同脂肪酸组成的脂肪对人体的作用有所不同。食物中的脂类95%是甘油三酯,人体处储存的脂类中甘油三酯高达99%。日常使用的动(植)物油,如猪油、菜油、豆油、芝麻油等均属于脂肪和油,也可以说日常的食用油就是脂肪。

(二)类脂

类脂包括磷脂和固醇类。

1. 磷脂

磷脂按其组成结构可分为磷酸甘油酯和神经鞘脂。磷脂是生物膜的主要组成成分,对维持细胞正常结构与功能具有重要作用。磷脂可以帮助脂类或脂溶性物质如脂溶性维生素、激素等顺利通过细胞膜,促进细胞内外物质交换。磷脂作为乳化剂,可以使脂肪悬浮在体液中,有利于其吸收、转运和代谢。磷脂也还有防止脂肪肝形成,利于胆固醇的降低和排泄,降低血脂、防止动脉粥样硬化等作用。人体自身能合成一定量的所需要的磷脂。食物磷脂主要含于蛋黄、瘦肉、脑、肝和肾等动物内脏中,尤其蛋黄含卵磷脂最多,达9.4%。除动物性食物外,植物性食物以大豆含量最丰富,磷脂含量可达1.5%~3%,大豆磷脂在保护细胞膜、延缓衰老、降血脂、防治脂肪肝等方面具有良好效果。

2. 固醇类

固醇类为一些类固醇激素的前体,胆固醇是人体中主要的固醇类化合物。动物性食物所含的胆固醇,有些酯化以胆固醇酯的形式存在,所以膳食中的总胆固醇是胆固醇和胆固醇酯的混合物。植物中不含胆固醇,所含的是其他固醇类物质,统称为植物固醇。人体各组织中皆含有胆固醇,它是许多生物膜的主要组成部分。胆固醇是脂肪酸盐和维生素D_3以及类固醇激素合成的原料,对于调节机体脂类物质的吸收,尤其是脂溶性维生素(包括维生素A、维生素D、维生素E、维生素K)的吸收以及钙磷代谢等均起着重要作用。胆固醇除来自食物外,还可由人体组织合成,合成胆固醇的主要部位在肝脏和小肠。

知识链接

影响胆固醇吸收的因素

食物中的胆固醇不溶于水,不易与胆汁酸形成微胶粒,不利于吸收,必须经胰液分泌的胆固醇酯酶水解为游离胆固醇后方能被吸收。

影响胆固醇吸收的因素有:胆汁酸是促进胆固醇吸收的重要因素,胆汁酸缺乏时,会明显降低胆固醇的吸收;食物中脂肪不足时也会影响胆固醇的吸收,高脂肪膳食具有促进胆汁分泌的作用,因此高脂肪膳食易导致血胆固醇升高;胆固醇在肠道中的吸收率随食物胆固醇含量增加而下降;膳食中饱和脂肪酸过高可使血浆胆固醇升高,不饱和脂肪酸可使血浆胆固醇降低;植物性食物中的谷固醇和膳食纤维可减少胆固醇的吸收,从而降低血胆固醇。

（三）脂肪酸

脂肪酸是甘油三酯、磷脂和糖脂的主要成分。碳原子数 2～5 为短链脂肪酸，6～12 为中链脂肪酸，14 以上为长链脂肪酸，人体血液和组织中的脂肪酸大多是各种长链脂肪酸。动植物中脂肪酸的种类很多，从结构形式上分为饱和脂肪酸（SFA）和不饱和脂肪酸（USFA），不饱和脂肪酸又分为单不饱和脂肪酸（MUFA）和多不饱和脂肪酸（PUFA）。

富含单不饱和脂肪酸和多不饱和脂肪酸组成的脂肪在室温下呈液态，大多为植物油，如花生油、玉米油、豆油、菜籽油等，不饱和脂肪酸可以降低血液胆固醇含量。以饱和脂肪酸为主组成的脂肪在室温下呈固态，多为动物脂肪，如牛油、羊油、猪油等。但也有例外，如深海鱼油虽然是动物脂肪，但它富含多不饱和脂肪酸，因而在室温下呈液态。一般来说人体细胞中不饱和脂肪酸的含量至少是饱和脂肪酸的两倍，但各种组织中两者的组成有很大差异，并在一定程度上与膳食中脂肪的种类有关。

必需脂肪酸是指人体不可缺少而自身又不能合成，必须由食物供给的一些多不饱和脂肪酸，主要包括亚油酸和 α-亚麻酸。必需脂肪酸只能由膳食提供，在人体内有重要的生理功能。亚油酸是维持身体健康所必需的，α-亚麻酸可衍生为二十碳五烯酸（EPA）、二十二碳六烯酸（DHA）、花生四烯酸（AA），当花生四烯酸合成数量不足时也需从食物中摄取。

婴儿缺乏亚油酸，可出现湿疹，长期摄入不含脂肪膳食的人会发生皮炎和伤口难愈合。DHA 是维持视紫红质正常功能所必需的，也有增强记忆的功能。DHA 和 EPA 在体内具有降血脂、改善血液循环、抑制血小板凝集、阻抑动脉粥样硬化斑块和血栓形成的功效。DHA 和 AA 是大脑中最丰富的两种长链多不饱和脂肪酸，从出生前至出生后 2 岁在婴儿前脑中持续增加，从妊娠第 26 周开始在胎儿大脑中积累，在妊娠末期 3 个月中持续增加。由于早产儿缩短了积累时间，故应及时补充 DHA 和 AA。一般母乳中 AA 含量为 0.5%～0.7%，DHA 为 0.3%。

研究表明，膳食亚油酸占膳食能量的 3%～5%，亚麻酸占 0.5%～1%时，可使组织中 DNA 达到最高水平和避免产生任何明显的缺乏症。必需脂肪酸来源于植物油类，如大豆，玉米油，芝麻油等，核桃、榛子、花生、杏仁等坚果类食品以及深海鱼类等。

知识链接

单不饱和脂肪酸①

Keys 等在七国心血管病的流行病学调查中发现，地中海地区的一些国家居民，其冠心病发病率和血胆固醇水平远低于欧美国家，但其每日摄入的脂肪量很高，供热比达 40%。究其原因，主要是该地区居民以橄榄油为主要食用油脂，而橄榄油富含单不饱和脂肪酸（MUFA）。这一现象引起人们对单不饱和脂肪酸的重视。食用油脂中所

① 葛可佑. 中国营养师培训教材[M]. 北京：人民卫生出版社，2007.

含单不饱和脂肪酸主要为油酸，茶油和橄榄油油酸含量达80%以上，棕榈油中含量也较高，约40%以上。

据多数研究报道，单不饱和脂肪酸降低血胆固醇、甘油三酯和低密度脂蛋白胆固醇(LDL-C)的作用与多不饱和脂肪酸相近，但大量摄入亚油酸在降低LDL-C的同时，高密度脂蛋白胆固醇(HDL-C)也降低，而大量摄入油酸则无此种情况。同时单不饱和脂肪酸不具有多不饱和脂肪酸潜在的不良作用，如促进机体脂质过氧化、促进化学致癌作用和抑制机体的免疫功能等。所以在膳食中降低饱和脂肪酸的前提下，以单不饱和脂肪酸取代部分饱和脂肪酸具有重要意义。

二、脂类的生理功能

（一）储存与供给能量

一般平衡膳食总能量的20%～30%由脂肪提供，当人体摄入能量不能及时被利用或过多时，就会转变为脂肪储存起来，称为储存脂肪，如皮下脂肪等。储存脂肪常处于分解供能与合成储能的动态平衡中。储存能量和供给能量是脂肪最重要的生理功能，相比碳水化合物和蛋白质脂肪的供能较多，1g脂肪在体内完全氧化可产热9kcal(37.6kJ)，比1g糖原或蛋白质所放出的能量多2倍以上。脂肪组织是体内专门用于储存脂肪的组织，当机体需要时，脂肪组织中储存的脂肪可分解供给机体能量。人在休息状态下大约有60%的能量来自于体内脂肪，而在运动或长时间饥饿时体脂提供的能量更多。

哺乳动物一般含有两种脂肪组织，一种是含储存脂肪较多的白色脂肪组织；另一种是含线粒体、细胞色素较多的褐色脂肪组织。褐色脂肪组织更容易分解供能，初生婴儿上躯干和颈部含褐色脂肪组织较多，故呈褐色。由于婴儿体表面积与体脂之比较高，体温散失较快，褐色脂肪组织可及时分解生热以补偿体温的散失。随着婴幼儿生长发育，体脂逐渐增加后，白色脂肪组织随之增多。

（二）维持体温与保护脏器

正常脂肪不仅可以直接提供能量，皮下脂肪组织还可以起到隔热保温的作用，使体温达到正常与恒定。包裹在脏器周围的脂肪对体内脏器有支撑和垫衬作用，可以保护内部器官免受外力伤害。

（三）构成机体成分与供给必需脂肪酸

脂肪能提供脂肪酸作为合成其他脂质的原料，磷脂和胆固醇也是人体细胞的重要组成成分。必需脂肪酸是合成体内多种活性物质的原料，是合成磷脂的重要组成成分，与细胞膜的结构和功能直接相关，并且能够调节血脂代谢，具有降低血总胆固醇和三酰甘油、升高高密度脂蛋白胆固醇水平的作用。必需脂肪酸缺乏可引起生长迟缓、生殖障碍、皮肤受损、出现皮疹等，另外可引起肝脏、肾脏、神经和视觉等多系统疾病。

（四）促进脂溶性维生素的吸收

食物脂肪同时富含脂溶性维生素，如维生素A、维生素D、维生素E、维生素K。鱼油及肝油脂含有丰富的维生素A、维生素D，麦胚油富含维生素E，豆油等富含维生素K。脂肪作为脂溶性维生素的载体，可提供并促进脂溶性维生素的肠内吸收。

（五）内分泌作用

脂肪组织的内分泌功能逐渐被人们所重视，现已发现由脂肪组织所分泌的因子有瘦素、肿瘤坏死因子-α、白细胞介素-6、白细胞介素-8、血管紧张素原、雌激素、胰岛素样生长因子等。这些脂肪组织分泌的因子，参与机体的代谢、免疫、生长发育等生理功能。脂肪组织内分泌功能的发现是近年内分泌学领域的重大进展之一，也是人们认识脂肪组织作用的新起点。

（六）节约蛋白质的作用

脂肪在体内代谢分解的产物可以促进碳水化合物的能量代谢，使其更有效地释放能量。充分的脂肪还可以保护体内蛋白质，包括食物蛋白质，不被用来作为能量物质，而使其有效地发挥其他重要生理功能，起到节约蛋白质的作用。脂肪还具有其他营养学功能，如增加饱腹感，改善食物感官性状、增加膳食口味和促进食欲的作用等。

知识链接

低脂饮食，到底健不健康？[①]

脂肪，让人既爱又恨。食物中缺了它饭菜不香，多了它油油腻腻；人体中缺了它瘦骨嶙峋不禁摔打，多了它又肥肥胖胖影响美观。看到这里，想来大多数读者都已经了然：脂肪缺了不行，多了也不行。

看膳食中脂肪的多少，必须综合三个条件，一是食物提供的总能量是多少；二是脂肪占能量的比例是多少；三是脂肪的来源是否照顾到荤素油的平衡。这三个条件不结合起来，简单地去讲高脂膳食、低脂膳食会造成一定误解，甚至会出现极端的行为。

比如当前有一种减肥方法采用的是“高脂膳食”，其理论是如果吃了太多的淀粉或糖，会很快刺激胰岛素，导致糖在体内变成脂肪储存起来；如果选择高脂膳食可以减少糖转化成脂肪堆积起来。这种理论看似有道理，但是在宣传上忽略了另外的关键要素，就是能量和食物的搭配。如果能量没有控制，仅讲“高脂”，那么也许短期内有降低体重的作用，但是长此以往一定会造成更进一步的代谢紊乱、高脂血症或者高糖血症，事实上是不利于健康的。所以在脂肪的选择上有两个关键词应该考虑。一个是“来源”，

---

① 王竹. 低脂饮食，到底健不健康?[R/OL]. http://www.cnsoc.org/content/details_229_21423.html. 2017-09-06.

如植物来源(如谷物、大豆、植物油),动物来源(如肉、蛋、奶、鱼);另一个是"适量"。所以,新版膳食指南中强调了多吃蔬果、奶类、大豆,适量吃鱼、禽、蛋、瘦肉,少盐少油。注意这里的"少油"是指不过多食用烹调油,这样才能保证能量供给是平衡的,脂肪来源是多种多样的,不过多摄入很重要。

三、脂肪的需要量

2013年《中国居民膳食营养素参考摄入量》中推荐的各类人群每日脂肪酸参考摄入量如表3-2所示。

表3-2 中国居民膳食脂肪酸适宜摄入量(DRIs)①

人群	亚油酸/(%E[a]) AI	α-亚麻酸/(%E) AI	EPA+DHA/(g/d) AI
0岁～	7.3(0.15g[b])	0.87	0.10[c]
0.5岁～	6.0	0.66	0.10[c]
1岁～	4.0	0.60	0.10[c]
4岁～	4.0	0.60	—[d]
7岁～	4.0	0.60	—
11岁～	4.0	0.60	—
14岁～	4.0	0.60	—
18岁～	4.0	0.60	—
50岁～	4.0	0.60	—
65岁～	4.0	0.60	—
80岁～	4.0	0.60	—
孕妇(早)	4.0	0.60	0.25(0.20[c])
孕妇(中)	4.0	0.60	0.25(0.20[c])
孕妇(晚)	4.0	0.60	0.25(0.20[d])
乳母	4.0	0.60	0.25(0.20[d])

注:a为占能量的百分比。
b为花生四烯酸。
c为DHA。
d为未制定参考值者用"—"表示。
我国2岁以上儿童及成人膳食中来源于食品工业生产的反式脂肪酸的UL为<1%E。

(一)婴儿期

2岁以下的婴儿由于生长发育迅速,对营养影响的承受能力差,应供给充足的能量和脂肪酸以保证其正常的生长发育。每日脂肪的摄入量应占总能量的45%～50%,脂肪酸的供给主要为长链多不饱和脂肪酸,据FAO/WHO(1994年)推荐,亚油酸供给量应不低

① 中国营养学会.中国居民膳食营养素参考摄入量速查手册(2013版)[M].北京:中国标准出版社,2014.

于膳食总能量的3%。除4月龄以下婴儿外，脂肪酸比例(n～6)：(n～3)约为6。新生儿的脂肪酶活性不足，所以亚油酸和亚麻酸在体内难以转化为花生四烯酸(AA)和二十二碳六烯酸(DHA)，因此可适量补充AA和DHA。母乳中的DHA含量很高，日本乳母的DHA含量最高，100mL母乳含22mg，美国是18mg，因此以婴儿每天食用1000mL母乳计算，约摄入DHA 150～200mg，可满足其需要，不需要额外补充。

（二）幼儿期

1983年，美国儿科学营养委员会建议2岁以上儿童的膳食脂肪所供能量占总能量的比例不得超过30%，饱和脂肪酸的供能比不得超过10%，多不饱和脂肪酸供能比也不得超过10%，胆固醇不超过100mg/1000kcal。2000年中国营养学会建议幼儿脂肪摄入量占总能量的30%～35%。

（三）儿童期

儿童时期通常生长较平稳，个体发育和能量的需要有所不同。疲劳、兴奋和大量活动对进食有一定影响，食欲的波动较大。这个时期应要加强预防肥胖，除关注饮食结构和能量的摄入外，还要重视体力活动对控制体重的重要性。儿童缺乏活动是身体发胖的重要因素。儿童控制体重不宜采取低脂肪高纤维含量的膳食结构，因此依照2000年中国营养学会的建议，儿童期脂肪摄入量以占总量的25%～30%为宜。

案例分析

3岁的宽宽是个小胖墩儿，每次体检结果都显示“超重”。妈妈很担心这样会影响孩子健康，于是就试图限制他的饮食。宽宽爱吃红烧肉，妈妈却说：“肥肉容易长胖，宽宽乖，宽宽不吃红烧肉。”宽宽看着红烧肉，一脸委屈。对于肥胖的儿童，是不是需要限制动物脂肪的摄入量呢？

案例解析：现今，“小胖墩儿”越来越多，儿童肥胖人数呈逐年上升趋势。儿童肥胖是儿童健康的一大克星，因此家长需要根据孩子的生长曲线了解其生长速度，如果儿童生长过快，家长要及时合理地调整儿童的饮食结构。动物脂肪是高胆固醇食物，饱和脂肪酸含量相对植物性脂肪较高，摄入过多会导致血脂升高，不利于儿童健康。因此，饮食不宜控制脂肪摄入量，但应合理搭配食材，考虑适量获得不同种类脂肪酸。同时，肥胖儿还应当适当运动，增加户外活动量。

第四节　碳水化合物

碳水化合物是一大类有机化合物，是人类最重要的能量来源，也是最经济的供能营养素。碳水化合物是由碳、氢和氧三种元素组成，由于大多数碳水化合物所含的氢氧的比例和水一样为2∶1，故称为碳水化合物，有些碳水化合物还含有氮或硫。国际化学名词委员会在1927年曾建议用“糖”一词代替碳水化合物，但是由于习惯和广泛的接受率，“碳水化合物”至今仍被使用。

一、碳水化合物的分类

食物中的碳水化合物可分为糖、寡糖和多糖，如表3-3所示。

表3-3 碳水化合物分类

分类(糖分子DP)	亚 组	组 成
糖(1～2)	单糖	葡萄糖、半乳糖、果糖
	双糖	蔗糖、乳糖、麦芽糖、海藻糖
	糖醇	山梨醇、甘露醇
寡糖(3～9)	异麦芽低聚寡糖	麦芽糊精
	其他寡糖	棉籽糖、水苏糖、低聚果糖
多糖(≥10)	淀粉	直链淀粉、支链淀粉、变性淀粉
	非淀粉多糖	纤维素、半纤维素、果胶、亲水胶质物

(一) 糖

1. 单糖

单糖为不能再水解为更简单分子的糖。

(1) 葡萄糖：葡萄糖主要是由淀粉水解而来，还可来自蔗糖乳糖等的水解，是构成食物中各种糖类的最基本单位，是最重要的动物单糖，也是最丰富的天然有机化合物。葡萄糖是机体吸收利用最好的单糖。大脑、肾髓质、肺细胞和红细胞等器官基本只依靠葡萄糖提供所需的能量。

(2) 果糖：是一种已酮糖，与葡萄糖和蔗糖共同存在于许多甜果和蜜中。果糖是天然碳水化合物中甜度最高的糖，在医药上和食品工业中用作增甜剂，其代谢不受胰岛素制约，吸收后的果糖部分在肠黏膜细胞转化为葡萄糖和乳酸，大部分在肝脏被转化为葡萄糖。

(3) 半乳糖：半乳糖很少以单糖的形式存在于食品中，而是以结合的形式作为乳糖构成成分，并参与构成许多重要的糖脂和糖蛋白，细胞膜中也含有半乳糖的多糖。

2. 双糖

双糖是由二分子单糖缩合而成的。

(1) 蔗糖：是广泛存在于植物中的二糖，由一分子葡萄糖和一分子果糖构成，利用光合作用合成的植物的各个部分都含有蔗糖。例如，甘蔗含蔗糖14%以上，北方的甜菜含蔗糖16%～20%。蔗糖是绵白糖、白砂糖、冰糖和红糖的主要成分。

(2) 麦芽糖：大量存在于发芽的谷粒，特别是麦芽中。麦芽糖与蔗糖互为同分异构体，它由两个葡萄糖分子失去一分子水缩合而成的。麦芽糖是淀粉的基本组成单位，用淀粉酶水解淀粉可以得到麦芽糖，是食品工业中重要的原料，其甜度约为蔗糖的一半。

(3) 乳糖：乳糖由一分子葡萄糖和一分子半乳糖缩合而成，是哺乳动物乳汁的重要组成部分，其含量以动物不同而异。乳糖是婴儿食用的主要碳水化合物，人乳含 5%～8% 的乳糖，牛乳含 4%～6%，乳糖的甜味只有甘蔗的 70%。

3. 糖醇

糖醇是单糖的重要衍生物，常见的有山梨醇、甘露醇、木糖醇、麦芽糖醇等木。糖醇存在于多种水果蔬菜中，其甜度与蔗糖相等，但代谢不受胰岛素调节，因而常作为甜味剂用于糖尿病患者的专门食物中。麦芽糖醇不能被口腔中的微生物利用，有防龋齿的作用。

（二）寡糖

寡糖又称低聚糖，是一类小分子多糖。联合国粮食及农业组织(FAO)定义糖单位大于 3，并小于 10 聚合度为寡糖和糖的分界点。目前已知的重要寡糖有棉籽糖、水苏糖、异麦芽低聚糖、低聚果糖、低聚甘露糖、大豆低聚糖等，其甜度通常只有蔗糖的 30%～60%。

（三）多糖

多糖是由 10 个以上单糖组成的一类大分子碳水化合物的总称。多糖在性质上与单糖和低聚糖不同，一般不溶于水、无甜味、不形成结晶、无还原性，在酶或酸的作用下水解成单糖残基不等的片段，最后成为单糖。根据营养学的分类方法，多糖可分为淀粉和非淀粉多糖。

1. 淀粉

淀粉是人类的主要食物，存在于谷类、根茎类等植物中。淀粉由葡萄糖聚合而成，因聚合方式不同，分为直链淀粉和支链淀粉。直链淀粉又称糖淀粉，在热水中可以溶解，天然食品中直链淀粉含量较少，仅占淀粉成分的 19%～35%。支链淀粉又称胶淀粉，分子相对较大，难溶于水，在食物淀粉中含量较高，一般占 65%～81%。除此之外，一类淀粉几乎全部存在于动物组织中，称为动物淀粉，也就是一般所说的糖原。糖原在肝脏和肌肉中合成并储存，肝糖原可维持正常的血糖平衡，肌糖原提供运动所需的能量。

2. 非淀粉多糖

80%～90%的非淀粉多糖由植物细胞壁成分组成，包括纤维素、半纤维素、果胶等也称为膳食纤维。膳食纤维将在第四章第四节进行详细说明。其他非细胞壁物质，如植物胶质、海藻胶类等，也为非淀粉多糖。

二、碳水化合物的消化吸收

碳水化合物的消化是从口腔开始的，但由于停留时间短，消化有限。胃中由于酸的环境，对碳水化合物几乎不消化；肠内为其主要消化场所，其消化主要有两种方式——小肠内消化和结肠发酵。

碳水化合物经消化后变成单糖才能被细胞吸收。单糖直接在小肠中消化吸收；双糖经酶水解后再吸收；一部分寡糖和多糖水解成葡萄糖后吸收。在小肠不能消化的部分，到结肠经细菌发酵后再吸收。

人体消化吸收的糖主要为葡萄糖，进入血液的葡萄糖为血糖。血糖是糖在体内的主要运输形式，经血液循环到达各组织中，其中一部分氧化分解直接提供能量，一部分合成糖原储存备用，多余的转化成脂肪等。这些过程相互联系和制约，共同组成复杂而有序的糖代谢。

知识链接

食物的消化与吸收形式

人体摄入的食物必须在消化道内被加工处理分解成小分子物质之后才能进入体内，这个过程称为消化(digestion)。消化是由消化道来完成的，人体的消化道有不同的消化器官相延续而成，消化器官包括口腔、咽、食道、胃、小肠、大肠等。消化有两种方式：一种是通过机械作用，把食物由大块变成小块，称为机械消化；另一种是在消化酶的作用下，把大分子变成小分子，称为化学消化。通常食物的机械消化与化学消化是同时进行的。

食物经消化后，其中营养素所形成的小分子物质通过消化道进入血液或淋巴液，从而进入肝脏的过程称为吸收(absorption)。食物吸收的主要部位是小肠上段的十二指肠和空肠。小肠细胞膜的吸收作用主要依靠被动转运与主动转运来完成。被动转运过程主要包括被动扩散、易化扩散、滤过、渗透等作用。而在许多情况下，某种营养成分必须要逆着浓度梯度的方向穿过细胞膜，这个过程称为主动转运。营养物质的主动转运，需要有细胞上载体的协助，载体即运输营养物质进出细胞膜的脂蛋白。

三、碳水化合物的生理功能

（一）储存和供给能量

膳食碳水化合物是人类获取能量最经济和最主要的来源。每克葡萄糖产热 16kJ (4kcal)，人体摄入的碳水化合物在体内经消化变成葡萄糖或其他单糖，参加机体代谢。糖原是肌肉和肝脏碳水化合物的储存形式，肝脏约储存机体内 1/3 的糖原。一旦机体需要，糖原将分解为葡萄糖以提供能量。碳水化合物在体内释放能量较快，功能也快，是神经系统和心肌的主要能源，也是肌肉活动时的主要燃料，对维持神经系统和心脏的正常供能、增强耐力、提高工作效率都有重要意义。碳水化合物具有维持脑细胞的正常功能的作用。葡萄糖是维持大脑正常功能的必需营养素，当血糖浓度下降时，脑组织可因缺乏能源而使脑细胞功能受损，造成功能障碍，并出现头晕、心悸、出冷汗，甚至昏迷。需注意的是平时摄入的碳水化合物主要是多糖，在米、面等主食中含量较高，摄入碳水化合物的同时，能获得蛋白质、脂类、维生素、矿物质、膳食纤维等其他营养物质；而如果单纯摄入单糖或双糖如葡萄糖、蔗糖等，除能补充热量外，不能补充其他营养素。

（二）构成组织的重要生命物质

碳水化合物是构成机体组织的重要物质，并参与细胞组织与多种活动。每个细胞都有碳水化合物，其含量为2%～10%，主要以糖脂、糖蛋白和蛋白多糖的形式存在，分布在细胞膜、细胞器膜、细胞质以及细胞间质中。脑和神经中含有大量糖脂，碳水化合物中的糖蛋白和蛋白多糖不但是一些合成生物大分子物质的前体，如嘌呤、嘧啶、胆固醇等，同时有润滑作用，并可控制细胞膜的通透性。

（三）节约蛋白质作用

机体的能量主要由碳水化合物提供。食物中碳水化合物不足时，机体为了满足自身需要，通过糖原异生作用动用蛋白质产生葡萄糖供给能量，这将影响机体用蛋白质进行合成新的蛋白质和组织更新。因此，完全不吃主食，只吃肉类是不适宜的，因肉类中含碳水化合物很少，这样机体组织将用蛋白质产热，造成蛋白质的浪费。而当摄入足够量的碳水化合物时则能预防体内或膳食蛋白质消耗，不需要动用蛋白质来供能，同时体内充足的能量供应也可保证氨基酸的主动转运。

（四）抗生酮作用

当膳食中碳水化合物摄取不足时体内大量脂肪被动用。但在碳水化合物供给不足时，碳水化合物在其有氧代谢的第三阶段——三羧酸循环中所产生的草酰乙酸不足，使脂肪酸不能被彻底氧化，从而产生过量酮体。酮体在体内蓄积，可引起酮血症和酮尿症，因而膳食中充足的碳水化合物摄入具有抗生酮作用。

（五）解毒作用

碳水化合物经糖醛酸途径代谢生成的葡萄糖醛酸，是体内的一种重要的结合解毒剂，在肝脏中能与许多有害物质如细菌毒素、酒精、砷等结合，来消除或减轻物质的毒性或生物活性，从而起到解毒作用。研究已证实不消化的碳水化合物在肠道菌的作用下发酵所产生的短链脂肪酸也有广泛解毒或保健作用。

四、碳水化合物的需要量

人体对碳水化合物的需要量，常以占总能量的百分比来表示。一般来说，人体对碳水化合物没有特定的饮食要求，主要考虑从碳水化合物中获得合理比例的热量摄入。由于体内其他营养素可转变为碳水化合物，因此其适宜摄入量（AI）尚难确定。膳食中碳水化合物过少造成膳食蛋白质浪费，组织蛋白质和脂肪分解增强，以及阳离子丢失等；膳食中碳水化合物比例过高，势必引起蛋白质和脂肪的摄入减少，也对机体造成不良后果。研究证实，碳水化合物所占总能量比值大于80%或小于40%都是不利于健康的。因此，许多国家都把碳水化合物的供应量定在50%～60%。

1988年，中国营养学会曾建议我国健康人群的碳水化合物供应量为总能量摄入的

60%～70%。根据目前我国膳食碳水化合物的实际摄入量和 FAO/WHO 的建议，中国营养学会建议膳食碳水化合物的参考摄入量为占总能量的 55%～65%。每人每天应至少摄入 50～100g 可消化的碳水化合物以预防碳水化合物缺乏症。同时对碳水化合物的来源也做出要求，应包括复合碳水化合物淀粉、不消化的抗性淀粉、非淀粉多糖和低聚糖等碳水化合物；限制纯能量食物如糖的摄入量，以保障人体能量和营养素的需要及改善胃肠道环境和预防龋齿的需要。2013 年《中国居民膳食营养素参考摄入量》中推荐的各类人群每日总碳水化合物参考摄入量如表 3-4 所示。

表 3-4 中国居民膳食碳水化合物参考摄入量(EARs)

人　群	总碳水化合物/(g/d)	人　群	总碳水化合物/(g/d)
0 岁～	60(AI)	18 岁～	120
0.5 岁～	85(AI)	50 岁～	120
1 岁～	120	孕妇(早)	130
4 岁～	120	孕妇(中)	130
7 岁～	120	孕妇(晚)	130
11 岁～	150	乳母	160
14 岁～	150		

碳水化合物的主要食物来源是粮谷类和薯类食物。粮谷类一般含碳水化合物 60%～80%，薯类为 15%～25%，豆类为 40%～60%。常见食物有蔗糖、谷物(如水稻、小麦、玉米、大麦、燕麦、高粱等)、水果(如甘蔗、甜瓜、西瓜、香蕉、葡萄等)、坚果、蔬菜(如胡萝卜、番薯等)等。

知识链接

减糖——行动的证据

英国卫生部的 Public Health England (PHE)于 2015 年 10 月发表了《减糖：行动的证据报告》(*Sugar Reduction：The Evidence for Action*①)，提供了多种可能性方法来支持英国人减少游离糖的摄取。该报告引用大量证据证明减少高含糖的食物和饮料的价格优惠活动，防止针对儿童的广告和营销，改进食品配方来减少糖含量，以及减少经常吃的食物和饮料的包装分量，这些措施都可以有效地减少人群的游离糖摄取量。该报告指出社会、经济、物质环境和政策等因素都深刻影响着人们的食物选择。因此，肥胖的发生是多因素的，是复杂的。在公共卫生领域，针对肥胖，预防和治疗两方面都要采取一系列针对性措施。该报告呼吁开展更多的形式多样、活动丰富、多方面合作的整体项目来促进人们更健康的饮食和更积极的生活方式。

① Sugar Reduction：The Evidence for Action[R/OL]. https://www.gov.uk/government/uploads/system/uploads/attachment_data/file/470179/Sugar_reduction_The_evidence_for_action.pdf，2017-10-05.

学习思考

1. 简述能量的主要来源。
2. 简述人体所需的必需氨基酸。
3. 简述脂肪酸,以及如何区分依据脂肪酸判断膳食中脂肪摄入量不足或过量。
4. 试述碳水化合物的分类。
5. 如何选择膳食中的碳水化合物？为什么？

第四章
微量营养素与水

思维导图

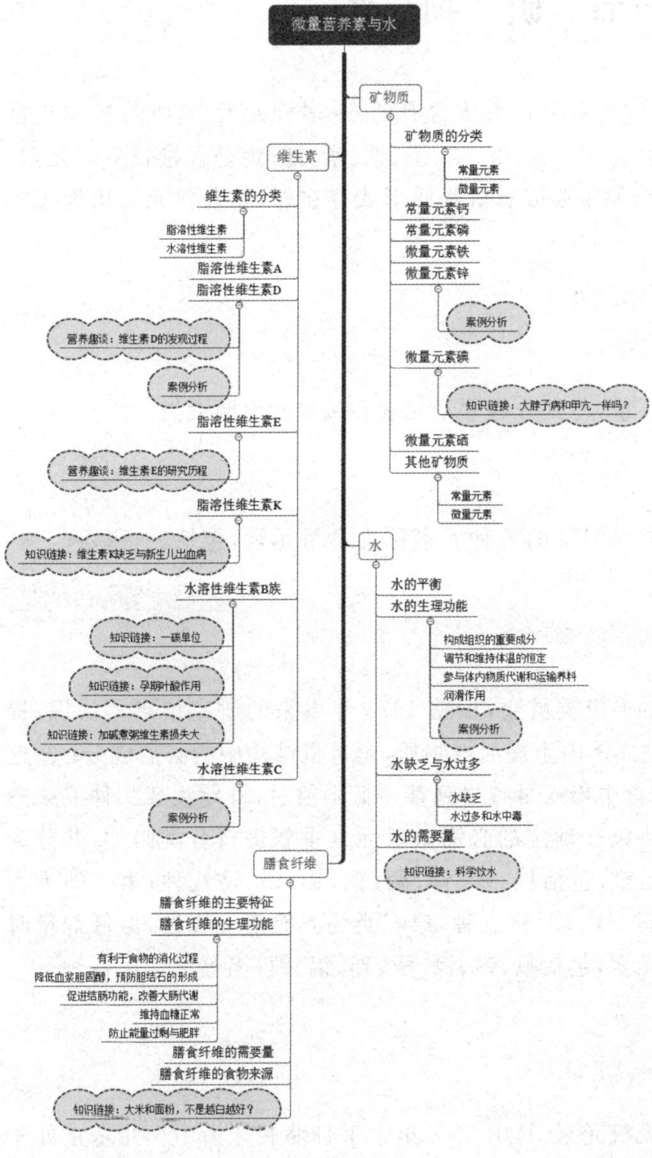

学习目标

1. 学习多种维生素的分类，了解脂溶性维生素和水溶性维生素的各自特点。
2. 学习主要脂溶性维生素和水溶性维生素的生理功能与食物来源。
3. 学习矿物质的分类，能罗列常量元素与微量元素。
4. 学习主要常量元素与微量元素的生理功能与食物来源。
5. 学习水的生理功能，理解水对人体的重要性。
6. 掌握水的需要量，理解日常饮水的正确方法。
7. 理解膳食纤维的含义、生理功能，学习膳食纤维的食物来源。

第一节 矿 物 质

矿物质是人体中的无机盐，又称为灰分。人体含有的 60 多种元素中，维持机体正常功能所必需的元素约有 20 种，其中氢、碳、氧、氮、磷、硫、钠、镁、钾、钙是含量较多的元素，约占人体的 99.95%。除碳、氢、氧、氮主要以有机物质形式存在外，其余各元素均为无机矿物质。

一、矿物质的分类

依据必需元素在身体中的需要量，将其分为常量元素和微量元素两大类。

（一）常量元素

矿物质中，人体含量大于体重 0.01%的各种元素称为常量元素，包括钙、磷、钾、钠、硫、氯、镁 7 种。

（二）微量元素

1990 年 FAO/IAEA/WHO 的专家委员会，根据 1973 年以来的研究结果和认识，提出人体必需微量元素的概念：①是人体内生理活性物质，是有机结构中的必需成分；②这种元素必须通过食物摄入，当从饮食中摄入量减少到某一低限值时，将导致某一种或某些重要功能的损伤。该专家委员会将以往确定的必需微量元素重新进行分类归类，共分为三类：第一类为人体必需的微量元素，包括铁、碘、锌、硒、铜、钼、铬、钴八种；第二类为人体可能必需的微量元素，包括锰、硅、镍、硼、钒五种；第三类为具有潜在毒性，但低剂量时对人体可能具有必需功能的微量元素，包括氟、铅、镉、汞、砷、铝、锂、锡等。

二、常量元素钙

钙是人体内含量最多的一种无机元素，其中 99%集中于骨骼和牙齿中。儿童正处于生长发育阶段，骨骼的增长最为迅速，在这一过程中需要大量的钙质。新生儿出生时体内含钙总量约为 28g(占体重的 0.8%)，以后随着生长发育，钙也不断增加，成年人达到 850～1200g，相当于体重的 1.5%～2%。幼儿期，骨骼中的钙大约每 1～2 年就全部更新一次，也就是说，每天都需要更新一部分。

(一) 钙的生理功能与缺乏症状

人体是一个有机的生命体，在所有的生命活动过程中，需要有各种物质的参与，这些物质的种类和数量与地球表面的元素组成基本一致。这些元素除碳、氢、氧以有机物的形式存在外，其余的统称矿物质(无机盐)。我们身体中的矿物质约占体重的 5%，钙约占体重的 2%。身体的钙大多分布在骨骼和牙齿中，约占总量的 99%，其余 1%分布在血液、细胞间液及软组织中。

1. 构成骨骼和牙齿

钙对保证骨骼正常生长发育和维持骨骼健康起着至关重要的作用。99%的钙分布在骨骼和牙齿中，由于骨骼不断地更新，每日必须补充相当量的钙才能保证骨骼的健康生长和功能维持。

2. 维持肌肉神经的正常兴奋

神经肌肉的兴奋、神经冲动的传导和心脏的正常搏动都需要钙。当血钙明显下降时，神经肌肉的兴奋性升高，出现抽搐。保持血钙的浓度对维持人体正常的生命活动有着至关重要的作用。钙具有降低神经细胞兴奋性的作用，所以说钙是一种天然的镇静剂。婴儿缺钙会引起夜惊、夜啼、盗汗。缺钙还会诱发儿童的多动症。

3. 缺钙会降低软组织的弹性和韧性

皮肤缺弹性显得松垮、衰老；眼睛晶状体缺弹性，易近视、花眼；血管缺弹性易硬化。

4. 其他功能

血液中游离的钙是血液凝固过程中所必需的凝血因子，同时还与细胞的吞噬、分泌、分裂等活动密切相关。钙还有调节细胞和毛细血管的通透性、促进体内多种酶的活动、维持酸碱平衡等多种功能。

儿童缺钙可表现为夜惊、夜啼、烦躁、盗汗、厌食、方颅、佝偻病、骨骼发育不良、免疫力低下、易感染。如果膳食中长期缺钙，儿童就会出现骨骼钙化不全的症状，如鸡胸、O 形腿、X 形腿等。

(二) 钙的吸收及影响因素

食物中的钙仅有少部分由肠吸收，大部分随粪便排出体外。影响食物钙吸收的因素主要有以下几个方面。

食物中的钙的浓度和机体的需要情况。若其他条件相同，钙的吸收量大致与肠道中的钙的浓度成正比，但是，钙的吸收还要受机体对钙需要情况的影响，也就是说体内钙的水平要影响钙的吸收，体内缺钙时吸收率较高。

钙的溶解度。溶解的钙盐才能被吸收，乳酸、醋酸、氨基酸都能与钙形成可溶性的钙盐，促进钙的吸收。乳糖可与钙螯合形成低分子的可溶性络合物，也可促进钙的吸收。而植物性食品中的植酸、草酸、膳食纤维等以及油脂和酒精等，可与钙形成难以消化吸收的不溶性物质，对钙的吸收有阻碍作用。

维生素 D 可促进钙的吸收。膳食中维生素 D 的存在与量的多少，对钙的吸收有明显作用。

年龄和肠道状态。生命周期的各个阶段钙的吸收与机体需要程度密切相关，钙的吸收随年龄增长而逐渐减少。例如乳儿每日钙的吸收量占食物总钙量的 60%，11～16 岁为 35%～40%，而成人仅为 15%～20%，老年人更少。钙的吸收还与肠道状态有关，若肠道蠕动过快，则食糜在肠内停留时间较短，不利于钙的吸收，如幼儿腹泻就容易缺钙。另外在脂肪消化不良时，也常使钙的吸收减少。膳食蛋白质对钙吸收也有影响，膳食蛋白质供给充足，有利于钙的吸收。

（三）钙的参考摄入量及食物来源

生长发育速度较快的儿童、青少年对钙的需要量都相对较高。依据 2013 年《中国居民膳食常量元素参考摄入量》推荐的从出生到 6 个月钙 AI 值为 200mg，7～12 个月 AI 值为 250mg，1～3 岁 RNI 值为 600mg，4～6 岁 RNI 值为 800mg。我国几次大型调查结果显示，居民钙的摄入量较低，婴幼儿、儿童及青少年的摄入量与推荐摄入量相差甚远。

钙的食物来源包括，动物性食品有虾皮、虾米、乳类、蛋类等；植物性食品有大豆及其制品、海带、芝麻酱、雪里蕻、油菜、青豆、毛豆、木耳等。各种食物中钙的含量特别是吸收率在不同食物中相差较大。其中以奶和奶制品中钙的含量最为丰富，且吸收率高，是儿童最理想的钙来源。如果每日饮用 220mL 鲜牛奶，即可得到 250～500mg 的钙。水产品中小虾皮含钙特别多；豆类及其制品，尤其是大豆、黑豆含钙也较为丰富；海带、芝麻酱也含有一定的钙。

三、常量元素磷

磷也是人体含量较多且必需的元素之一，正常人体含磷 600～700g，约占人体重量的 1%。大约有 80%～90%的磷与钙一起构成骨骼和牙齿，其余的以磷脂、磷蛋白及磷酸盐的形式存在于细胞、血液、体液和组织肌肉中。

（一）磷的生理功能

磷是骨骼和牙齿的组成成分，磷在骨及牙齿中的存在形式是无机磷酸盐，构成机体支持和承担负重作用，并作为磷的储存库。磷参与能量代谢，在细胞内能量的转化代谢中，作为能量物质在生命活动中具有重要作用。磷是构成生命的物质成分，磷脂是构成细胞膜的重要成分，磷是组成核酸、磷蛋白、磷脂及多种酶的成分，磷还是脑神经组织和脑脊髓的构成成分。调节酸碱平衡，磷酸盐缓冲体系接近中性，构成体内缓冲体系，还参与维持体液酸碱平衡，因为从尿液中可以排出不同量和不同形式的磷酸盐，对机体的酸碱平衡进行调节。

（二）磷的参考摄入量及食物来源

从生理功能来说，磷是人体必需的元素，但因磷广泛存在于食物中，一般不易缺乏，仅在使用某些药物时人体可能出现磷缺乏。1岁以下的婴儿，只要钙能满足需要，磷也可以满足需要。对成人说来，膳食中钙和蛋白质充足，磷就可满足需要。多数国家对每日磷的摄入量无规定。依据2013年中国居民膳食常量元素参考摄入量推荐的磷摄入量为出生至6个月AI值为100mg，6～12个月AI值为180mg，1～3岁RNI值为300mg，4～6岁RNI值为350mg。同时，出生至半岁的婴儿，膳食Ca/P供给比值为3∶2，1岁以上儿童膳食Ca/P供给比值为1∶1。磷的食物来源广泛，瘦肉、禽、蛋、鱼、坚果、海带、紫菜、油料种子、豆类等均是磷的良好来源。谷类食物中的磷主要以植酸磷形式存在，不易被吸收。

四、微量元素铁

人体内铁的总量为4～5g，是人体含量最多的微量元素。铁以两种形式存在于体内，一种是功能性铁，也是铁的主要存在形式，血红蛋白含铁量占总铁量的60%～75%，3%在肌红蛋白，1%为含铁酶类，这些铁发挥着铁的功能作用；另一种是储存铁，是以铁蛋白和含铁血黄素形式存在于血液、肝、脾与骨髓中，占人体总铁量的25%～30%。

（一）铁的吸收代谢

铁的吸收，主要部位在十二指肠和空肠，胃、小肠下段和结肠只能吸收微量的铁。食物中的铁可分为血红素铁与非血红素铁，由于存在形式不同，吸收方式也不相同。

1. 血红素铁

动物性食物中血红素铁含量较多，吸收率较高达10%～25%，比非血红素铁高，吸收过程一般不受其他膳食因素干扰。

2. 非血红素铁

植物性食物主要是非血红素铁，吸收率较低，一般为3%～5%，不超过10%。非血红素铁对肠道环境的改变非常敏感，常受到一些膳食因素的干扰。在食物中加入维生素C、乳糖和果糖、氨基酸等有利于铁的吸收。膳食中钙含量丰富，可抵御干扰铁吸收的植酸、草酸的影响，有利于铁的吸收。无机锌与无机铁之间有较强的竞争性，互有干扰吸收作用。谷类中的植酸、蔬菜中的草酸、茶中的鞣酸易与铁形成不溶性铁盐，影响铁的吸收。

在血浆中，铁是以三价铁离子形式与运铁蛋白结合运输的。人体仅有3～4mg的铁以运铁蛋白结合铁的形式存在于循环中。铁的运输是迅速的，每天吸收的铁有70%～90%被运输到骨髓合成血红蛋白。

（二）铁的生理功能

铁是维持生物的主要物质，是制造血红素和肌血球素的主要物质，是促进维生素B族代谢的必要物质。铁和钙是中国人饮食中最容易缺乏的两大营养素。人体所摄取的铁中实际上只有大约8%被吸收而进入血液之中。体内的铁大部分用于制造血红素。血红素在血液细胞每120天更换新细胞时被再循环、再利用。

机体中主要是功能性铁发挥作用。其主要作用是运输氧和二氧化碳，参与组织呼吸，推动生物氧化还原反应；其次，铁与红细胞的形成和成熟有关，铁缺乏时血红蛋白合成不足，影响幼红细胞的分裂、增殖、成熟，使自身溶血增加；铁的其他功能包括参与促进β-胡萝卜素转化为维生素A，并有助于胶原的形成、抗体的产生，药物在肝脏中的解毒等。

人体长期缺乏铁，会发生缺铁性贫血，影响大脑中营养素和氧的供应。表现症状为食欲减退、面色苍白、心悸头晕、免疫功能下降、容易疲乏、注意力不集中、记忆力减退等。

（三）铁的推荐摄入量和食物来源

铁供给不足，可引起缺铁性贫血，并可损害神经、消化和免疫等系统的功能，影响儿童的智力发育。2013年《中国居民膳食营养素参考摄入量》建议0～6个月婴儿铁的AI值为0.3mg/d；6～12个月铁的RNI值为10mg/d；1～3岁幼儿铁的RNI值为9mg/d，UL值为25mg/d；4～6岁儿童铁的RNI值为10mg/d，UL值为30mg/d。

动物性食品含铁丰富，吸收率高，如肝脏、动物血、鸡胗、牛肾、蛋黄、猪肾、羊肾、瘦肉等。植物性食物含铁量高的有黑木耳、大豆、海带、干果、芝麻酱等。其他铁的来源还有红糖、鱼、谷物、菠菜、扁豆、豌豆、芥菜叶等。需注意的是植物性食物中的植酸、草酸、鞣酸，以及体内磷高钙低、胃酸分泌减少、寄生虫等都会影响铁的吸收。

五、微量元素锌

锌作为人体必需的微量元素广泛分布于人体所有的组织和器官中，成人体内锌含量为2.0～2.5g，主要分布于肝、肾、肌肉、视网膜、前列腺，锌对儿童的生长发育、智力发展、免疫功能、物质代谢和生殖功能等均有重要作用。

（一）锌的生理功能

锌是人体内多种酶的组成成分或酶激活剂：目前已发现人体内含锌酶达百余种以上；锌促进生长发育与组织再生：锌是DNA聚合酶、RNA聚合酶呈现活性所必需的，在维持机体蛋白质正常代谢和生长发育中起着重要作用；锌能维持正常的味觉与食欲，对口腔黏膜上皮细胞的结构、功能、代谢具有重要作用，目前认为锌是味觉素的结构成分，起着支持、营养和分化味蕾的作用；锌能促进性器官和性功能的正常发育，并对激素的产生储存和分泌起作用；锌的其他功能：促进维生素A的代谢和生理作用，对维持正常暗视觉和皮肤健康发挥作用；锌还参与维持生物膜的正常结构，维持机体免疫器官和免疫细胞功能等。

（二）锌的需要量及食物来源

从我国第三次营养普查的资料显示来看，儿童缺锌或锌营养不足占60%。研究表明，锌对于人体生命活动有着许多重要的作用。缺锌是引起儿童骨生长缓慢、骨钙化不良、食欲低下、消化功能降低和整体发育迟缓的重要原因。

2013年《中国居民膳食营养素参考摄入量》建议0～6个月婴儿锌的AI值为2.0mg/d；6～12个月锌的RNI值为3.5mg/d；1～3岁和4～6岁学前儿童锌的RNI值分别为4.0mg/d和5.5mg/d。锌的食物来源广泛，动物性的食物是锌的主要来源，以牡蛎、鲱鱼、墨鱼卵等海产品最为丰富，其次为瘦肉、动物内脏、蛋黄、鱼及其他海产品；植物性食品含量一般较少，且吸收率较低。

案例分析

豆豆妈妈为了让孩子发育得更好，给豆豆买了铁锌口服液。而爸爸却认为孩子只要吃饭跟得上，保证营养均衡，膳食搭配合理就行了，不需要再额外补充营养剂。

豆豆妈妈和豆豆爸爸，你更赞同谁的观点？

案例解析：有的家长会把一些铁锌制剂给孩子服用，想让孩子“补一补，营养丰富”，促进孩子身体发育。如果儿童的确出现锌缺乏症状或微量元素检测提示缺锌，除增加儿童膳食营养外可以适量补充，但应在考虑膳食锌摄入的基础上按照低于推荐摄入量的标准进行补充。否则，盲目补充过量的铁锌制剂会引起儿童体内微量元素过量，锌过量有可能会影响铁、钙、镁等其他微量元素的吸收，给孩子造成健康隐患，并不利于孩子的成长。营养素的膳食来源对儿童生长发育非常重要，不能长期单纯依赖营养补充剂。

六、微量元素碘

（一）碘的生理功能

碘是人体和生命不可缺少的营养元素，被称为“智慧之泉”。成人体内碘含量为20～50mg，其中70%存在于甲状腺中，其余分布于血浆、肌肉、肾上腺、皮肤等处。碘的主要作用是活化人体内100多种酶，促进脑细胞生长发育，调节和平衡人体的能量代谢，维护神经系统功能，促进蛋白质的生物合成。碘作为构成甲状腺的主要原料，其生理功能通过甲状腺的作用来体现。甲状腺参与能量代谢，调节机体新陈代谢，并促进体格的生长发育。甲状腺素能促进胡萝卜素转化成生理活性的维生素A，抑制胆固醇的形成，促进幼小生命的成长，对人脑和身体有特殊作用。

碘是人体生长发育所必需的微量营养元素，胎儿期和婴幼儿期是大脑发育的主要时期，此时缺碘就会影响儿童大脑的正常发育，造成不可恢复的智力残疾。近年来的研究表明，由于缺碘造成的轻度智力低下十分普遍，这种现象往往不被人们认识和注意。轻度智力低下的人看上去似乎正常，能做简单的运算和劳动，但效率不高，学习和工作中的脑活动经常出现盲点。严重者会出现甲状腺肿大（大脖子病），听力和视力失聪失明，人易衰老。应特别关注的是，人们的大脑发育是在胎儿、新生儿时期完成的，这个时期缺碘将会导致儿童智力终生受损。青春发育期的少年缺碘将影响性发育，形成侏儒。

（二）碘的需要量及食物来源

碘被人们称为智力元素。一旦缺碘造成智力低下或残疾，都是无法医治和恢复的。因此，重要的在于坚持补碘，预防缺碘造成的智力损害。2013 年《中国居民膳食营养素参考摄入量》推荐不同阶段膳食中碘的参考摄入量如表 4-1 所示。

表 4-1　微量元素碘的参考摄取量(DRIs)

0 岁～	0.5 岁～	1 岁～	11 岁～	14 岁～
85μg/d(AI)	115μg/d(AI)	90μg/d	110μg/d	120μg/d

海产品的碘含量大于陆地食物，因此海洋生物的含碘量很高。含碘量最高的食物为海产品，如海带、紫菜、鲜海鱼、蚶干、蛤干、干贝、海参等。其中海带含碘量最高，干海带中可达到 240mg/kg，其次为海贝类及鲜海鱼。但是，盐的含碘量极微，越是精制盐含碘越少，海盐的含碘量低于 5mg/kg，若每人每日摄入 10g 盐，则只能获得低于 50μg 的碘，远不能满足预防碘缺乏病的需要。陆地食品则以蛋、奶含碘量较高，其次为肉类，淡水鱼的含碘量低于肉类。植物的含碘量是最低的，特别是水果和蔬菜。

我国是世界上碘缺乏病分布广泛、病情严重的国家之一。食盐加碘是我国预防地方性甲状腺肿大的重要措施。

知识链接

"大脖子病"和甲亢一样吗？

甲亢和"大脖子病"都是生活中常见的甲状腺疾病，但是"大脖子病"和甲亢是不一样的。"大脖子病"是甲状腺肿大的俗称，通常是因为缺碘所致，导致甲状腺分泌出现障碍而肿大。甲亢则是由于甲状腺分泌过多所引起的一种自体免疫性内分泌疾病，在遗传基因的前提下，由于精神压力和外界刺激所致。

七、微量元素硒

硒是目前研究最活跃的一种人体必需微量元素。成人体内含硒约 14～21mg，多分布于指甲、头发、肾脏和肝脏，肌肉和血液中较少。

（一）硒的生理功能

硒在机体中具有抗氧化功能，能够清除体内脂质过氧化物，阻断活性氧和自由基的损伤的作用。硒可以保护心血管和心肌的健康。机体缺硒可引起以心肌损害为特征的克山病，硒的缺乏可引起脂质过氧化反应增强，导致心肌纤维坏死、心肌小动脉和毛细血管损伤。硒是重金属的天然解毒剂。因为硒与金属有较强的亲和力，能促进金属排出体外，硒是有希望的抗癌元素。硒还具有促进生长、保护视觉及抗肿瘤的作用。研究发现，硒缺乏可引起生长迟缓及神经性视觉损害，由白内障和糖尿病引起的失明经补硒可改善视觉功能。

(二) 硒的需要量及食物来源

缺硒可导致克山病的发生，其症状有心脏扩大、心功能失常、心律失常等。大骨节病也是与缺硒有关的疾病，其主要病变是骨端软骨细胞变性坏死、肌肉萎缩、发育障碍。2013 年《中国居民膳食营养素参考摄入量》推荐不同阶段膳食中硒的参考摄入量如表 4-2 所示。

表 4-2 微量元素硒的参考摄取量(DRIs)

0 岁～	0.5 岁～	1 岁～	4 岁～	7 岁～	11 岁～	14 岁～
15μg/d(AI)	20μg/d(AI)	25μg/d	30μg/d	40μg/d	55μg/d	60μg/d

硒在食物中的含量受地球化学构造影响很大，我国目前食物中硒供给量一般不足。一般肝、肾、海产品、肉类及大豆是硒的良好来源。硒在食物中的存在形式不同，其生物利用率也不同。维生素 E、维生素 C 和维生素 A 可促进硒的利用。重金属和铁、铜、锌及产生超氧离子的药物可降低硒的利用率。过量的硒可导致中毒，症状是脱发、脱甲、少数病人有神经受损症状。

八、其他矿物质

除以上进行说明的各种矿物质元素外，还有许多其他常量元素与微量元素在人体生命过程中至关重要。表 4-3 对部分元素的需要量、来源及缺乏时主要表现进行了说明。以下简要介绍部分矿物质元素的功能。

表 4-3 主要矿物质的需要量、来源及缺乏时主要表现

种　类	每日需要量	来　　源	缺乏时主要表现
钾	1～2g	豆类、谷类、鱼类、禽类、肉类、乳类	肌肉无力或麻痹
钠、氯	约 1～3g	食盐、乳类	缺钠时酸中毒、缺氯时碱中毒
钙	约 1g	乳类、豆类、绿叶蔬菜	佝偻病、手足抽搐症
磷	约 0.5g	乳类、肉类、豆类、谷类	佝偻病
镁	200～300mg	谷类、豆类、坚果、肉类、乳类	烦躁、震颤或惊厥
铁	约 8～15mg	肝、蛋黄、血、豆类、肉类、绿叶蔬菜	缺铁性贫血
锌	约 5～15mg	鱼、蛋、肉、全谷、豆类、酵母	发育落后、消化紊乱、智力低下、抵抗力差
铜	约 0.5mg	肝、肉、鱼、贝类、全谷、坚果、豆类	贫血
碘	约 100μg	海带、紫菜、海鱼等海产品	呆小病

(一) 常量元素

镁主要分布于细胞内，对维护骨骼生长和神经肌肉的兴奋性具有重要作用；镁作为多种酶的激活剂，参与 300 余种酶促反应；镁还具有维护胃肠道和激素功能的作用。人体内钾主要存在于细胞内，具有参与碳水化合物蛋白质的代谢、维持细胞内正常渗透压、维持神经肌肉的应激性和正常功能、维持心肌的正常功能、维持细胞内外正常的酸碱平衡等重要作用。人体内钠主要存在于细胞外液，具有调节体内水分渗透压、维持酸碱平衡、作为钠钾离子泵转运钠钾离子、增强神经肌肉兴奋性等功能。人体内氯主要以氯离子形式与钠钾化合存在，具有维持细胞外液的容量于渗透压、维持体液酸碱平衡、参与血液二氧化碳运输、参与胃液中胃酸形成、激活唾液淀粉酶分解淀粉、促进肝脏代谢废物排出等功能。

（二）微量元素

铜是人体必需的微量元素，广泛分布于生物组织中，以酶的形式发挥功能作用。据估计人体内含铜总量范围为 50～120mg，幼儿以千克体重计是成人的 3 倍，胎儿和婴儿铜水平与成人不同，出生后头两个月婴儿铜浓度是以后的 6～10 倍，这种铜的储存可能是渡过婴儿期所需。铜在机体内的主要生化功能是催化作用，铜构成含铜酶与铜结合蛋白，参与铁的代谢和红细胞生成，维持正常造血功能。铜具有促进结缔组织形成、维护中枢神经系统健康、促进正常黑色素形成及维护毛发正常结构、保护机体细胞免受超氧阴离子损伤等作用。

铬存在于人体内各部分，主要以三价铬的形式存在。正常人体总共只含有 6～7mg 铬。新生儿铬含量高于儿童，儿童 3 岁前铬含量高于成人。铬具有加强胰岛素、预防动脉粥样硬化、促进蛋白质代谢和生长发育等作用。氟是人体所必需的微量元素，过量又可引起中毒。氟是牙齿的重要成分，又是骨盐的组成部分，在骨骼与牙齿的形成中有重要的作用。氟已被证实是唯一能降低儿童和成人龋齿患病率和减轻龋齿病情的营养素。

第二节　维　生　素

维生素是维持人体生命活动必需的一类有机物质，也是保持人体健康的重要活性物质。这类物质在体内既不是构成身体组织的原料，也不是能量的来源，而是一类调节物质，在物质代谢中具有重要作用。维生素在体内的含量很少，但不可或缺。这类物质由于体内不能合成或合成量不足，所以虽然需要量很少，但必须经常由食物供给。

各种维生素的化学结构以及性质虽然不同，但它们有以下共同点：①维生素均以维生素原（维生素前体）的形式存在于食物中。②维生素不是构成机体组织和细胞的组成成分，它也不会产生能量，它的作用主要是参与机体代谢的调节。③大多数的维生素，机体不能合成或合成量不足，不能满足机体的需要，必须经常通过食物获得。④人体对维生素的需要量很小，日需要量常以毫克（mg）或微克（μg）计算，但一旦缺乏就会引发相应的维生素缺乏症，对人体健康造成损害。维生素与碳水化合物、脂肪和蛋白质三大物质不同，在天然食物中仅占极少比例，但又为人体所必需。有些维生素如 B_6、K 等能由动物肠道内的细菌合成，合成量可满足动物的需要。动物细胞可将色氨酸转变成烟酸（一种 B 族维生素），但生成量不能满足机体需要；维生素 C 除灵长类（包括人类）及豚鼠以外，其他动物都可以自身合成。植物和多数微生物都能自己合成维生素，不必由体外供给。许多维生素是辅基或辅酶的组成部分。

一、维生素的分类

维生素种类繁多，结构各异，就目前所知的维生素就有几十种，根据维生素的溶解性质，可分为脂溶性和水溶性两大类。各种维生素的需要量、来源及缺乏时主要表现见表 4-4。

表 4-4 脂溶性维生素概况

维生素	A、D、E、K
溶解性	溶于脂肪
化学性质	比较稳定但易氧化
吸收与排泄	随脂肪吸收，少量从胆汁排泄
储存性	可储存于肝脏等处
缺乏性	出现的时间较缓慢
过多症	一次性或长期摄入较多会引起过多症
食物来源	动物性食物，如肝脏、肾脏、瘦肉等

（一）脂溶性维生素

脂溶性维生素包括维生素 A、维生素 D、维生素 E 和维生素 K，易溶于非极性有机溶剂，而不易溶于水，可随脂肪为人体吸收并在体内储积，排泄率不高。脂溶性维生素的共同特性如表 4-4 所示。学前儿童较易缺乏的脂溶性维生素是维生素 A 和维生素 D。

（二）水溶性维生素

水溶性维生素有维生素 C 和维生素 B 族（包括维生素 B_1、维生素 B_2、维生素 B_6、维生素 B_{12}、烟酸、泛酸、叶酸等）。这类维生素易溶于水而不易溶于非极性有机溶剂，吸收后体内储存很少，过量的多从尿中排出。学前儿童较易缺乏的水溶性维生素是 B 族中的 B_1、B_2 及维生素 C。表 4-5 对部分维生素的需要量、来源及缺乏时主要表现进行说明。

表 4-5 维生素的需要量、来源及缺乏时主要表现

种　类	每日需要量	来　源	缺乏时主要表现
维生素 A	400～700μgRAE	肝、牛乳、鱼肝油、番茄、胡萝卜、黄色水果及蔬菜	夜盲、眼干症、毛囊角化症
维生素 D	约 10μg	紫外线照射皮肤；鱼肝油、动物肝、蛋黄	佝偻病、手足抽搐症
维生素 K	40～70μg	肝、蛋、豆类、种子、绿叶菜；肠内细菌合成	出血
维生素 B_1	0.5～1.2mg	米糠、麦麸、豆、坚果；肠内细菌合成	神经组织、心肌和骨骼肌损害
维生素 B_2	0.5～1.2mg	肝、肉、蛋、乳类、蔬菜、酵母	口角炎、舌炎、皮炎

续表

种　类	每日需要量	来　　源	缺乏时主要表现
维生素 B_6	0.5～1.5mg	各种食物;肠内细菌合成	末梢神经炎、烦躁、惊厥
叶酸	约 200～400μg	绿叶蔬菜、肝、肾、坚果	巨幼细胞性贫血
维生素 B_{12}	1～2μg	肝、肾、肉、蛋、鱼	巨幼细胞性贫血、神经症状
维生素 C	30～50mg	各种新鲜水果和蔬菜	出血、抵抗力低、伤口愈合慢

二、脂溶性维生素 A

维生素 A 是复杂机体必需的一种营养素，它以不同方式几乎影响机体的一切组织细胞。维生素 A 的化学名为视黄醇，在体内氧化后成为视黄醛，进一步氧化为视黄酸。视黄酸是维生素 A 在体内吸收代谢后最具生物活性的产物，维生素 A 的许多生理功能实际上是通过视黄酸的形式发挥的。胡萝卜素是维生素 A 的前体，吸收后在人体肝脏内转变为视黄醇。

（一）生理功能

1. 维持视觉

维生素 A 可促进视觉细胞内感光色素的形成。维生素 A 可调试眼睛适应外界光线强弱的能力，以降低夜盲症和视力减退的发生；维持正常的视觉反应，有助于对多种眼疾（如眼球干燥与结膜炎等）的治疗。

2. 促进生长发育

视黄醇也具有相当于类固醇激素的作用，可促进糖蛋白的合成，促进生长、发育，强壮骨骼，维护头发、牙齿和牙床的健康。

3. 维持上皮结构的完整与健全

维生素 A 可以调节上皮组织细胞的生长，维持上皮组织的正常形态与功能。保持皮肤湿润，防止皮肤黏膜干燥角质化，使其不易受细菌伤害；有助于对粉刺、脓包、疖疮，皮肤表面溃疡等症的治疗；能保持组织或器官表层的健康。缺乏维生素 A，会使上皮细胞的功能减退，导致皮肤弹性下降，干燥粗糙，失去光泽。

4. 加强免疫能力

维生素 A 有助于维持免疫系统功能正常，能加强对传染病特别是呼吸道感染及寄生虫感染的身体抵抗力；有助于对肺气肿、甲状腺功能亢进症的治疗。

此外，维生素 A 有防止某些肿瘤的作用，可以清除有害的自由基，对预防心血管疾病有良好作用。

（二）需要量及食物来源

1. 维生素 A 的单位与换算

维生素 A 的表示单位为视黄醇当量（RE），指膳食中所具有视黄醇活性的物质（包括

已形成的维生素 A 和维生素 A 原)的总量,常用换算关系为

1μg 视黄醇=1μg 视黄醇当量(RE)=0.0035μmol 视黄醇

1μg β-胡萝卜素=0.167μg 视黄醇当量(RE)

1μg 其他维生素 A 原=0.084μg 视黄醇当量(RE)

1IU 维生素 A=0.3μg 视黄醇=0.344μg 醋酸维生素 A 酯

膳食中总视黄醇当量(μgRE)=视黄醇(μg)+β-胡萝卜素(μg)×0.167

+其他维生素 A 原(μg)×0.084

2. 摄入量

2013 年《中国居民膳食营养素参考摄入量》推荐的我国居民维生素 A 膳食参考摄入量(RNI)成年人为 700(女)到 800(男)μgRE/d;成年人维生素 A 的可耐受最高摄入量(UL)为 3000μgRE/d;0～6 个月婴儿维生素 A 的 AI 值为 300μgRAE,UL 值为 600μgRAE;6～12 个月维生素 A 的 AI 值为 350μgRAE,UL 值为 600μgRAE;1～3 岁和 4～6 岁学前儿童维生素 A 的 RNI 值分别为 310μgRAE 和 360μgRAE,UL 值分别为 700μgRAE 和 900μgRAE。维生素 A 摄入量不能超过 UL 值。一般情况下,正常膳食不会引起维生素 A 摄入过多,但若给婴幼儿过多浓缩鱼肝油或维生素 A 制剂,则可导致中毒。

3. 食物来源

建议儿童及成人膳食中的维生素 A 最好 1/3 至 1/2 以上来自动物性食物。动物性食品中含有视黄醇或视黄酰酯等维生素 A 前体,植物性食物只能提供维生素 A 原类胡萝卜素。维生素 A 在动物性食物中含量丰富,较好的来源有动物肝脏、鱼肝油、鱼卵、乳类、禽蛋等。植物性食物以深绿色或黄红色蔬菜、水果(菠菜、芹菜、胡萝卜、辣椒、芒果、杏子、柿子等)补充胡萝卜素。不同的类胡萝卜素的生物利用率、生理学价值的差别很大。

三、脂溶性维生素 D

维生素 D 又称“阳光维生素”,抗佝偻病维生素,属脂溶性维生素,为固醇类衍生物。维生素 D 是维持高等动物生命所必需的营养素,是钙磷代谢最重要的调节因子之一,维持钙和磷的正常血液水平,对正常骨骼矿化、肌肉收缩、神经传导和体内所有细胞的功能都是必需的。维生素 D 家族成员中有五种化合物,对健康关系较密切的最重要的成员是 VD_2(麦角钙化醇)和 VD_3(胆钙化醇)。维生素 D 存在于部分天然食物中,同时人体皮下储存有从胆固醇生成的 7-脱氢胆固醇,受紫外线的照射后,可转变为维生素 D_3。因此适当的日光浴可以满足人体对维生素 D 的需要。

(一) 生理功能

提高肌体对钙、磷的吸收,使血浆钙和血浆磷的水平达到饱和程度;促进生长和骨骼钙化,促进牙齿健全;通过肠壁增加磷的吸收,并通过肾小管增加磷的再吸收;维持血液中柠檬酸盐的正常水平;防止氨基酸通过肾脏损失。

营养趣谈

维生素D的发现过程[①]

维生素D的发现是人们与佝偻症抗争的结果。早在1824年,就有人发现鱼肝油可在治疗佝偻病中起重要作用。1918年,英国的梅兰比爵士证实佝偻病是一种营养缺乏症,但他误认为是缺乏维生素A所致。1930年Gottingen大学的A. Windaus教授首先确定了维生素D的化学结构,1932年经过紫外线照射麦角固醇而得到的维生素D_2的化学特性被阐明。维生素D_3的化学特性直到1936年才被确定。

(二)需要量及来源

1. 婴幼儿对维生素D的需要

婴幼儿是维生素D缺乏的危险人群,因为在身体快速成长发育期间,需要相对大量的维生素D。出生时婴儿已从母体中获得并储存了一定量的维生素D,能满足生命之初几个月的需要。但由于人类乳汁中维生素D含量较低,故母乳喂养的婴儿更容易缺乏维生素D。同时,造成某些母乳喂养婴儿维生素D缺乏的原因,还包括季节、纬度(对日照量有重要影响)、衣着习惯等。研究表明,儿童佝偻病的病因除日照不足、从食物中摄取的维生素D不够、钙磷比例不当、过早给婴儿添加谷类食品外,还与妊娠期母体维生素D营养不良有密切关系。在婴儿配方食品中应添加40(1μg/100kcal)~100IU(2.5μg/100kcal)的维生素D,充足的维生素D可预防婴幼儿佝偻病的发生。

2. 膳食推荐摄入量

皮肤合成维生素D的量受多因素的影响,如年龄、季节、纬度、一天中的日照时间、皮肤暴露情况、阳光屏蔽作用等,因此估计维生素D摄入量与皮肤合成之间的关系还缺乏准确的方法。而没有准确的维生素D食物成分数据,也很难计算维生素D的摄入量。

据研究结果表明,各年龄组的推荐摄入量仍低于所观察到的发生最低副作用剂量(50μg/d),也达不到最大无害剂量水平(20μg/d)。婴儿最容易发生维生素D中毒,目前普遍接受维生素D的每日摄入量不要超过25μg,儿童和成人的可耐受最高摄入量(UL)为20μg/d。但是维生素D过低也就没法预防慢性疾病和骨质疏松。由于维生素D要经过阳光紫外线的照射才能变成有效的维生素D,因此建议多晒太阳,因为人体自身会调节,通过晒太阳产生的维生素D不会过量。

维生素D的每日膳食推荐摄入量见表4-6。表中注明2011年美国修订的维生素D的推荐摄入量,较1998年大幅度地提高了推荐摄入量,我国也在2013年《中国居民膳食营养素参考摄入量》中对维生素D的推荐摄入量和UL值进行了相应的修订。

---

① 裴黎. 维生素D研究的历史与对佝偻病的再认识[J]. 医学与哲学,1990(10):43-44.

表 4-6 维生素 D 每日膳食推荐摄入量 单位：μg/d

人群	中国(2013)		中国(2000)	中国(1998)	美国(1998)	美国(2011)
0～	10(AI)	20(UL)	10	10	5	10
7 月～	10(AI)	20(UL)	10	10	5	10
1 岁～	10(RNI)	20(UL)	10	10	5	15
4 岁～	10(RNI)	30(UL)	10	10	5	15
7 岁～	10(RNI)	45(UL)	10	10	5	15
11 岁～	10(RNI)	50(UL)	5	10	5	15

注：我国 2000 年及之前维生素 D 的 UL 值儿童与成人均为 20μg/d，美国于 2011 年将 UL 值提高至 50μg/d，我国在 2013 版的《中国居民膳食营养素参考摄入量》中也调整了 UL 值。

3. 主要来源

维生素 D 的来源分为内源与外源。内源即通过进行户外活动，人体接受足够的日光，体内合成维生素 D。按照我国婴儿衣着习惯，仅暴露面部和前手臂，每天户外活动 2 小时即可维持血液中的 25-OHD_3 水平在正常范围，可以预防佝偻病的发生。然而皮肤来源受大气污染状况(如云、烟、雾、灰尘等)、窗户玻璃、皮肤色素和季节等影响，因此内源来源的维生素 D 量变化很大。

外源指通过膳食途径摄取维生素 D。除强化食品外通常天然食物中维生素 D 含量较低，动物性食品是非强化食品中天然维生素 D 的主要来源，如含脂肪高的海鱼和鱼卵、动物肝脏、蛋黄、奶油和奶酪中相对较多，而瘦肉、奶、坚果中含微量的维生素 D，蔬菜、谷物及其制品和水果含有少量维生素 D 或几乎没有维生素 D 的活性。因此许多国家或地区为预防婴幼儿佝偻病，在婴儿配方奶品中强化了维生素 D。由于奶制品钙磷含量比例适宜，并且吸收利用需要维生素 D 的参与，被认为是最适于补充维生素 D 的载体。

案例分析

阳阳妈妈听说小孩子要补充维生素 D，不然有可能会得佝偻病，于是买了很多的维生素 D 给阳阳吃。但是奶奶说："只要给孩子多晒晒太阳，就不用再补充维生素 D 了，补多了也不好。"

奶奶说得对吗？

案例解析：人体摄入维生素 D 主要通过两种途径，从食物中获取、晒太阳经过紫外线照射合成维生素 D。有的家长为了让孩子摄入维生素 D，会让孩子晒日光浴，虽然阳光会促进维生素 D 合成，但是若长期长时间让孩子娇嫩细腻的皮肤暴露在阳光下会增加晒伤的风险，因此要合理控制晒太阳的时间。此外，对于维生素 D 制剂，家长需要根据孩子户外活动与日晒情况调整补充剂的摄入量，注意维生素 D 的推荐摄入量。若短期内大量服用维生素 D 制剂可导致中毒等不良症状。

四、脂溶性维生素E

维生素E又名生育酚，是一种脂溶性维生素，主要存在于蔬菜、豆类之中，在麦胚油中含量最丰富。

（一）生理功能

维生素E具有抗氧化作用，是一种强抗氧化剂，在保护细胞免受自由基的攻击、维持膜的完整性方面具有重要作用，同时也可防止维生素A、维生素C的氧化，保证它们在体内发挥正常功能。维生素E与维生素C、β-胡萝卜素有抗氧化的协同互补作用，与硒也有相互配合进行协同的抗氧化作用。

维生素E具有保持红细胞完整性的功能。膳食中维生素E含量相对低时可引起红细胞膜结构的改变，易造成红细胞生存时间缩短或易于破坏、溶血，还可能对蛋白质代谢产生影响。维生素E还可促进某些酶蛋白合成，例如维生素E缺乏时可出现核酸和氨基酸代谢异常。

维生素E还对脂类代谢有影响，例如维生素E缺乏可使肝、血浆中的三酰甘油、胆固醇等含量发生变化，脂肪酸的组成也会有所改变。

维生素E对免疫系统发挥正常功能是必不可少的，特别是对T淋巴细胞发挥功能很重要。免疫细胞对自由基反应的损害作用十分敏感，机体的维生素E状况变化能使免疫细胞的反应性发生改变。维生素E对胚胎发育和生殖有积极作用，对神经系统、骨骼肌、视网膜有保护其免受氧化损伤的作用，还可影响血小板的功能等。

营养趣谈

维生素E的研究历程

1922年美国加利福尼亚大学Evans等人发现酸败的猪油可以引起大鼠的不孕症，而在膳食中加入莴苣和全麦能恢复其生殖能力，尤其发现麦芽油中含有促进生殖能力的维生素，他建议将这一物质称作维生素E(vitamin E)，后来又称它为生育酚(tocopherol)。1936年维生素E的晶体被发现，其分子式随即被确定。1938年Fernholz鉴定了其化学结构，并由瑞士化学家Karrer实现了维生素E的化学合成。之后20年的营养学发展[①]，使维生素E的生物学性质得到了进一步的认识，例如缺乏维生素E的雄性动物睾丸发生并流行变性，缺乏维生素E的鸡所生的蛋不能孵化，缺乏维生素E的动物有肌肉变性现象等。1940—1950年，学者们陆续观察到缺乏维生素E的动物，还有渗出性体质、大脑软化、肝坏死、贫血和黄脂病等。随着对维生素E认识的深入，1959年美国食物和营养协会确定维生素E是人体营养的必要成分。近年的研究还发现膳食中的多不饱和脂肪酸、硒、维生素C等营养素的含量对维生素E的需要量有一定影响。

① 李红卫. α-生育酚琥珀酸酯的合成及其抗肿瘤作用的研究[D].哈尔滨：哈尔滨医科大学，2005.

（二）需要量及食物来源

通常情况下人不会缺少维生素E，但不同生理时期对维生素E的需要量不同。妊娠期间维生素E需要量增加，以满足胎儿生长发育的需要；维生素E可通过乳汁分泌，成熟母乳中维生素E含量在4mg/L左右，因此乳母应增加摄入量，以弥补乳汁中的丢失；对婴儿来说，推荐的维生素E摄入量以母乳的提供量为基础，约为2mg/d。依据2013年《中国居民膳食营养素参考摄入量》，各年龄段维生素E的AI值为半岁以内3mgα-TE，6～12个月4mgα-TE，1～4岁6mgα-TE，4～7岁7mgα-TE，7～11岁9mgα-TE，11～14岁13mgα-TE，14岁及以上老年、孕妇、乳母均为14mgα-TE。

维生素E广泛存在于肉类、蔬菜、植物油中。富含维生素E的食物有果蔬、坚果、瘦肉、乳类、蛋类、压榨植物油、柑橘皮等。果蔬包括猕猴桃、菠菜、卷心菜、羽衣甘蓝、莴苣、甘薯、山药。坚果包括杏仁、榛子和胡桃。压榨植物油包括向日葵籽、芝麻、玉米、橄榄、花生、山茶等。此外，红花、大豆、棉籽、小麦胚芽、鱼肝油都有一定含量的维生素E，含量最为丰富的是小麦胚芽，最初多数自然维生素E从麦芽油中提取，如今通常从菜油、大豆油中获得。

五、脂溶性维生素K

维生素K是肝脏中凝血酶原和其他凝血因子合成必不可少的脂溶性维生素。植物来源的维生素K为维生素K_1，又称叶绿醌；维生素K_2又称甲萘醌，在肠道内由细菌合成，能供应维生素K的部分需要。维生素K具有抗热和不溶于水的特性，但易遭酸、碱、氧化剂和光（特别是紫外线）的破坏，由于天然食物中维生素K相对稳定，在正常烹饪过程中损失较少。人体内维生素K的储存很少，更新很快。维生素K在肝脏内储存时间很短，在许多器官中的含量并不高，较高的有肾上腺、肺、骨髓、肾脏和淋巴结。维生素K基本不经胎盘转运，即使母体血浆中含量正常，脐带血中也检测不到。

（一）生理功能

1. 参加凝血机制调节

有四种经典的凝血因子的合成依赖于维生素K。这四种经典凝血因子是凝血因子Ⅱ、凝血因子Ⅶ、凝血因子Ⅸ和凝血因子Ⅹ，它们能够防止出血，通过参加蛋白质水解激活作用使可溶性纤维蛋白原转化为不溶性纤维蛋白后，与血小板结合为血凝块。

2. 参与骨钙代谢

骨钙素（BGP）是钙化组织中最具特征的维生素K依赖蛋白质，与骨矿化有密切关系，对磷酸钙入骨起调节作用。骨钙素是唯一由骨细胞合成的，因此视为骨合成的标志物。骨钙素占骨蛋白总量的2％，非胶原蛋白的10％～20％。

（二）需要量与食物来源

哺乳动物的维生素K需要量可以通过膳食摄入和肠道微生物合成两种途径得到满

足。遗传因素影响人对维生素K的需求。按每千克体重计算男性比女性需要更多的维生素K。由凝血功能确定的每日维生素K的需要量约为1μg/kg体重。依据2013年《中国居民膳食营养素参考摄入量》，各年龄段维生素K的AI值为半岁以内2μg，6～12个月10μg，1～4岁30μg，4～7岁40μg，7～11岁50μg，11～14岁70μg，14～18岁75μg，18岁及以上老年、孕妇、乳母均为80μg。

叶绿醌广泛分布于动物性和植物性食物中，牛奶含量为1μg/100g，肝中含量为13μg/100g，某些干酪含2.3μg/100g。柑橘类水果含量小于0.1μg/100g，菠菜、甘蓝菜、芜菁绿叶菜含量为400μg/100g。因为对维生素K的膳食需要量低，大多数食物基本可以满足需要。但母乳中维生素K含量低，不能满足6个月以内的婴儿需要。

知识链接

维生素K缺乏与新生儿出血病①

维生素K的每日需要量约为1μg/kg体重，维生素K缺乏引起低凝血酶原血症，当其他维生素K依赖凝血因子的浓度下降时可表现为凝血缺陷和出血。

新生儿是对维生素K营养需求的一个特殊群体，因为：①胎盘转运不足；②新生儿肝脏合成凝血酶原的能力较弱；③母乳中维生素K含量低，仅为1～2μg/L（牛乳中含5～10μg/L）；④新生儿出生前几天肠道为无菌的，因此有相当数量的婴儿发生新生儿出血病（HDN）。

正常婴儿在出生时其血浆凝血酶原浓度和其他维生素K依赖凝血因子约为成人的20%。如果维生素K摄入量足够，会在3周内缓慢升高至成人水平。如果凝血酶原值低于10%以下即可出现新生儿出血病。新生儿出血病一般见于产后1～7天，表现为皮肤、胃肠道、胸腔内出血，最严重的可有颅内出血。迟发性新生儿出血病，可见于产后1～3个月出现上述症状外，还伴有呼吸不良和肝脏疾病。早产儿比足月婴儿对维生素K缺乏更敏感。母乳喂养的婴儿维生素K缺乏仍是世界范围内婴儿发病和死亡的主要原因。

六、水溶性维生素B族

B族维生素是维持人体正常机能与代谢活动不可或缺的水溶性维生素，人体无法自行制造合成，必须额外补充。一般所说的B族维生素包括B_1、B_2、B_6、B_{12}、叶酸、烟酸、泛酸等，虽然它们在结构上没有同一性，但它们也有共同的特性，因而以B族进行统称。B族的维生素之间有协同作用，即一种B族维生素的缺乏会影响其他B族维生素的吸收和功能发挥。

① 唐仪，郝玲．妇女儿童营养学[M]．北京：化学工业出版社，2012．

（一）维生素 B_1

维生素 B_1 又称硫胺素或抗神经炎素。维生素 B_1 是水溶性的，在酸性环境中稳定，在中性，尤其是碱性环境中很快会被氧化而破坏。故应于遮光、凉处保存，不宜久贮。在体内，维生素 B_1 以辅酶形式参与糖的分解代谢，有保护神经系统的作用；还能促进肠胃蠕动，增加食欲。维生素 B_1 缺乏时，可引起多种神经炎症，如脚气病。维生素 B_1 缺乏所引起的多发性神经炎，患者的周围神经末梢有发炎和退化现象，并伴有四肢麻木、肌肉萎缩、心力衰竭、下肢水肿等症状。维生素 B_1 缺乏常发生在以精米面为主食的人群，或以精米糊为主食的人工喂养儿中。

维生素 B_1 广泛存在于各类食物中，其良好来源是动物的内脏（肝、肾、心）和瘦肉；全谷类、豆类和坚果也是维生素 B_1 的良好来源。目前谷物仍为我国传统膳食中摄取维生素 B_1 的主要来源，如米糠和麸皮中含量很丰富，过度碾磨的精白米、精白面会造成硫胺素大量丢失（70%损失），所以大米和白面不是越白越好。适当地吃一些粗加工的米面及杂粮，对包括硫胺素的 B 族维生素的摄入都有好处。

（二）维生素 B_2

维生素 B_2 又称核黄素，维生素 B_2 是机体中许多酶系统的重要辅基的组成成分，参与物质和能量代谢，它是人体必需的十三种维生素之一。作为维生素 B 族的成员之一，维生素 B_2 溶于水，在加工烹调中还要注意防止它从水中流失，食用时尽量不要丢弃汤水。

维生素 B_2 的主要效用有促进发育和细胞的再生；促进皮肤、指甲、毛发的正常生长；帮助消除口腔内、唇、舌的炎症；增进视力，减轻眼睛的疲劳；和其他的物质相互作用来帮助碳水化合物、脂肪、蛋白质的代谢。膳食调查发现，维生素 B_2 缺乏较为普遍。幼儿由于生长发育快，代谢旺盛，若不注意，更易缺乏维生素 B_2。维生素 B_2 缺乏主要表现为眼、口、唇、舌、皮肤和黏膜的炎症变化等。富含维生素 B_2 的食物主要是动物性食品，例如动物肝脏与肾脏、牛奶、蛋类、奶酪、鳝鱼等，其次是豆类和绿叶蔬菜类等。

（三）维生素 B_6

维生素 B_6 是一组含氮化合物，主要以天然吡哆醛（PL）、吡哆醇（PN）、吡哆胺（PM）三种活性形式存在。维生素 B_6 的生理功能是作为许多酶的辅酶，参与神经递质糖原神经鞘磷脂，血红素类固醇、核酸以及所有氨基酸的代谢；对免疫功能有积极影响，有助于淋巴细胞增殖；具有维持神经系统的功能；并且与维生素 B_{12}、叶酸协同作用，具有降低同型半胱氨酸的作用，同型半胱氨酸近来已被认为是血管疾病的一种危险因素。

维生素 B_6 在动植物性食物中分布广泛，原发性缺乏并不常见。通常肉类、全谷类产品（特别是小麦）、蔬菜和坚果中含量最高。由于植物性食物中维生素的形式比动物组织中更复杂，因此一般来说，动物性来源的食物中的维生素 B_6 的生物利用率优于植物性来源的食物。

（四）维生素 B_{12}

维生素 B_{12} 又称钴胺素，以两种辅酶形式及甲基 B_{12} 和辅酶 B_{12} 发挥生理作用。维生素

B_{12}是哺乳类动物体内所有细胞一碳单位代谢和DNA合成修复所必需营养素之一。维生素B_{12}缺乏的表现为巨幼红细胞贫血、高同型半胱氨酸血症，神经系统损害等，血液系统损害，包括感觉神经、运动神经，以及认知功能的损害。维生素B_{12}缺乏的母亲哺乳的婴儿可表现为昏睡、生长迟缓、烦躁、大脑发育不良，甚至导致后期的发育迟滞。同时维生素B_{12}与叶酸代谢关系密切，维生素B_{12}缺乏可引起叶酸缺乏。近年流行病学研究结果提示，妇女孕期缺乏维生素B_{12}是胎儿发生神经管畸形的独立危险因素。膳食中的维生素B_{12}来源于动物性食物，主要为肉类、鱼、禽、贝壳类及蛋类，乳及乳制品中含量较少，植物性食品中基本不含维生素B_{12}。

知识链接

一碳单位

一碳单位(one carbon unit)是指在代谢过程中，某些氨基酸分解生成的含有一个碳原子的基团，例如甲基(CH_3)、亚甲基($—CH_2$)、次甲基($=CH—$)、甲酰基($—CHO$)及亚氨甲基($—CH=NH$)等。一碳单位是合成核苷酸的重要材料。

（五）叶酸

叶酸是一组与蝶酰谷氨酸功能和化学结构相似的一类化合物的统称，包括二氢叶酸、四氢叶酸等。四氢叶酸是叶酸具有生理活性的形式，体内的一碳单位必须以四氢叶酸为载体参与嘌呤、嘧啶、氨基酸等的生成和代谢。叶酸对于细胞分裂和组织生长具有极其重要的作用。叶酸缺乏的早期症状是白细胞数量下降，不易被察觉，进一步发展可导致机体免疫功能降低。巨幼红细胞贫血是叶酸缺乏者最常见的临床表现。同时，怀孕妇女叶酸缺乏发生不良妊娠的危险性增加，严重的可导致胎儿发育不良甚至出生缺陷。

知识链接

孕期叶酸作用[①]

叶酸缺乏会导致胎盘发育不良、胎盘早剥、自发性流产等，尤其是患有巨幼细胞贫血的孕妇，易出现胎儿宫内发育迟缓、早产及新生儿低出生体重。

孕早期叶酸缺乏可引起胎儿神经管畸形。神经管畸形是指由于胚胎在母体内发育至3～4周时，神经管未能闭合所造成的先天缺陷，主要包括脊柱裂和无脑等中枢神经系统发育异常。现已证实孕早期孕妇体内叶酸缺乏是胎儿神经管畸形发生的主要原因。因此在孕前及孕早期及时补充叶酸，可有效预防70%神经管畸形的发生。

---

① 唐仪，郝玲. 妇女儿童营养学[M]. 北京：化学工业出版社，2012.

由于叶酸的母婴转运是一个主动转运过程，胎盘含有叶酸的高亲和受体，因此胎儿体内叶酸水平一般比母体高3～4倍。当母体叶酸水平低时胎儿体内叶酸储备减少，而出生后迅速生长使叶酸很快消耗殆尽，因此孕期叶酸不足可影响出生后婴儿的生长和智力发育，并且导致婴儿出现巨幼细胞贫血的危险性增加。

成人维持DNA正常合成的最低需要量平均为60μg/d，当每日摄入量维持在3.1μg/kg体重时，可保证适当储备，停止叶酸摄入后可维持3～4个月不出现缺乏症状。1998年美国食品营养协会(FNB)关于B族维生素每日参考摄入量的报道提出，叶酸的推荐摄入量应以膳食叶酸当量(DFE)表示。由于食物叶酸的生物利用度仅为50%，叶酸补充剂与膳食混合时生物利用度为85%，比单纯来源于食物的叶酸利用率高1.7倍(85/50)，因此膳食叶酸当量(DFE)的计算公式为

DFE(μg)＝膳食叶酸(μg)＋1.7×叶酸补充剂(μg)

因此，当叶酸补充剂与食物叶酸混合食用时，应以膳食叶酸当量(DFE)计算平均需要量(EAR)，然后再根据EAR×1.2确定RNI。特殊人群叶酸需要量为，孕妇从孕中期开始摄入膳食叶酸100μg/d加上叶酸补充剂300μg/d可维持血清及红细胞叶酸正常水平。母乳含叶酸约为85μg/L，婴儿按摄入母乳0.75L/d计算则需要叶酸64μg/d。乳母的叶酸RNI为500μgDFE/d。婴儿采用叶酸AI值，0～6个月以65μg/d(9.4μg/kg体重)计算，6个月后为100μg/d(8.9μg/kg体重)。儿童的RNI据成人推算，1～3岁为160μgDFE/d，4～6岁为190μgDFE/d，7～10岁为250μgDFE/d，11～13岁为290μgDFE/d，14岁至成人各个年龄阶段均为320μgDFE/d。

叶酸广泛存在于各种动、植物食品中。通常在各类水果和新鲜蔬菜中含量较高，其中又是以柑橘类水果和绿叶蔬菜含量最为丰富。动物食品如动物的肝脏、肾脏、禽类肉类及蛋类；豆类、坚果类食品黄豆、豆制品、核桃、腰果、栗子、杏仁、松子等；谷物类如大麦、米糠、小麦胚芽、糙米等均含有较丰富的叶酸。

(六) 烟酸

烟酸又名尼克酸、抗癞皮病因子、维生素PP。人体内具有生理活性的形式为烟酰胺。烟酸在碳水化合物、脂肪和蛋白质的能量释放中起重要作用。在维生素B_6、泛酸和生物素的存在下，烟酸参与脂肪、蛋白质和DNA的合成，此外烟酸可降低体内胆固醇水平。

烟酸缺乏症即癞皮病(pellagra)，典型症状是皮肤炎(dermatitis)、腹泻(diarrhea)和痴呆(depression)，即3D症状。烟酸缺乏常与维生素B_1、维生素B_2及其他营养素缺乏同时存在，常伴有其他营养素缺乏症状。烟酸供给量应考虑热能消耗和蛋白质摄入量。热能消耗增加，则烟酸摄入量应相应增加；蛋白质因其所含色氨酸在体内转化为烟酸，故蛋白质摄入量增加时，烟酸摄入量可相应减少。烟酸的推荐摄入量按维生素$B_1$10倍量计算。烟酸广泛存在于动植物食物中，良好的来源为动物肝、肾、瘦肉、全谷、豆类等，乳类、绿叶蔬菜也有相当含量。烟酸除了直接从食物中摄取外，也可以在体内由色氨酸转化而来。

知识链接

加碱煮粥维生素损失大[①]

自古以来，大众对粥有相当的偏爱，粥成了早晚餐的主要组成部分，大街上的粥店、早餐店随处可见，粥的品种也是丰富多样，有小米粥、玉米粥、黑米粥、大米白粥、八宝粥、皮蛋瘦肉粥等，粥感官黏稠，口感滑润，深受大众喜爱。但是有很多人为了使粥又黏又香，习惯在煮粥时加一点食用碱，殊不知这种习惯会严重破坏维生素。

加碱煮粥有什么不好？

维生素 B_1、维生素 B_2 来源本来就少，它们又都非常怕碱，碱性条件下加热，虽然口感又黏又稠很好喝，但损失惨重，长时间地熬粥，等于使其中的维生素 B_1 和维生素 B_2 全军覆没。近 20 年来，我们国人的烟酸供应比较充足，而以精白米白面为主粮的现代，维生素 B_1 和维生素 B_2 普遍不足。当维生素 B_1 缺乏时，会令人乏力、情绪沮丧，思维迟钝、便秘、焦虑不安；严重缺乏时会发生脚气病，还会增加突发心脏病的风险。维生素 B_2 缺乏可发生脂溢性皮炎、脂溢性脱发、弥漫性上皮角化、口角炎、舌炎，严重缺乏时影响生长发育。所以，为了得到烟酸和口感而使维生素 B_1 和 B_2 损失殆尽，实在是得不偿失。

七、水溶性维生素 C

维生素 C 是维生素供给量最大的一种，又叫抗坏血酸，是一种水溶性维生素。在水溶液中易氧化，遇空气中氧、热、光、碱性物质，特别是氧化酶及微量铜、铁等金属离子可加速破坏。

（一）生理功能

天然维生素 C 与蛋白质、钙，共同形成胶原蛋白；在维护骨、牙的正常发育和血管壁的正常通透性方面都起着重要的作用；增强免疫力，预防感冒；促进四氢叶酸形成，使铁在肠道处于亚铁状态，提高机体对铁的吸收，对预治缺铁性贫血和巨幼红细胞贫血都有很好的效果；抗氧化作用，保护其他抗氧化剂，包括维生素 A、维生素 E 以及必需脂肪酸等，清除体内自由基；其他功能包括降低胆固醇水平，促进神经递质形成，具有解毒作用，预治食物中毒等。

（二）需要量及食物来源

人体内不能合成维生素 C，需从饮食中摄取。维生素 C 主要食物来源于新鲜蔬菜和

---

① 孔玉贤.加碱煮的粥，维生素损失大[R/OL]. http://www.cnsoc.org/content/details_229_20036.html. 2017-09-06.

水果，水果中以酸枣、山楂、柑橘、草莓、野蔷薇果、猕猴桃等含量高；蔬菜中以辣椒含量最多，其他蔬菜也含有较多的维生素C，蔬菜中的叶部比茎部含量高，新叶比老叶高，有光合作用的叶部含量最高。干的豆类及种子不含维生素C，但当豆或种子发芽后则可产生维生素C。

维生素C极易受到热、光和氧的破坏。为了尽可能减少食物中维生素C的损失，应注意：水果、蔬菜储存越久，维生素C损失越多，因此，尽可能吃最新鲜的水果、蔬菜，若要保存，请尽可能储存在冰箱里；水果、蔬菜不要切得太细太小，切开的果蔬不要长时间暴露在空气中（现吃现切、现切现烧），以减少氧的破坏；烧煮富含维生素C的食物时，时间尽可能短，并盖紧锅盖，以减少高温和氧的破坏；汤汁中维生素C含量丰富，应尽可能喝掉。

案例分析

小光3岁了，一天妈妈带小光去朋友张阿姨家做客。张阿姨看到可爱的小光很是喜欢，拿来了很多零食给小光吃。小光妈妈连忙拒绝并告诉张阿姨“家里很少给小光吃零食”。张阿姨听了连忙收起零食，转身拿了瓶多种维生素糖果给小光妈妈，她说：“不吃零食是个好习惯，不过你可以给小光吃这个，除了每天正常饮食外，还应该每天给孩子吃一粒多种维生素片。味道好，又有营养，很多孩子都喜欢吃。”

如果你是小光妈妈，你会怎么做呢？

案例解析：维生素是儿童身体发育不可或缺的营养素。儿童需要全面的营养，包括蛋白质、脂肪、碳水化合物、维生素、膳食纤维和多种矿物质等，如果儿童每天的饮食安排科学、搭配合理、食品多样化，儿童是可以通过每天的正常饮食获得所需各种营养素的，无须再额外补充多种维生素。

第三节 水

水是人体的重要组成成分，在体内含量最多。年龄越小，体内含水比重越高，新生儿总体水含量最高，约占总体积的80%，婴幼儿体内水分约占总体积的70%，随着年龄的增长，总体水含量逐渐降低，10～16岁以后减至成人水平。成年男子总体水约为体重的60%，女性为50%～55%。水在身体的各个组织和器官含量不同，如血液、肾含水量高达80%以上；心、肺、脾、脑、肠、肌肉、皮肤含水量在70%以上；脂肪组织含水量仅为10%。女性体内脂肪较多，故体内水含量不如男性高。

一、水的平衡

正常人每日水的来源和排出处于动态平衡。水的来源和排出量每日维持在2500mL左右。体内的水有三个来源，即饮水、食物中的水及内生水。通常每人每日饮水约

1200mL，食物中含水约1000mL，内生水约为300mL。内生水主要来源于蛋白质、脂肪和碳水化合物代谢时产生的水，每克蛋白质产生的代谢水为0.42mL，脂肪为1.07mL，碳水化合物为0.6mL。

体内水的排出主要是通过肾脏，以尿液的形式排出，占60%；其次是经肺呼出、经皮肤以汗液和随粪便排出。一般成人每日尿量500～4000mL，最低量为300～500mL，低于此量可引起代谢产生的废物在体内堆积，影响细胞的功能。出汗分为非显性和显性两种，前者为不自觉出汗，很少通过汗腺活动产生，后者是汗腺活动的结果。一般成人经非汗腺出汗排出的水量约为300～500mL，婴幼儿体表面积相对较大，非显性失水也较多。喝进去的水和排出的水基本相等，处于一种平衡状态。体育活动、劳动强度、环境温度和湿度、身体健康状况等会改变水的排出量和排出途径。

二、水的生理功能

（一）构成组织的重要成分

人体内含水量达2/3之多，可见它是构成机体的主要成分，水分布在所有的细胞组织内。人体的每个细胞及其基本单元均含有水分，人体的各种腺体分泌物均为液体。血液、淋巴、脑脊液含水量高达90%以上；肌肉、神经、内脏、细胞、结缔组织等含水约60%～80%。水在维持组织器官的形状、硬度和弹性上起重要作用。皮肤细胞合适的含水量对皮肤的健康非常重要，这也是婴儿和少女的皮肤细嫩光滑，而老年人的皮肤则因水分缺少而显干燥的原因。

水对保持人体一定的血容量具有重要意义。人体血液含水量约占92%，如果大量失水，则使血容量减少，而产生低血压，从而影响人体的各种器官，特别是心、脑、肾的功能，故血容量与水的含量具有密切关系。

（二）调节和维持体温的恒定

水的比热数值高，每克水升高1℃，就需要1cal热能。由于人体含有大量水，在代谢过程中产生的热能为水所吸收，使体温不至显著提高。其次是水的蒸发数值大，每毫升水的蒸发热约为579.5kcal，故人体只要蒸发少量的水，即可散发大量的热，以维持人体一定的体温。如果外界环境温度高，体热可随水分经皮肤蒸发散热，维持人体体温的恒定。

（三）参与体内物质代谢和运输养料

水的溶解力非常强，并有较大的电离能力，可使人体内的水溶物质，以溶解状态和电解质离子状态存在；又由于水具有较大的流动性能，在人体消化、吸收、循环、排泄过程中，可加速协助营养物质的运送和废物的排泄，使人体内新陈代谢和生理化学反应得以顺利进行。同时，膳食中的水对其他营养素的消化、吸收、代谢都有影响。如含10%蛋白质的饮食中增加20%的水分，可使蛋白质的功效加倍——即每克蛋白质使体重增加的效率提高15%～20%。

（四）润滑作用

水对人体的各种器官、关节、肌肉、组织都能起到缓冲、润滑、保护的作用。唾液有利于吞咽及咽部湿润，泪液可防止眼球干燥，关节滑液、胸膜腹膜浆液、呼吸道和胃肠道黏液都靠水而起着良好的润滑作用。

案例分析

强强的爸爸妈妈工作忙，没时间照顾他，就让强强跟着爷爷奶奶一起生活。强强爱吃零食，喝饮料，从来不爱喝白开水。为了强强的喝水问题，爷爷奶奶想了很多办法。有一天，邻居刘阿姨知道这个情况后就跟爷爷说："你买点橘子粉，给强强冲水喝，他肯定爱喝。"爷爷赶紧试了试，发现孩子很爱喝橘子味的水，因此常常买各种口味的果汁给强强冲水喝。

你觉得刘阿姨的建议正确吗？

案例解析：儿童需要每天补充一定量的水分，但如果家长常常用果汁等多种口味的饮料来"引诱"孩子喝水，对孩子身体发育是不利的。孩子若习惯了果汁的甜味，会拒绝没有味道的白开水。此外，一整天都喝糖分含量较高的果汁，不但儿童患肥胖症的概率会随之升高，而且喝完果汁后没有及时让清洁口腔、漱口刷牙等也会增大孩子龋齿发生的概率。应该从小帮助孩子养成每天吃水果和饮用足量白开水的好习惯。

三、水缺乏与水过多和水中毒

（一）水缺乏

水摄入不足或水丢失过多可引起体内失水，也叫脱水。脱水根据水与电解质丢失比例不同分为高渗性脱水、低渗性脱水和等渗性脱水。

高渗性脱水：其特点是以水的丢失为主，电解质丢失相对较少。当失水量占体重2%～4%时为轻度脱水，表现为口渴、尿少、口腔黏膜发干。当失水量占体重4%～8%时为中度脱水，表现为口渴、眼球内陷、皮肤失去弹性、烦躁、精神恍惚等，婴儿中度脱水可见前囟内陷、躁动和昏睡。当失水量达体重10%时及以上为重度脱水，可危及生命。低渗性脱水：其特点是以电解质丢失为主，水的丢失比较少，造成循环血量下降，血浆蛋白质浓度增高，细胞外液低渗和引起脑细胞水肿、肌肉痉挛等。等渗性脱水：是指水和电解质按比例丢失，体液渗透压不变，临床上有口渴和尿少的表现。

（二）水过多和水中毒

水过多指水排出障碍或入水过多引起大量水存于体内。当大量水进入细胞内，导致细胞内水过多称为水中毒。除病理原因例如肾脏水排出障碍等造成水过多和水中毒外，主要原因是水摄入量过多过快而忽略电解质的补充。例如夏季运动、旅游时，汗流浃背造成体内钠盐等电解质流失较多，如果此时大量饮用淡水而未补足盐分，就会出现头晕眼花、呕吐、乏力、四肢肌肉疼痛等轻度水中毒症状。因此日常饮水中应注意随时饮水，少量多次。

运动时由于体内水的丢失加快，如果不及时补充就可能引起水不足。水不足会使身体深部温度升高，加重心血管系统的负担，使体温调节受损以及降低运动能力。不仅要注意运动中水的补充，而且在运动前、运动后都要注意水的补充。在运动前，应喝 2 杯水(300～400mL)；在运动中，每 15～20 分钟喝半杯水(100mL)；在运动后，喝 3 杯水(500～600mL)。

四、水的需要量

水的需要量主要受代谢情况、年龄、体力活动、温度、膳食等因素的影响，故水的需要量变化很大。婴儿和儿童体表面积较大，身体中水分的百分比和代谢率较高，肾脏对调节因生长所需摄入高蛋白时的溶质负荷的能力有限，易发生严重失水，因此每人需要的水量可根据能量的消耗计算，儿童每消耗 1kcal 的能量需要水 1.5mL。2013 年《中国居民膳食营养素参考摄入量》中推荐的各类人群每日膳食水适宜摄入量见表 4-7。

表 4-7　中国居民膳食水适宜摄入量(AI)

人群	饮水量[a]/(L/d)		总摄入量[b]/(L/d)	
	男	女	男	女
0 岁～	—[d]		0.7[c]	
0.5 岁～	—		0.9	
1 岁～	—		1.3	
4 岁～	0.8		1.6	
7 岁～	1.0		1.8	
11 岁～	1.3	1.1	2.3	2.0
14 岁～	1.4	1.2	2.5	2.2
18 岁～	1.7	1.5	3.0	2.7
50 岁～	1.7	1.5	3.0	2.7
65 岁～	1.7	1.5	3.0	2.7
80 岁～	1.7	1.5	3.0	2.7
孕妇(早)	—	+0.2[e]	—	+0.3
孕妇(中)	—	+0.2	—	+0.3
孕妇(晚)	—	+0.2	—	+0.3
乳母	—	+0.6	—	+1.1

注：a 为温和气候条件下，轻体力活动水平。如果在高温或进行中等以上身体活动时，应适当增加水摄入量。
b 为总摄入量包括食物中的水以及饮水中的水。
c 为来自母乳。
d 为未定制参考值者用“—”表示。
e 表示在同龄人群参考值基础上额外增加用量“+”。

知识链接

科学饮水

什么时间适宜饮水？一般可选择在清晨起床、两餐之间、晚餐后适当饮水，其余时间可根据自身情况进行补水。千万不要等到口干舌燥才开始喝水，感到口干舌燥说明已经进入轻度脱水了，应根据自身情况妥善调节补水时间。

选择饮用水时，可以选择天然矿泉水或人工矿泉水、纯净水或者白开水。但是同矿泉水相比，纯净水的加工，是在去除有害物质的同时也去除了水中的微量元素等营养物质，造成了几乎“0”营养，长期饮用不利于身体健康，尤其是少年儿童和老年人。白开水是用自来水烧的开水，口感好，水质也更安全，被称为“最适宜的饮用水”。自来水出厂时大都是完全符合卫生标准的，但是经过一系列的水管、设备等到了居民家中，可能会被污染，所以一定要烧开再喝。

第四节 膳食纤维

几十年前，营养学中还没有“膳食纤维”这个名字，只有“粗纤维”——一种被认为不具有营养价值的非营养成分。然而通过多年的调查研究发现并认识到这种非营养成分虽不能被机体消化和吸收，但与人体健康密切相关，对预防人体的某些疾病起着重要作用，是膳食中不可缺少的成分，因此，营养学家把膳食纤维列为除了水、三大供能营养素、矿物质和维生素外的人类的第七类营养素。

膳食纤维的定义有两种，一种是从生理学角度将膳食纤维定义为哺乳动物消化系统内未被消化的植物细胞的残存物，包括纤维素、半纤维素、树脂、果胶、抗性淀粉与木质素等；另一种是从化学角度将膳食纤维定义为植物的非淀粉多糖与木质素。依据膳食纤维的化学提取法将其分为可溶性膳食纤维与不可溶性膳食纤维。可溶性膳食纤维包括半纤维素、树脂、果胶等，对小肠内的葡萄糖和脂质吸收有影响；不可溶性膳食纤维包括纤维素、木质素等，在大肠中发酵且影响大肠功能。

一、膳食纤维的主要特征

膳食纤维虽然在人体内不构成组织，也不提供能量，但却有很多重要作用，如吸水作用，膳食纤维具有很强的吸水能力或与水结合的能力，可使肠道中粪便的体积增大，加快其转运速度，减少其中有害物质接触肠壁的时间；黏滞作用，一些膳食纤维具有强的黏滞性，能形成黏液性溶液，包括果胶、树胶、海藻多糖等；结合有机化合物作用，膳食纤维具有结合胆酸和胆固醇的作用；阳离子交换作用，可在肠胃内结合无机盐，如钾、钠、铁等阳离子，形成膳食纤维复合物，影响其吸收；细菌发酵作用，膳食纤维在肠道易被细菌酵解，酵解后产生的短链脂肪酸可作为肠道细胞和细菌的能量来源。

二、膳食纤维的生理功能

（一）有利于食物的消化过程

膳食纤维能增加食物在口腔中咀嚼的时间，可促进肠道消化酶的分泌，同时加速肠道内容物的排泄，有利于食物的消化吸收。同时膳食纤维可通过延长口腔咀嚼，增强牙齿的咀嚼功能，促进牙齿发育健全。

（二）降低血浆胆固醇，预防胆结石的形成

大多数可溶性纤维可降低血浆胆固醇水平，尤其是可降低低密度脂蛋白胆固醇。各种纤维因可吸附胆汁酸、脂肪等而使吸收率下降，也可达到降血脂的作用。大部分胆结石是由于胆汁内胆固醇过度饱和所致，当胆汁酸与胆固醇失去平衡时，就会析出小的胆固醇结晶而形成胆石，膳食纤维在降低胆汁和血清胆固醇的浓度的同时，使胆汁胆固醇饱和度降低，从而减少胆石症的发生。

（三）促进结肠功能，改善大肠代谢

肠道厌氧菌大量繁殖会使中性或酸性粪固醇，特别是胆酸、胆固醇及其代谢物降解，产生的代谢产物可能是致癌物。膳食纤维可抑制厌氧菌，促使嗜氧菌的生长，使具有致癌性的代谢物减少。另外膳食纤维被肠道细菌酵解产生短链脂肪酸，一方面可作为大肠细胞的能源；另一方面可降低肠道 pH 值，减少毒素和致癌物的产生，并起到抗癌的作用。同时大多数纤维素具有促进肠道蠕动和吸水膨胀的特征。一方面可使肠道平滑肌保持健康和张力；另一方面粪便因含水分较多而体积增加和变软，有利于粪便的排出，膳食纤维实际上稀释了进入肠内的毒素，缩短粪便在肠道的时间，防止致癌物质与易感的肠黏膜之间长时间接触，从而减少癌变的可能性。反之，则肠道蠕动缓慢，粪便少而硬，造成便秘。

（四）维持血糖正常

膳食纤维可减缓糖分被吸收进血液的速度，对餐后血糖及胰岛素水平产生影响，有助于稳定血糖。可溶性纤维可降低餐后血糖升高的幅度，并且可降低血清胰岛素水平或提高胰岛素的敏感性，对防止糖尿病有积极意义。

（五）防止能量过剩与肥胖

膳食纤维，特别是可溶性纤维可以减缓食物由胃进入肠道的速度，并且因其具有很强的吸水能力或结合水的能力，可增加胃内容物容积而产生饱腹感，而减少食物与能量的摄入，达到控制体重和防止肥胖的作用。

三、膳食纤维的需要量

膳食纤维的实际摄入量，因膳食类型和饮食习惯不同而有较大差异。世界各国不同研究机构曾提出膳食纤维的适宜摄入量，但人体对膳食纤维的需要量尚无统一标准。美国FDA推荐的总膳食纤维摄入量为成人每天20～35g，其中非水溶性膳食纤维占70%～75%，可溶性膳食纤维占25%～30%。国际相关组织推荐的膳食纤维素日摄入量为：美国防癌协会推荐标准为每人每日30～40g，欧洲共同体食品科学委员会推荐标准为每人每日30g。

我国营养专家建议膳食纤维的摄入量，7～10岁儿童每人每日为10～15g，青少年每人每日为15～20g，普通成年人每人每日为25g，成年人中的肥胖者每人每日为25～30g。

膳食纤维虽对人体健康有诸多益处，但并非多多益善，膳食纤维的摄入应适量。过多的膳食纤维会引起腹胀、排便次数增多且量大。长时期过量摄入膳食纤维可影响多种矿物质的吸收利用，使钙、铁、镁、锌等随粪便排出量增加，从而引起矿物质缺乏症。另外，还会导致脂溶性维生素吸收障碍。幼儿在胃肠道异常的情况下，不宜强调膳食纤维的摄取。健康儿童摄入膳食纤维也应注意逐渐增量，避免过量。由于儿童胃容量有限，而身体生长对营养需求量高，过量的膳食纤维可能会影响儿童有效地营养进食，降低食物营养密度，同时阻碍对钙、锌、铁等基本元素的吸收。

四、膳食纤维的食物来源

粗杂粮包括谷类食物，如稻米、麦面、小米、玉米等；薯类食物，如红薯、土豆等；豆类食物，如黄豆、红豆、绿豆等。菌类食物包括鲜蘑、香菇、金针菇等。藻类食物包括海带、紫菜、海白菜等。

食物中膳食纤维的含量与植物成熟度和食物加工方法有关。一般而言，植物成熟度越高，则膳食纤维含量越高；食物加工越精细则所含膳食纤维含量越少。并且食物品种、部位不同，其纤维含量也不同。例如菜帮和菜心，果皮和果肉的膳食纤维含量相差悬殊。蔬菜消毒后生食，可增加食物纤维供给量，又可避免矿物质和维生素在烹调中的损失；而选嫩菜叶、水果去皮，或煮烂做成菜泥、果汁等，可使膳食纤维软化，并降低膳食纤维供给量，为婴幼儿添加辅食时常用的烹饪方法。

知识链接

大米和面粉，不是越白越好？①

有些人为了追求口感和风味，认为大米、面粉越白越好，但如果从营养和健康的角

① 刘萍萍. 大米和面粉，不是越白越好？[R/OL]. http://www.cnsoc.org/content/details_229_21747.html. 2017-09-06.

度来考虑，这是不提倡的，为什么呢？

加工越精细，营养损失越大。我们知道，完整的谷物包含谷皮、糊粉层、胚乳和胚芽这四个组分，各个组分营养成分不尽相同：谷皮主要由膳食纤维、B族维生素、矿物质和植物化学物组成；糊粉层含有较多的蛋白质、脂肪，丰富的B族维生素及矿物质；胚乳主要是淀粉和少量蛋白质；胚芽含有脂肪、多不饱和脂肪酸、维生素E、B族维生素和矿物质等。

如果经过精细化加工，把谷壳脱去，再进一步碾去谷皮，胚芽也随之脱落，就剩下以淀粉为主的胚乳了，膳食纤维丢失，B族维生素和矿物质的损失约占60%～80%，从而导致营养价值大大下降。因此，如果长期吃精白米和精白面将对健康不利，可能造成某些维生素和矿物质摄入不足，甚至导致维生素缺乏病，例如维生素B_1缺乏可引起脚气病等。因此，大米和面粉不是越白越好，从营养学的角度，提倡多吃全谷物。对于我们平时经常吃的糙米、小麦、玉米、大麦、燕麦、黑麦、黑米、高粱、青稞、黄米、小米、粟米、荞麦、薏米等谷物，如果加工得当，都是全谷物的良好来源。

学习思考

1. 简述几种维生素的生理功能和食物来源。
2. 身体对脂溶性与水溶性维生素的吸收与代谢有何不同？日常补充时有哪些注意事项？
3. 简述叶酸对于孕期胎儿发育及婴幼儿发育的重要性。
4. 结合钙、磷、镁、维生素D的特点，试分析学前儿童缺钙的原因。
5. 人体的水平衡是如何维持的？
6. 学前儿童如何补水最科学？学前儿童饮水应注意哪些误区？
7. 简述膳食纤维及其益处。
8. 学前儿童摄入膳食纤维有哪些注意事项？

第五章 食物营养

思维导图

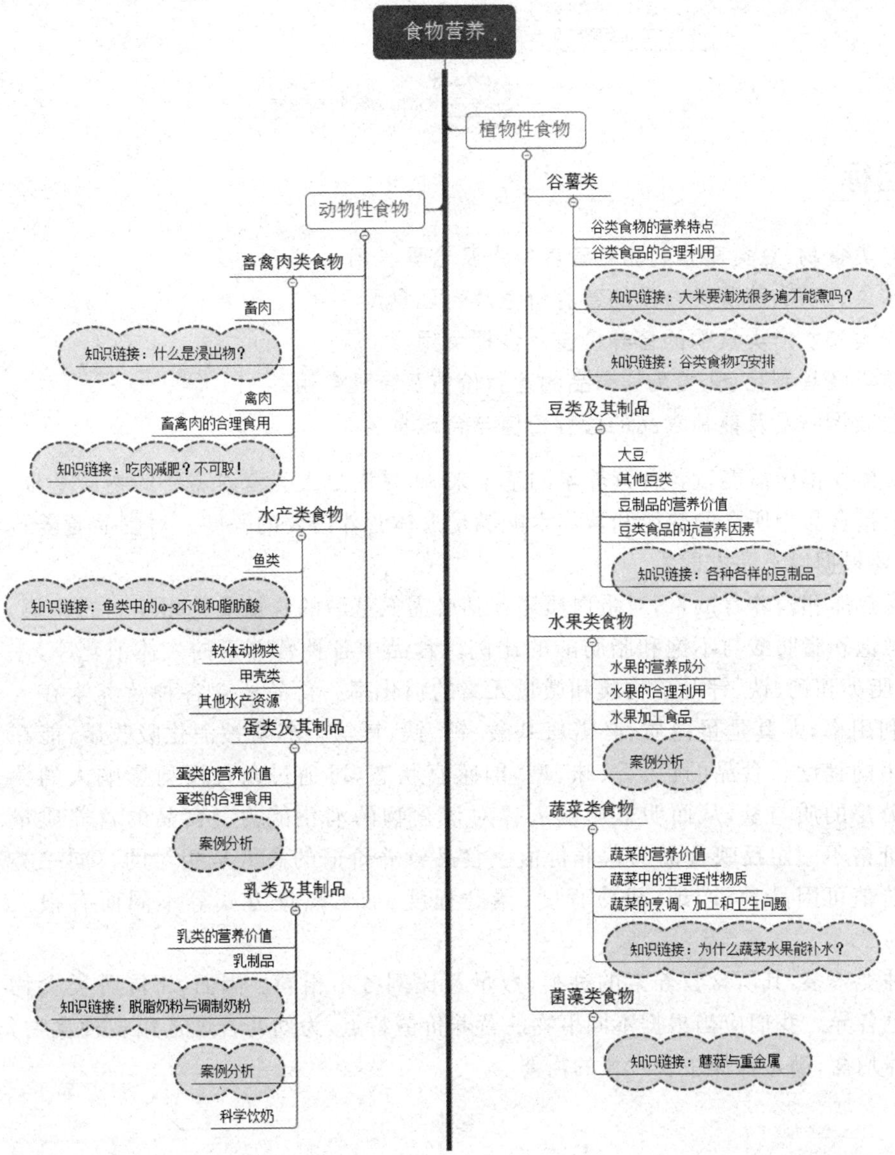

- 调味品及能量食品
  - 调味品分类
  - 主要调味品的特点与营养价值
    - 食盐
    - 糖和甜味剂
    - 知识链接：不要给未满1周岁的婴儿吃蜂蜜
    - 酱油与酱类调味品
    - 醋类
    - 味精和鸡精
  - 能量食品
    - 食用油脂
    - 糖果与巧克力制品
    - 坚果类食品
  - 学前儿童调味品与能量食品的合理食用
    - 知识链接：加工食品的营养与食用

学习目标

1. 学习谷类食物、豆类及豆制品的营养特点及合理食用。
2. 学习水果、蔬菜、菌藻类食品的营养价值及合理食用。
3. 学习肉类和水产类食物的营养价值及合理食用。
4. 学习蛋类及其制品、乳类及其制品的营养价值及合理食用。
5. 学习主要调味品及能量食品的营养价值与合理食用。

食物是人体获得所需能量各种营养素的基本来源，是满足人类营养需要的物质基础。食品营养价值指食品中所含的热能和营养素能满足人体营养需要的程度。对食品营养价值的评价，主要根据以下几方面。

食品所含热能和营养素的量，对蛋白质还包括必需氨基酸的含量及其相互间的比值，对脂类应考虑饱和脂肪酸与不饱和脂肪酸的比例。食品中各种营养素的人体消化率，主要是蛋白质、脂类和钙、铁、锌等矿物质和微量元素的消化率。食品所含各种营养素在人体内的生物利用率，尤其是蛋白质、必需氨基酸、钙、铁、锌等营养素被消化吸收后，能在人体内被利用的程度。食品的色、香、味、型，即感官状态，可通过条件反射影响人的食欲及消化液分泌的质与量，从而明显影响人体对该食物的消化能力。食品的营养质量指数。食品价格不一定反映食品的营养价值。食品营养价值的高低是相对的。同一类食品的营养价值可因品种、产地、成熟程度、碾磨程度、加工烹饪方式等不同而有很大区别。

食物的种类繁多，其所含营养素的种类、数量及比例各不相同。因而，不同种类食物的营养价值也各异。我们应当根据不同事物的营养价值特点，为幼儿合理选用多种食物，才能保持营养均衡，满足人体生长发育的需要。

第一节　植物性食物

一、谷薯类

在我国居民的膳食结构中，谷类食物占有突出地位，是我们的主食。人体每天所需能量的 50%～70%来源于谷类，所需蛋白质约 40%由谷类及其制品提供，另外谷类还是 B 族维生素和一些矿物质的主要来源。我国主要的谷类食物是小麦和稻米，此外还有玉米、小米和高粱等杂粮。

（一）谷类食物的营养特点

1. 碳水化合物含量丰富

谷类中碳水化合物约占总量的 70%～80%，其主要成分是淀粉，集中在胚乳的淀粉细胞内。淀粉是机体最理想、最经济的能量来源。

2. 蛋白质的生物价较低

谷类的蛋白质含量一般为 7%～16%。在每日膳食中谷类食品所提供的蛋白质数量不少，但美中不足的是谷类蛋白质的质量较差，必需氨基酸的数量和种类皆存在一定的缺陷，其中最常见的是普遍存在赖氨酸的缺乏，这就导致机体对谷类蛋白质的生物利用率降低，尤其不利于儿童的生长发育。此外，谷类蛋白质必需氨基酸组成比值与人体蛋白质有较大的差距，造成蛋白质的氨基酸不平衡，合成人体蛋白质的效率较低，所以营养价值不高。

3. 脂肪的含量与作用

谷类中脂肪含量普遍不高，约为 1%～2%，主要集中于谷胚与谷皮部分。谷类所提取的脂肪含必需脂肪酸非常丰富，营养价值甚高，具有降低血胆固醇、防止动脉粥样硬化的作用。维生素 E 具有抗氧化抗衰老作用，在种子里常常和油脂成分在一起，谷类所含的脂肪具有营养和保健的双重作用。谷类中脂肪有调节食物色香味的作用，使其各类制品在蒸制后产生一种特有的香气。

4. 维生素

谷类食物是膳食中 B 族维生素，特别是硫胺素（也称为维生素 B_1）和尼克酸的重要来源，一般不含维生素 C、维生素 D 和维生素 A，只有黄玉米和小麦含有少量的类胡萝卜素。小麦胚芽中含有丰富的维生素 E。维生素主要存在于糊粉层、吸收层和胚芽中。小麦、大米由于进行了精细加工，B 族维生素损失较多，而小米、糜子、高粱、荞麦和燕麦等杂粮不需过多研磨，其维生素保存比较多，维生素 B_1、维生素 B_2 的含量都高于我们日常所吃的大米、白面，是膳食中维生素 B_1、维生素 B_2 很好的补充。所以说经常吃些粗杂粮对身体大有益处。

5. 矿物质

谷类食物均含有一定数量的矿物质，为 1.5%～3%，主要存在于谷皮和糊粉层中。

大米在烹调之前经过淘洗，会损失70%的矿物质。大米蛋白质的含量又比较低，钙与磷的比值小，并且不含维生素D等能帮助人体吸收钙的营养素，所以钙在人体中的吸收利用率较低；小麦中铁和钙的含量略高于大米，而且小麦粉在加工成食物的过程中，不经过淘洗，所以矿物质的保存率较高。

一般谷类中都含有植酸，它能和铁、钙、锌等人体必需的矿物质元素结合，生成人体无法吸收的植酸盐，所以人体对谷类中矿物质的消化吸收较差。但由于小麦粉常是经发酵后蒸制成馒头或烤制成面包供人食用的，在发酵过程中，植酸大部分被水解而消除。又由于小麦粉蛋白质含量丰富，消化时水解为氨基酸、能量与钙等矿物质可形成人体易于吸收的可溶性盐类，有利于人体的吸收利用。

（二）谷类食品的合理利用

谷类的营养价值随加工、烹调、储藏等条件的影响会发生一些变化。

1. 合理加工

谷类加工有利于食用和消化吸收。但由于蛋白质、脂肪、矿物质和维生素主要存在于谷粒表层和胚芽中，加工精度越高，营养素损失越大，尤以B族维生素损失显著。从米、面营养素角度考虑，为保留米、面中各种营养成分，其加工精度不宜过高。但是谷类加工粗糙时虽然出粉出米率高，营养素损失小，但是感官性状差而且消化吸收率也相应降低，而且由于植酸和纤维素含量较多还会影响其他营养素的吸收。所以，应当根据我国居民膳食结构及饮食特点，制定相应的措施，以保障对谷类食物的合理加工和食用。

2. 合理烹调

粮谷类食物经烹调后，改善了感官性状，促进了消化吸收。烹调使纤维素变软，同时增加了其主要成分淀粉的适口性。但烹调加工过程可使某些营养素损失，如淘米时，可以使水溶性矿物质和矿物质发生损失。而且各种营养素的损失，将随着搓洗次数增多、浸泡时间延长、水温增高而加重。

知识链接

大米要淘洗很多遍才能煮吗？

大米在烹调之前的淘洗，要损失29%～60%的硫胺素和23%～25%的核黄素，米越精白、搓洗次数越多、水温越高、浸泡时间越长，维生素的损失就越严重。因此在我国南方以大米为主食的地区，如果长期食用加工精度过高的大米，再由于蒸制方法不合理，就容易导致脚气病及其他B族维生素缺乏症的发生。

米和面采用不同烹调方法会不同程度地损失一些营养素，主要是B族维生素的损失。如制作米饭采用蒸的方式，B族维生素的损失要比捞饭的方式少得多，米饭在电饭煲里保温时，随时间的延长维生素B_1将损失。制作面食采用蒸、烙、烤的方式，维生素B族损失较少，而高温油炸的方式损失较大。维生素B_1在碱性环境中极易破坏，面食在烹煮时不要加碱。

3. 合理储存

在适宜的条件下谷类可以较长时间的储藏，其蛋白质、维生素、矿物质含量变化不是很大。但是当储藏条件改变，如相对湿度增大或温度升高时，谷类中的酶活性变大，呼吸作用增强，会促进霉菌的生长，引起蛋白质、脂肪、碳水化合物分解产物堆积，发生霉变，使谷类的营养价值降低，甚至引起食物中毒。因此，粮谷类应在避光、通风、干燥和阴凉的环境中储存。

知识链接

谷类食物巧安排①

在谷类消费日益下降的今天，如何巧妙地将谷类、薯类及杂豆类的食物合理地安排到每天的膳食中，做到营养与美味兼顾呢？

首先，一日三餐，每餐都要摄入充足的谷类食物(稻米、小麦、小米、玉米、燕麦等)。馒头、面条、米饭等是我们传统餐桌上的主要食物，被称为主食。我们既要延续三餐有主食的传统，又要尽可能选择不同种类的谷类食材和烹调加工方法，将谷物制作成不同口味的主食，可以丰富选择。如肉龙、疙瘩汤、烩面片、烙饼、泡馍、馄饨、饺子、米粉、年糕、豆粥等。

其次，适当增加全谷物和杂豆的摄入。与精制米面相比，全谷物(指未经精细化加工或虽经碾磨、粉碎、压片等处理，仍保留了完整谷粒所具备的胚乳、胚芽、麸皮及天然营养成分的谷物)和杂豆类(红豆、绿豆、花豆等)可提供更多的B族维生素、矿物质和膳食纤维等营养成分，对降低慢性病的发病风险具有重要作用。

煮饭时尽量利用复合食材，如蒸米饭时在大米中加入小米、红豆，做成红豆饭；煮三合面粥(小麦粉、大豆粉、玉米粉)；蒸杂面馒头；熬八宝粥等。燕麦片、全麦粉、玉米等也可以直接作为主食。

最后，增加薯类摄入。薯类(马铃薯、红薯、芋头、山药)含有丰富的淀粉、膳食纤维以及多种维生素和矿物质。马铃薯和红薯经蒸、煮或烤后，可直接作为主食食用，也可以切块与大米一起蒸、煮后同食。薯类作为主食，与大米白面相比，血糖上升速度慢，饱腹感强，能帮助预防肥胖和糖尿病；并且在摄入同等能量的情况下，摄入的维生素、矿物质和膳食纤维都提高了，对健康大有裨益。但油炸薯片能量高，不宜食用。

二、豆类及其制品

豆类包括大豆、豌豆、蚕豆、豇豆、绿豆、小豆等干豆类。按照豆类中营养成分含量可

① 甄颖. 谷类食物巧安排[R/OL]. http://www.cnsoc.org/content/details_229_25878.html. 2017-09-06.

将豆类分为两大类，一类是大豆（包括黄豆、黑豆、青豆等）；另一类是除大豆以外的其他豆类，如蚕豆、绿豆、小豆等。豆制品是由大豆或绿豆等原料制作的半成品食物，如豆浆、豆腐、豆豉、豆皮等。

（一）大豆

大豆类食物营养价值丰富，含有量多质优的蛋白质，中等量的脂肪和较少的碳水化合物。蛋白质含量为35%～40%。大豆蛋白质不仅含量高，而且富含人体需要的必需氨基酸，属完全蛋白质，特别是它含有丰富的赖氨酸，其含量比谷类粮食高10倍；所含的苏氨酸比谷类高5倍左右。而赖氨酸是所有谷类缺少的，因此如果把大豆制品与粮谷类混合食用，不仅可以弥补谷类食物蛋白质含量的不足，而且由于补充了其他谷类食物所不足的氨基酸，从而使混合食物蛋白质的营养价值有了明显的提高。如果在小麦粉中添加15%的大豆粉，人体对小麦粉蛋白质的利用率将提高1.8倍，因此大豆是谷类理想的互补食物。

大豆的脂肪含量为15%～20%，以大豆为原料榨成的豆油是我国主要的食用油。大豆油含有丰富的不饱和脂肪酸。不饱和脂肪酸和磷脂对于维持细胞膜的正常功能具有重要作用，同时可促进胆固醇在体内的代谢，是高血压、动脉粥样硬化等心血管疾病患者的理想食物。大豆的碳水化合物含量为20%～30%，组成比较复杂，多为纤维素和可溶性糖，几乎不含淀粉。大豆还含有丰富的维生素和矿物质。B族维生素如维生素B_1、维生素B_2的含量在植物性食物中相对较高，还含有较多的胡萝卜素和维生素E，是天然的抗氧化剂。大豆的钙含量丰富，是儿童和老年人膳食钙的良好食物来源。但是大豆中的植酸和膳食纤维，与钙、铁等金属离子结合后影响了其生物利用率，在加工制作成豆制品后，植酸和膳食纤维大部分被除去，使钙和铁的吸收和利用率得到了大大的提高。

豆类还含有多种非营养素的生物活性成分，具有降血脂、抗氧化、防治动脉粥样硬化和增强免疫功能等多种保健作用。大豆磷脂具有激活脑细胞、提高记忆力以及降低血胆固醇的作用。大豆皂甙可清除自由基和减少过氧化脂质，具有延缓衰老、抗过敏、抗高血压的作用。大豆异黄酮是一种植物雌激素，能有效地延缓妇女更年期由于雌激素分泌减少而引起的骨质疏松，还具有抗癌、抗氧化、降低胆固醇、预防心血管病等功能。

（二）其他豆类

其他豆类的蛋白质含量低于大豆，为20%～25%，含有较多的赖氨酸，但蛋氨酸含量较少，营养价值较低。其他豆类脂肪含量少，约为1%。碳水化合物含量高，占55%以上，可与主食一起做成各种食品如绿豆粥、八宝饭等，起着丰富人们膳食结构的作用。豆类的膳食纤维含量较高，特别是豆皮。有研究者将豆皮处理后磨成粉，作为高纤维的原料应用到其他食品的加工中，不仅改善食品的松软性，还具有保健作用。

（三）豆制品的营养价值

传统的豆制品是以大豆为原料加工制成的各类食品，分为发酵豆制品如腐乳、臭豆腐、豆豉等，以及不发酵豆制品如豆腐、豆腐干、豆浆、豆芽等。发酵豆制品的生产经过生物发酵过程，使不同的物质进行分解，产生了人体所需的多种营养物质，如有机酸、氨基酸等，具有特殊的形态和风味，能刺激食欲，有助于人体的消化吸收。非发酵豆制品在加工过程中一般要经过浸泡、磨碎、加热等处理，使其中所含的抗胰蛋白酶被破坏，大部分纤维素被除去，蛋白质消化率可由加工前的65%提高到90%以上。

（四）豆类食品的抗营养因素

豆类食品营养丰富，但是本身含有的一些抗营养因素降低了大豆及其他豆类的生物利用率。如果烹调加工合理，可有效地去除这些抗营养因素。

1. 蛋白酶抑制剂

蛋白酶抑制剂存在在大豆、菜豆等食物中，能抑制胰蛋白酶、糜蛋白酶、胃蛋白酶的活性，以胰蛋白酶最为普遍。它对人体胰蛋白酶的活性有部分抑制作用，抑制蛋白质的消化吸收，造成不良的胃肠道反应，如喝未煮熟的豆浆会拉肚子。破坏胰蛋白酶抑制剂的有效方法是常压蒸汽加热30分钟，或1kg压力蒸汽加热15～20分钟。大豆用水浸泡至含水量60%时，水蒸5分钟即可。

2. 植物红细胞凝集素

大豆、豌豆、蚕豆、绿豆、菜豆、扁豆、刀豆等豆类还含有一种能使红血球细胞凝集的蛋白质，称为植物红细胞凝集素。含有凝集素的豆类，在未经加热使之破坏之前就食用，会引起进食者恶心、呕吐等症状，严重者甚至会引起死亡。凝集素在常压下蒸汽处理1小时或高压蒸汽处理15分钟可使之失活。

3. 植酸

大豆中含有植酸，植酸能与铜、锌、铁、镁等元素螯合，使这些营养成分无法有效地被利用。但是，如果把大豆适当发芽，例如在19～25℃室温中用水浸湿，经过3天，促使其发芽，这时豆芽中植酸酶活性大大升高，植酸被分解，游离氨基酸、维生素C则有所增加。把大豆制成豆浆或豆腐，由于磨浆前要经过长时间的浸泡，据测定，经6小时浸泡就能使大豆里的植酸酶活性上升，植酸被分解，提高了钙、锌、铁、镁等矿物质元素的利用率。

4. 豆腥味

大豆及其制品具有固有的豆腥味，主要是因为含有脂肪氧化酶。通常采用95℃以上加热10～15分钟，可除去部分豆腥味。

知识链接

各种各样的豆制品

豆腐的蛋白质含量为8%，但豆腐干及其他制品的蛋白质可达20%～45%，而且是优质蛋白质，加工后消化率可达92%～96%，是蛋白质的良好来源。豆腐在制作过程中加入了石膏（硫酸钙）和卤水（主要成分硫酸镁、硫酸钙），钙和镁的含量也大大增加。

豆浆蛋白质含量近似牛奶，并且不含动物性的饱和脂肪酸，铁含量是牛奶的 4 倍，是深受人们喜爱的价廉物美的营养饮品。

豆芽一般以大豆和绿豆为原料在适宜的水分和温度下发芽生成。蛋白质在发芽过程中分解成氨基酸或多肽，同时抗胰蛋白酶因子被破坏，提高了蛋白质的生物利用率。发芽过程中，酶的作用使矿物质和维生素含量倍增，尤其是维生素 C，发芽前几乎为零，发芽后可达 6～8mg/100g。

三、水果类食物

水果是人们日常生活中重要的食物，水果可以为人体提供丰富的营养物质，在日常生活中儿童应该多食用水果。水果可分为鲜果类和干果类。鲜果种类很多，有苹果、橘子、桃、梨、杏、葡萄、香蕉、菠萝等；干果是新鲜水果经加工制成的果干，如葡萄干、杏干、蜜枣和柿饼等。

（一）水果的营养成分

在日常生活中人们常常把蔬菜水果相提并论，虽然水果的营养价值与蔬菜相近，但水果有其自身特点。水果中可食部分的主要成分是水、碳水化合物、矿物质和维生素，以及少量的含氮物和微量的脂肪。此外，还含有有机酸、多酚类物质、芳香物质、天然色素等成分。

1. 蛋白质、水、脂类

水果中水分的含量为 79%～90%。蛋白质含量少，多在 0.5%～1.0%，水果不是含氮物质的良好来源，因此不宜作为主食。脂类物质含量很低，多在 0.1%～0.5%。

2. 碳水化合物

仁果类如苹果、梨以果糖为主，葡萄糖和蔗糖次之；浆果类如葡萄、草莓、猕猴桃等主要含葡萄糖、果糖；核果类如桃、杏以蔗糖为主。水果未成熟时，碳水化合物多以淀粉为主，随其成熟才逐渐转化为糖，随糖含量上升，水果中糖与酸（有机酸）的比例也发生改变。因此，成熟的水果，其酸度常较低，而甜度较高。水果中的主要膳食纤维成分是纤维素、半纤维素和果胶，其中较为重要的是果胶，它使水果制品形成胶冻或黏稠悬浮液，带来特殊的质地与口感。

3. 矿物质

水果中含有多种矿物质，其中在膳食中最为重要的是钾，而钠的含量较低。但不同水果间含量差别很大，如橄榄、山楂、柑橘中含钙较多，葡萄、杏、草莓等含铁较多，香蕉含磷较多。正常人血液的 pH 值为 7.35～7.4。

人类膳食中许多食物如粮谷类、肉类、蛋类、鱼类等富含蛋白质、碳水化合物、脂肪，这些物质中含硫、磷、氯等元素较多，在人体内经过代谢后，最终产物呈酸性，称为成酸性食品。而蔬菜和水果中由于含有较多的钾、钠、钙、镁等金属元素，在人体内经过代谢后，最终产物呈碱性，故称为成碱性食品。膳食中成酸性和成碱性食品之间必须保持一定的比例，才能维持人体正常的 pH 值，达到酸碱平衡，所以水果对维持人体正常酸碱平衡十分重要，此外，茶叶、牛奶也属于成碱性食品。

4. 维生素

水果中含有除维生素 D 和维生素 B_{12} 之外的几乎各种维生素，但 B 族维生素含量普遍较低。在膳食中具有重要意义的维生素是维生素 C 和胡萝卜素，但香蕉中含叶酸和维生素 B_6 较为丰富。由于水果一般不需要经过烹调加工，可以生吃，所含的维生素 C 可以毫无损失地进入人体，其在人体内的利用率也高，平均达 86.3%，是维生素 C 的极好来源。

黄色和橙色的水果可提供类胡萝卜素。在我国，动物性食品摄入不足，中国居民的饮食中维生素 A 缺乏的现象较为普遍，蔬菜和水果中的胡萝卜素是膳食维生素 A 的主要来源。

5. 芳香物质、色素和有机酸等物质

水果中含有各种有机酸，主要有苹果酸、柠檬酸和酒石酸等，这些成分一方面可使食物具有一定的酸味，可刺激消化液的分泌，有助于食物的消化；另一方面使食物保持一定的酸度，对维生素 C 的稳定性具有保护作用。另外，水果还含有纤维素和果胶，能促进胃肠蠕动和消化液分泌，对提高食欲和帮助消化有重要作用。

水果中存在的油状挥发性化合物中含有醇、酯、醛、酮等物质构成了水果独特的香气，使食物具有诱人香味，可刺激食欲，有助于食物的消化吸收。水果的品种很多，其色、香、味都能给人们以愉快感，在丰富幼儿的生活，充实膳食内容，增进食欲等方面，都有独特的作用。

（二）水果的合理利用

在日常生活中，水果的营养价值可因加工、烹调、储存条件的影响发生较大的变化。

水果收获后，仍是一个有机体，在储存过程中，继续进行呼吸作用，分解产生的代谢产物蓄积导致水果变色、腐烂。水果除含有丰富的维生素和矿物质外，还含有大量的非营养素的生物活性物质，可以防病治病，也可致病。因此，在人们的日常生活中食用水果时应注意食用卫生及科学地吃水果。

1. 吃水果要注意卫生

不要食用开始腐烂的水果，以及无防尘、防蝇设备又没彻底洗净消毒的果品，如草莓、桑葚、剖片的西瓜等，容易发生痢疾、伤寒、急性胃肠炎等消化道传染病。

吃水果尽量要削皮。一些人认为，果皮中维生素含量比果肉高，因而食用水果时连皮一起吃。殊不知，水果发生病虫害时，往往用农药喷杀，农药会浸透并残留在果皮中，因而果皮中的农药残留量比果肉中高得多。

2. 吃水果的正确时间

吃水果的正确时间是饭前 1 个小时和饭后 2 个小时左右(除了柿子等不宜在饭前吃的水果除外)。饭前吃水果，有很多好处。首先，水果中许多成分均是水溶性的，饭前吃有利于身体必需营养素的吸收。其次，水果是低能量食物，其平均能量仅为同等重量面食的1/4，同等猪肉等肉食的1/10。先吃低能量食物，比较容易把握一顿饭里总的能量摄入。最后，许多水果本身容易被氧化、腐败，先吃水果可缩短它在胃中的停留时间，降低其氧化、腐败程度，减少可能对身体造成的不利影响。饭后立即吃水果，不但不会助消化，反而会造成胀气和便秘。

3. 忌食水果过多，要合理科学地吃水果

科学地选择水果：吃水果虽然有益于健康，但也必须科学食用，食用不当也会影响人体健康。有些水果空腹不宜吃，具体如下。

西红柿：含有大量的果胶、柿胶酚、可溶性收敛剂等成分，容易与胃酸发生化学作用，凝结成不易溶解的块状物。这些硬块可将胃的出口——幽门堵塞，使胃里的压力升高，造成胃扩张而使人感到胃胀痛。

柿子：含有柿胶酚、果胶、鞣酸和鞣红素等物质，具有很强的收敛作用。在胃空时遇到较强的胃酸，容易和胃酸结合凝成难以溶解的硬块。小硬块可以随粪便排泄，若结成大的硬块，就易引起"胃柿结石症"，中医称为"柿石症"。

香蕉：含有大量的镁元素，若空腹大量吃香蕉，会使血液中含镁量骤然升高，造成人体血液内镁与钙的比例失调，对心血管产生抑制作用，不利健康。

橘子：橘子含有大量糖分和有机酸，空腹时吃橘子，会刺激胃黏膜。

山楂：山楂的酸味具有行气消食作用，但若空腹食用，不仅耗气，而且会增加饥饿感并加重胃病。

甘蔗和鲜荔枝：空腹时吃甘蔗或鲜荔枝切勿过量，否则会因体内突然渗入过量高糖分而发生"高渗性昏迷"。

（三）水果加工食品

干果是新鲜水果加工干制而成，风味独特又便于保存运输，又因其有特殊风味，故而是人们非常喜欢的食品之一。人们常食用的有杏干、柿饼、葡萄干、荔枝、桂圆、红枣、香蕉干等。在干果中，因加工处理，维生素含量明显降低。而蛋白质、碳水化合物和矿物质因加工使水分减少，含量相对增加。加工后的干果，虽失去某些鲜果的营养特点，但易于运输和储存，有利于食品的调配，使饮食多样化，故干果类仍有一定的食用价值。

果脯蜜饯是我国传统的休闲食品，具有特殊的口感和风味。果脯蜜饯以蔬果等为原料，用糖或蜂蜜长时间腌制加工而成，而呈现半透明和胶黏的状态，包括糖渍蜜饯类、果脯类、凉果类、甘草制品类、果糕类等。糖的渗透压很高，能够抑制细菌繁殖，因此果脯蜜饯可以在常温下长期保存，但由于加工过程中需要长时间熬制，鲜水果所含的维生素C和其他水溶性维生素基本被破坏。果脯和蜜饯是高热量、高糖分、低纤维素的食品，含糖量达60%以上，由于糖代谢分解需要各种维生素和矿物质的参与，因此大量食用不但造成热量过高，更容易产生维生素和微量元素缺乏。

果脯和蜜饯在生产过程中大多添加香精、糖精等添加剂，并且蜜饯在加工腌制前对原料进行硫处理，以抑制氧化变色、增进果实渗糖、增强防腐能力等，但在此过程中，蜜饯制品会含有大量亚硝酸盐，该物质在胃肠道的酸性环境中可转化为亚硝胺，亚硝胺具有强烈的致癌性，可通过胎盘进入胎儿体内造成胎儿畸形，而亚硝酸盐作为强氧化剂，大量时可使人体血液中血铁蛋白氧化，失去运氧功能，严重时造成组织缺氧、血管扩张、血压降低，出现青紫中毒表现。

因此，儿童应首选食用新鲜水果，年幼儿童不推荐食用果脯蜜饯等高糖食品。如食用干果蜜饯等应严格控制食用量，避免影响儿童的正常饮食。

案例分析

5 岁的明明不爱喝水，也不爱吃蔬菜和水果。他的奶奶想了一个办法，给明明喝煮水果水和蔬菜水，奶奶认为这样既能让明明喝水，又能补充水果蔬菜的营养。奶奶说："给孩子喝煮水果水、蔬菜水，一举两得，何乐而不为呢？"

你觉得这样做对吗？

案例解析：水果和蔬菜营养丰富，富含多种维生素，但是经煮沸后，其所含维生素会遭到破坏，因此煮水果水或者煮蔬菜水几乎没有什么营养。此外，蔬菜水果有时清洗不干净表面会存留农药、化肥等物质。因此，尽量不要给孩子喝煮蔬菜水和水果水。

四、蔬菜类食物

蔬菜和水果几乎是饮食中维生素 C 的唯一来源。蔬菜中还含有丰富的胡萝卜素、维生素 B_2、膳食纤维和有机酸。此外，蔬菜含有丰富的矿物质，如钙、钠、钾等，在体内代谢后呈碱性，所以蔬菜属于"碱性食品"，可以中和体内因常吃肉、蛋、鱼、米、面等酸性食品而产生的过多的酸，对维持体内的酸碱平衡起重要作用。

（一）蔬菜的营养价值

1. 蔬菜中的维生素

几乎所有的蔬菜均含有维生素 C，以叶菜类较为丰富，含量可达 20～50mg/100g。瓜茄类蔬菜以辣椒中含量最高，每百克可含 144mg，其次为苦瓜，每百克含 56mg 维生素 C。番茄中的维生素 C 含量虽然不是很高，但因有机酸的保护，维生素 C 不易损失，也是维生素 C 的良好来源。根据中国营养学会制定的中国居民膳食营养素摄入量，如果每人每天能食用 400～500g 各种不同的新鲜蔬菜，就完全可以满足人体维生素 C 的需要。

蔬菜中的第二大维生素是胡萝卜素。胡萝卜素属于植物来源的维生素 A，在体内可转化成维生素 A。我国居民普遍存在维生素 A 摄入不足的问题，而我们的膳食结构又是以植物性食物为主，因此胡萝卜素就成为我国居民维生素 A 的重要来源。深色的黄、绿色蔬菜均含有丰富的胡萝卜素，如菠菜、苋菜、胡萝卜、南瓜、辣椒等。

蔬菜也含有一定量的 B 族维生素如维生素 B_1、B_2、叶酸和烟酸。尤其是维生素 B_2，虽然含量不如粮谷、肉、蛋类，但由于我国居民以植物性食物为主，并且膳食中普遍缺少维生素 B_2，所以蔬菜中的维生素 B_2 在膳食中占有一定的地位。

2. 蔬菜中的矿物质

蔬菜中含有丰富的钠、钾、钙、磷、镁等常量元素以及铁、锌、硒、钼等微量元素，尤以钾的含量最高，每克蔬菜含 1～3mg 钾。钾具有多种生理功能，可维持心肌正常功能，并有降低血压的作用。

3. 蔬菜中的膳食纤维

蔬菜和水果是膳食中膳食纤维的重要来源。鲜豆类含有较多的纤维，约为 1%～3%。但是，对幼儿来说，过多的膳食纤维会影响其他营养素如钙、铁、锌的吸收。

4. 蔬菜中的三大营养物质和能量

蔬菜中的三大产热营养素含量较低，蔬菜中的碳水化合物主要是淀粉、果糖和葡萄糖。

（二）蔬菜中的生理活性物质

蔬菜种类繁多，色彩纷呈，含有丰富的色素，如胡萝卜素、番茄红素、花青素等。从蔬菜中提取的天然食用色素，具有较高的安全性。近几年的研究发现，这些天然的色素可清除自由基，具有很强的抗氧化活性，在防治有关的慢性病如冠心病、糖尿病、癌症以及延缓衰老方面具有重要作用。

蔬菜的风味是由其含有的不同芳香物质所决定的。蔬菜中的芳香物质是由不同挥发性物质组成的混合物，主要包括醇类、醛类、酮类、萜类和酯类，而葱、蒜则是一些含硫的化合物。蔬菜中含有多种有机酸，例如番茄中有柠檬酸和少量苹果酸、琥珀酸等，能刺激胃肠蠕动和消化液的分泌，有促进食欲和帮助消化的作用，同时也有利于维生素 C 的稳定。

蔬菜中有一些酶类、杀菌物质和具有特殊功能的生理活性物质成分，如萝卜中的淀粉酶在生食时可帮助消化，大蒜中的植物杀菌素和含硫化合物，具有抗菌消炎、降低血清胆固醇的作用；洋葱、甘蓝、西红柿中含有生物类黄酮，是天然抗氧化剂，能维持微血管的正常功能，保护维生素 C、维生素 A、维生素 E 等不被氧化破坏。

（三）蔬菜的烹调、加工和卫生问题

蔬菜虽含有丰富的维生素和矿物质，但烹调加工不合理，可造成这些营养素的大量损失。任何烹调加工方式都会造成蔬菜中营养素的损失，所以对于番茄和黄瓜等蔬菜，可采用生吃和凉拌的方式。水溶性维生素如维生素 C 和 B 族维生素以及矿物质易溶于水，所以蔬菜宜先洗后切，避免损失。洗好后的蔬菜，放置时间也不宜过长，以避免维生素被氧化破坏，尤其要避免将切碎的蔬菜长时间浸泡在水中。烹调时，应旺火、热油、快炒。绿色蔬菜（如油菜、黄瓜、芹菜、蒜苗等）主要由叶绿素构成，是一种不稳定的植物色素，若加温时间过长，叶绿素就会变成脱镁叶绿素，吃起来既不脆嫩可口，也会损失很多维生素。有研究证明，蔬菜煮 3 分钟，其中维生素 C 损失 5%，煮 10 分钟达 30%。为了减少维生素的损失，烹调时，加入少量醋和淀粉，可以保护维生素 C 不被破坏。有些蔬菜如菠菜等，为减少草酸对钙吸收的影响，在烹调时，可先将蔬菜放在开水中焯或烫一下后捞出，使其中的

草酸大部分溶留在水中。

蔬菜不宜长时间保存。长时间保存的蔬菜一方面维生素容易损失，如菠菜在20℃时放置一天，维生素C损失就会达到84%，但低温保存(5～7℃)维生素损失会少一些。另一方面，长时间保存的蔬菜尤其是白菜中含有大量的硝酸盐，腐烂后经细菌作用，可转变成亚硝酸盐。亚硝酸盐不仅能使血液中的低铁血红蛋白变成高铁血红蛋白，使血液失去载氧能力而引起食物中毒，同时还能与胺形成亚硝胺，亚硝胺是一种致癌物质，所以尽量选用新鲜蔬菜，少吃蔬菜制品。

有些蔬菜本身含有有毒物质。例如某些四季豆含皂甙，鲜黄花菜含秋水仙碱，食用后都会引起中毒。所以，四季豆要完全炒熟煮透才可食用，黄花菜最好选用干黄花菜，鲜黄花菜一次不要多吃，烹调前先开水焯过，并用清水充分浸泡以除去秋水仙碱。

知识链接

为什么蔬菜水果能补水？[①]

蔬菜和水果含有人体需要的各种矿物质和维生素，尤其是钾、钠、磷、镁、钙和维生素C的含量很高。在夏天，每天多增加100g的蔬菜和200g的水果摄入，就能多补充240～285mL的水。水果中还含有一定糖分，对高温劳动者或运动后的体力恢复也有帮助。

什么时候吃蔬果补水好？

进餐前：夏季高温使人的食欲下降，导致胃口不佳。在餐前补充一些含水量高又爽口的水果，比如草莓5个、西瓜1片、樱桃5个，可以起到增加食欲、润滑消化道的作用，为进餐做好准备。

劳动前后或运动前后：为了预防大量流汗可能引起的脱水，在夏天进行体力活动前后，除喝水外也适量地喝些果蔬汁。如白开水200mL、橙汁/胡萝卜汁100mL。如果活动量大，要相应增加摄入量。但要注意，果蔬汁的温度最好控制在10℃以上，以免刺激肠胃。在劳动或运动过程中，也需要少量多次地饮水、饮果蔬汁。

五、菌藻类食物

菌藻类食物属于一种蔬菜，包括食用菌和藻类。菌藻类食物营养价值丰富，富含多种营养素和一些生物活性成分，味道鲜美，是日常不可多得的佳肴。食用菌是指供人类食用的真菌，常见的有蘑菇、银耳、木耳等。蘑菇是对可食用大型真菌的俗称，其中包括平菇、香菇、金针菇、杏鲍菇、鸡腿菇多个品种。藻类是无胚并以孢子进行繁殖的水生低等植物，可供人类食用的有海带、紫菜、发菜等。

① 石文.夏日炎炎，蔬果帮你巧补水[R/OL]. http://www.cnsoc.org/content/details_229_25905.html.2017-09-06.

【谜语】

一物生来像小伞，林中树下把家安，小伞撑开收不拢，做汤做菜味道鲜。

菌藻类是一类低能量，蛋白质、膳食纤维、维生素和微量元素含量丰富的食物。菌藻类食物中蛋白质的含量与动物性食品如瘦猪肉、牛肉的蛋白质含量相当，且蛋白质氨基酸的组成亦较合理，必需氨基酸含量占60%以上，是膳食中植物蛋白质的良好补充。菌藻类脂肪含量很低，碳水化合物含量为20%～35%左右，膳食纤维丰富，还有部分碳水化合物为植物多糖，具有很好的保健作用。

菌藻类食物B族维生素如维生素B_1、维生素B_2和烟酸含量丰富，尤其是维生素B_2，比其他植物性食物都高，对于以植物性食物为主，维生素B_2容易缺乏的中国人的膳食结构来说，菌藻类食物是维生素B_2良好的食物来源。

菌藻类食物中微量元素含量丰富，尤其是铁、锌和硒，其含量是其他食物的数倍甚至十几倍。黑木耳含铁丰富，97.4mg/100g，紫菜含54.9mg/100g，发菜含99.3mg/100g，所以菌藻类食物是良好的补铁食品。菌藻类含锌也很丰富，例如香菇每100g含锌8.57mg、蘑菇含6.29mg、黑木耳含3.18mg。尤其值得提出的是，菌藻类食物菌含有较多的硒，蘑菇硒含量高达39.2mg/100g。

除了蛋白质、多种维生素与矿物质外，菌藻类食物还含有多种多糖，可显著提高机体巨噬细胞数量和巨噬细胞的吞噬作用，刺激产生抗体，从而提高人体的免疫力；可降低机体乳酸脱氢酶的活性，使肝糖原含量显著增加，从而提高人体的运动能力，并在运动后使人体各项指标迅速恢复正常，具有抗疲劳的作用；而且菌藻类食物可显著降低人体心肌脂褐素的含量，从而延缓人体衰老；同时具有降血脂、抗肿瘤的功效，对癌细胞有很强的抑制作用。

紫菜和裙带菜与海带所含的营养物质大体相似，含有大量的褐藻胶、钙、碘和较多的B族维生素，其中褐藻胶能够清除有毒的致癌物质和放射性污染物，并且具有降血脂、降胆固醇和预防血栓形成的保健作用。因此，菌藻类食品是老少皆宜的健康食品，尤其对促进儿童生长发育、提高儿童免疫力等具有积极的作用，应将菌藻类食物纳入幼儿日常营养食谱中。

知识链接

蘑菇与重金属①

近年来国内外研究都有报道指出，蘑菇富集重金属的能力比其他绿色植物高，这是由于蘑菇会产生一些能和重金属络合的蛋白，通过与重金属络合生成无毒的络合物来解毒，从而让蘑菇自己“不怕”重金属。

① 文雅琦. 吃蘑菇会引起重金属中毒吗?[R/OL]. http://www.cnsoc.org/content/details_229_25884.html, 2017-10-05.

蘑菇中的重金属来源于环境中，如果培养介质没有受到污染，自然水体没有因排污造成其中重金属含量过高，日常食用的蘑菇就不会富集重金属。目前市场上蘑菇基本都是菌棒加营养液养出来的，菌棒一般都是木屑、棉籽壳和玉米秸秆等物质，不接触土壤。即使日常饮食中摄入了微量的重金属，人体内的金属硫蛋白和谷胱甘肽也能与重金属离子结合，使其失去活性，进一步通过消化道排出，起到解毒的作用。由此可见，吃蘑菇导致重金属中毒的传言不可相信。

第二节　动物性食物

一、畜禽肉类食物

从食物角度讲，肉类是指来源于动物且适宜人类食用的所有部分的总称，不仅包括动物的骨骼肌肉，还包括许多可食用的器官和脏器组织，如心、肝、肠、肺、肾、舌、脑、血、皮和骨等。畜禽肉类是指畜类和禽类的肉，前者包括猪、牛、羊、兔、马、驴、鹿、骆驼等牲畜的肌肉、内脏及其制品，后者包括鸡、鸭、鹅、火鸡、鹌鹑、鸵鸟、鸽等的肌肉及其制品。畜禽肉类食物中含有丰富的脂肪、蛋白质、矿物质和维生素，碳水化合物较植物性食物少，不含植物纤维素。肉的组分变化不仅取决于肥肉与瘦肉的相对数量，也因动物种类、年龄、育肥程度及所取部位等不同而呈显著差异。

（一）畜肉

蛋白质：畜肉蛋白必需氨基酸充足，在种类和比值上接近人体需要，利于消化吸收，是优质蛋白质。心、肝、肾等内脏器官的蛋白质含量较高，而脂肪含量相对较少。蛋白质在畜肉的皮肤和肌腱的主要构成部分——结缔组织中含量较高，可达到35%～40%，畜肉中含有能溶于水的含氮浸出物，使肉汤具有鲜味，成年动物含量较幼年动物高。骨中蛋白质含量丰富，约为20%。加工食用时可通过炖骨头汤或者把骨加工成骨糊添加到肉制食品中，从而充分利用其蛋白质。畜肉血液中的蛋白质含量平均在10%左右，畜血血浆蛋白质中含有8种人体必需氨基酸和组氨酸，也具有丰富的营养价值。

知识链接

什么是浸出物？

浸出物是指除蛋白质、盐类、维生素外能溶于水的物质，包括含氮浸出物和无氮浸出物。

含氮浸出物：为非蛋白质的含氮物质，多以游离状态存在，是肉品呈味的主要成分，主要分为核苷酸类、胍基化合物、嘌呤、游离氨基酸、肉毒碱、尿素、胺等。

无氮浸出物：为不含氮的可浸出的有几种化合物，包括碳水化合物和有机酸。

碳水化合物：含量低，在各种肉类中主要是以糖原的形式存在于肌肉和肝脏中。

饱和脂肪酸和胆固醇：畜肉类脂肪以饱和脂肪为主，并含有少量卵磷脂、胆固醇和游离脂肪酸。畜肉的脂肪含量为10%～36%，肥肉则高达90%。

维生素：畜肉中含有多种维生素，居主要地位的是B族维生素和维生素A，这两类维生素在肝脏中的含量最为丰富。

矿物质：畜肉中含有一定量的矿物质，主要包括铁、磷、铜、钙等。这些矿物质的含量因畜肉的种类、成熟度和肥瘦不同而存在一定的差异。肉类是铁和磷的良好来源，并含有一些铜，肌肉中所含的铁和铜没有肝脏多，铁在肉类中主要以血红素铁的形式存在，消化吸收率较高，不易受食物中的其他成分干扰，生物利用率高，是膳食铁的良好来源。

（二）禽肉

禽肉的营养价值与畜肉相似，但在脂肪含量、饱和程度、熔点以及消化吸收方面存在一定差异。禽肉的脂肪含量少，饱和程度低，熔点低（20～40℃），尤其是禽肉中含有一定量的（约20%）亚油酸，更容易被人体消化吸收。禽肉蛋白质氨基酸组成接近人体需要，且质地较畜肉细嫩且含氮浸出物较多，故禽肉在食用中比较适合煲汤或者多汁的做法，汤汁的味道更为鲜美。

（三）畜禽肉的合理食用

均衡搭配，在食用时与谷类食物搭配，同时加入一定量的水果和蔬菜，以发挥蛋白质的互补作用。适量进食，食用畜禽肉时注意用量和次数的合理分配，可将畜禽肉分散到每餐膳食中，每次用量适中，不宜暴食。合理加工，根据畜禽肉的营养价值和特点进行有针对性地选择和加工。禽肉中所含的脂肪含不饱和脂肪酸较多，因此肥胖儿童和老年人及心脑血管疾病患者可以适当地选择食用禽肉。另外，由于学前儿童消化吸收发育尚未完善，在畜禽肉烹饪时应注意选择合适的烹饪方法，使膳食更易咀嚼、消化和吸收。

知识链接

吃肉减肥？不可取！①

自吃肉减肥方法问世以来，独特的减肥理念为其赢得了众多粉丝。其实这种减肥方法并不算新鲜，它就是我们熟知的阿特金斯减肥法！其特点是不限制脂肪和蛋白质的摄入量，每天只进食极少量的碳水化合物。且在采取膳食的初期阶段，禁止食用富含碳水化合物的食品，如面包、蛋糕、大米、豌豆、菜豆和其他豆类。

从营养学角度来看，这样的减肥方式并不健康。大量研究证实，采用阿特金斯减肥法虽然体重在短期内可能会出现较快的下降，但其后这种膳食减少体脂的作用与其

① 张学斌. 别让主食为肥胖背锅[R/OL]. http://www.cnsoc.org/content/details_229_25902.html. 2017-09-06.

他低能量膳食相比并无明显差别。并且它有更明显的副作用，如口臭、腹泻、疲劳及增加罹患心血管疾病的危险，并能使糖尿病患者更容易发生并发症。另外有动物研究显示，采用高脂肪低碳水化合物饲料喂养的大鼠精力和注意力均出现了下降。由此可见，只通过限制主食来减肥的做法是不可取的。

二、水产类食物

水产动物的种类繁多，全世界仅鱼类就有 2.5 万～3.0 万种，海产鱼类超过 1.6 万种，水产食用资源与人类饮食关系密切，供人类食用、具有营养价值的水产品主要有鱼类、甲壳类、软体类和海龟类。这些丰富的海洋资源作为高生物价的蛋白、脂肪和脂溶性维生素来源，在人类的营养领域具有重要作用。

（一）鱼类

蛋白质：鱼类肌肉蛋白质含量一般为 15%～25%，肌纤维较细短，间质蛋白质较少，组织中水分含量高，所以，显得软而细嫩，较畜、禽肉更容易被人体消化，营养价值与畜、禽肉近似。氨基酸组成中，色氨酸含量偏低。存在于鱼类结缔组织和软骨中的含氮浸出物主要为胶原和黏蛋白，加水煮沸后溶出，冷却后即成为凝胶状物质。

脂肪：鱼类中所含脂肪主要存在于皮下和脏器周围。鱼类脂肪中的不饱和脂肪酸含量十分丰富，是人体必需脂肪酸的重要来源，其含量可达 60%以上。

碳水化合物：鱼类所含碳水化合物较低，约为 1.5%，以糖原的形式储存于鱼类的肌肉和肝脏中。

矿物质：鱼类矿物质含量为 1%～2%，其中锌含量最为丰富，钙、钠、氯、钾、镁等含量也较多。海水鱼比淡水鱼的钙、碘含量要高。

维生素：鱼油和鱼肝油中含有大量的维生素 A、维生素 D 及一定含量的维生素 E。

知识链接

鱼类中的 ω-3 不饱和脂肪酸

鱼类中的 ω-3 不饱和脂肪酸存在于鱼油中，主要是二十碳五烯酸(EPA)和二十二碳六烯酸(DHA)。EPA 和 DHA 可以在动物体内由亚麻酸转化而来，但是非常缓慢，而在一些海水鱼类和藻类中却可以大量转化。

EPA 与 DHA 的研究起源于 20 世纪 70 年代流行病学调查，调查发现爱斯基摩人通过吃生鱼摄入大量 EPA 和 DHA，其心血管发病率远低于丹麦人。后期研究发现 EPA 和 DHA 不仅可以降低低密度脂蛋白、升高高密度脂蛋白，还具有抗癌作用。

现代研究证实 DHA 是人脑的主要组成物质之一，约占人脑脂肪的 10%左右，主要以磷脂形式存在于中枢神经系统细胞和视网膜细胞中，与脑细胞功能有关。而EPA能迅速在脑中转化成DHA并蓄积，说明DHA是真正对脑发育起重要作用的物质。

（二）软体动物类

软体动物种类繁多，据其形态可分为双壳类、单壳类和无壳类。双壳类软体动物通常也叫贝类，有两个壳，如蛤类、扇贝、牡蛎、贻贝、河蚌等；单壳类软体动物常见的有各种螺、鲍鱼等；无壳类软体动物包括章鱼、乌贼、鱿鱼等。

软体动物类食物含有丰富的蛋白质和微量元素，而且普遍低脂肪、低胆固醇，且碳水化合物含量低，被称为健康食品。蛋白质中含有全部必需氨基酸，其中酪氨酸和色氨酸的含量比牛肉和鱼肉都高，贝类肉质中还含有丰富的牛磺酸。软体动物微量元素的含量以硒最为突出，其次是锌，此外还含有碘、铜、锰、镍等微量元素。

（三）甲壳类

甲壳类水产品主要有虾和蟹等，肉质为横纹肌，细腻软滑，味道鲜美，富含大量人体所需的营养，如蛋白质、脂肪、维生素A、维生素B_1、维生素B_2、烟酸、钙、磷、铁及谷氨酸、甘氨酸、脯氨酸、组氨酸、精氨酸等多种氨基酸和微量胆固醇。虾、蟹甲壳中也含有丰富的营养物质，其中蛋白质25%、碳酸钙40%～45%、甲壳质15%～20%。甲壳质具有降低胆固醇、调节肠内代谢和血压的生理功效，以及排除体内重金属毒素的独特作用。

（四）其他水产资源

海参：胆固醇极低，脂肪相对少，是一种典型的高蛋白、低脂肪、低胆固醇食物，对高血压、高脂血症和冠心病患者尤为适宜。每100g水发海参含蛋白质14.9g、脂肪0.9g、碳水化合物0.4g、钙357mg、磷12mg、铁2.4mg及少量维生素B_1、维生素B_2、烟酸等。

海蜇：即通常所说的水母，属浮游生物，通体呈透明状，食用时口感鲜滑、清爽，没有油腻感。海蜇体内含水量高达65%左右，含有比较丰富的碘元素，对于人体的保健起积极作用。

三、蛋类及其制品

蛋类主要指鸡、鸭、鹅、鹌鹑、火鸡等的蛋。各种蛋的结构和营养价值基本相似，其中食用最普遍、销量最大的是鸡蛋，主要提供高营养价值的蛋白质，以下以鸡蛋为例介绍其营养价值及合理食用。

（一）蛋类的营养价值

蛋含丰富的优质蛋白，每100g鸡蛋含蛋白质12.7g，两枚鸡蛋所含的蛋白质大致相当于150g鱼或瘦肉的蛋白质。鸡蛋蛋白质的消化率在牛奶、猪肉、牛肉和大米中也最高。鸡蛋蛋白质为优质蛋白质的代表，不但含有人体所需要的必需氨基酸，且氨基酸组成与人体组成模式接近。全蛋蛋白质几乎能被人体完全吸收利用，是食物中最理想的优质蛋白质。蛋黄是磷脂的极好来源，主要是卵磷脂和脑磷脂，此外尚有神经鞘磷脂。蛋黄所含卵磷脂具有降低血胆固醇的效果，并能促进脂溶性维生素的吸收。另外，蛋黄中含丰富的磷、钙、铁、硫、镁、钾、钠等。蛋黄中维生素含量十分丰富，且品种较为齐全，包括所有的B族维生素，维生素A、维生素D、维生素E、维生素K和微量的维生素C。

（二）蛋类的合理食用

1. 合理烹调

以鸡蛋为例，最佳烹制方法是清水煮熟鸡蛋，煮鸡蛋中的维生素，矿物质和蛋白质等几乎没有损失。煎鸡蛋和烤鸡蛋中的维生素 B_1、维生素 B_2 损失率分别为15%和20%，而叶酸损失率可高达65%。

儿童应避免经常食用咸蛋、卤蛋、松花蛋、茶叶蛋等蛋类制品。咸蛋是由盐水浸泡腌制而成的，是高盐食品；卤蛋是用各种调料或肉汁加工成的熟制蛋，卤汁里常用刺激性很大的香料如八角等，且在制作过程中需反复煮制，从而造成营养成分的流失与变性；松花蛋在制作过程中会使用黄丹粉即氧化铅，因此松花蛋有一定的铅含量；茶叶中含有鞣酸物质，在烧煮时会渗透到鸡蛋里，与鸡蛋中的铁元素结合，形成刺激肠胃的不良沉淀，影响营养物质的消化吸收，同时茶叶中的生物碱类成分可与钙结合，影响钙吸收，进而影响幼儿发育，导致儿童长不高、骨质差等。

2. 正确保存蛋类

保存鲜蛋要注意时间、温度和湿度的控制。尽量不要长时间保存蛋类，应少量保存，不要一次购买大量鲜鸡蛋。保存过程中随时间延长维生素会有所损失，且易变质。同时应注意低温保存鸡蛋。零度条件下保存一个月的鸡蛋所含维生素D、维生素 B_1 基本不受影响，但维生素 B_2、烟酸和叶酸会分别减少14%、17%和16%。低温条件下也不要长时间保存鸡蛋，最长不超过5个月。

3. 不生吃鸡蛋、不吃变质鸡蛋

生蛋清中含有抗生素和抗胰蛋白酶，分别会影响生物素的吸收和胰蛋白酶的活力，蛋煮熟后这种现象就不会出现了，因此食用生鸡蛋或不熟鸡蛋其消化率要比熟鸡蛋低一些。由于鸡蛋的壳上有许多细微小孔，有些病原体可通过小孔侵入，食用被病原体感染的鸡蛋可能会出现胃寒、发热、恶心、呕吐腹泻等，对身体健康威胁很大，所以鸡蛋必须煮熟吃，以免发生疾病。

变质鸡蛋是由于霉菌侵入蛋内而变质，且带有强烈恶臭味，有时会形成黑斑，食用会对身体造成损害。处于发育中的学前儿童，更应当注意避免食用变质蛋。

案例分析

6个月的童童一直是妈妈母乳喂养，妈妈和奶奶准备给童童添加辅食。妈妈说："孩子的第一种辅食最好吃婴儿营养米粉，营养全面，容易消化，孩子容易接受。"奶奶则认为应该给孩子吃鸡蛋黄："老家人都是先给孩子吃鸡蛋黄，鸡蛋黄多有营养啊！"妈妈和奶奶争论不休。

你觉得选择什么食物作为宝宝的第一种辅食比较好呢？

案例解析：一直以来，很多家长尤其祖辈家长习惯把鸡蛋黄当成宝宝接触的第一种辅食，认为鸡蛋黄营养丰富，能够让宝宝茁壮成长。过去蛋黄多作为首选的辅食推荐，但蛋黄中铁的吸收率远低于瘦肉和动物肝脏，半岁的宝宝肠胃较为娇嫩，若摄入鸡蛋黄过多易引起消化不良，而且蛋黄是容易导致宝宝食物过敏的食材之一。因此，6个月开始添加辅食不应包括蛋黄，蛋黄应在7～9个月开始添加，每日自1/4个逐渐增加至1个。

四、乳类及其制品

乳类及其制品是指动物的乳汁，经常食用的是牛奶和羊奶。乳类经浓缩、发酵等工艺可制成奶制品，如奶粉、酸奶、炼乳等。奶类是营养成分齐全、组成比例适宜、容易消化吸收、营养价值高的食品，主要可以提供优质蛋白质、维生素A和维生素B_2，牛奶富含钙、磷、钾等矿物质，而且容易被人体吸收，是膳食钙质的极好来源。

（一）乳类的营养价值

乳类的成分主要包括水分、蛋白质、脂肪、碳水化合物、各种矿物质、维生素等。乳类的水分含量为86%～90%，因此它的营养素含量与其他食物相比相对较低。

1. 蛋白质

牛奶中的蛋白质含量比较恒定，为优质蛋白，易于消化吸收。乳蛋白质有很多优点，其营养价值远高于植物蛋白质。牛奶含有人体必需的八种氨基酸，消费较少量的牛奶就能满足人体对8种必需氨基酸的大部分需要，与其他膳食蛋白尤其是植物蛋白质合用时，可以提高蛋白质的生物学价值，如与谷物混合食用，可以弥补谷物中某些氨基酸的不足。

2. 脂类

脂肪是奶类的重要组成部分，与其他动物性食品相比，脂肪含量及胆固醇含量比较低，而且容易消化吸收，给机体造成的负担少。因此对幼儿来说，这种脂肪优于其他油脂。

3. 碳水化合物

奶类中天然存在的碳水化合物主要为乳糖，牛奶含量为4.6%，人乳含量为7.0%。由于乳糖能促进钙等矿物质的吸收，也为婴儿肠道内双歧杆菌生长必需，所以对幼儿的生长发育具有特殊的意义。但对于部分不经常饮奶的成年人来说，体内乳糖酶的活性过低，大量食用乳制品后可能引起乳糖不耐症的发生。用固定化乳糖酶将乳糖水解为半乳糖和葡萄糖可以解决乳糖不耐受的问题，同时增加牛奶的风味及甜度。

4. 矿物质

奶中含有钙、磷、铁、铜、锌、钾、钴、碘、锰、硫等多种人体必需的矿物质，特别是钙含量丰富，质量好。成年人每人每日钙的推荐摄入量为800mg，孕妇、乳母、老年人需要更多的钙。每天喝250mL牛奶可以获得约250mg钙，相当于推荐摄入量的1/3，同时牛奶中的钙具有较高的生物利用率，为膳食中最好的天然钙来源。

5. 维生素

奶类是维生素的重要来源，含有几乎所有种类的维生素，只是这些维生素含量差异大。牛奶是B族维生素尤其是维生素B_2的良好来源。脂溶性维生素存在于牛奶的脂肪部分中，水溶性维生素则存在于水相即乳清（除去乳脂肪和酪蛋白后的水相称为乳清）中。乳清呈现的淡黄绿色即为维生素B_2的颜色。脱脂奶的脂溶性维生素含量随着脂肪的去除而显著下降，必要时需进行营养强化。牛奶中所含有的乳铁蛋白是一类重要的生理活性物质，具有调解铁代谢、促进生长；抗炎，调节巨噬细胞活性，预防肠道感染；促进肠道黏膜细胞分裂更新；刺激双歧杆菌生长；抗病毒等有利于健康的作用。此外，乳中还含有免疫球蛋白、激素和生长因子等其他生理活性物质，对婴幼儿生长发育有益处。

（二）乳制品

乳制品主要包括奶粉、炼乳、酸奶等。因加工工艺不同，奶制品营养成分有很大差异。

1. 奶粉

鲜奶经脱水干燥制成粉状是为奶粉。根据食用的目的，奶粉可分为全脂奶粉、脱脂奶粉和调制奶粉等。喷雾干燥法制成的奶粉粉粒小，溶解度高，无异味，营养成分损失少，营养价值较高。

知识链接

脱脂奶粉与调制奶粉

脱脂奶粉是将鲜奶脱去脂肪，脂溶性维生素损失较多，供腹泻婴儿及需要少油膳食的患者食用。

调制奶粉（母乳化奶粉）是以牛奶为基础，参照人乳组成的模式和特点，进行调整和改善，使其更适合婴幼儿的生理特点和需要。主要是减少牛乳粉中酪蛋白、甘油三酯、钙、磷和钠的含量，添加了乳清蛋白、亚油酸和乳糖、强化维生素和矿物质等。

2. 炼乳

炼乳为浓缩奶的一种，分为淡炼乳和甜炼乳。

淡炼乳是新鲜奶经低温真空条件下浓缩，除去约2/3水分，灭菌而成。因受加工的影响，维生素受到一定程度破坏，因此常用维生素加以强化，按适当比例稀释后，营养价值与鲜奶相同，适合婴儿和对鲜奶过敏者食用。甜炼乳是在鲜奶中加15%蔗糖后浓缩制成。因糖分过高，需经大量水冲淡，营养成分相对下降，不宜供婴儿食用。

3. 酸奶

以鲜牛奶或奶粉为原料，经过预处理，然后接种入纯培养的保加利亚乳杆菌和嗜热链球菌作为发酵剂，并保温一定时间，因产生乳酸而使酪蛋白凝结的成品，称为酸奶。牛奶经乳酸菌发酵后游离氨基酸和肽增加，更易消化吸收。酸奶乳糖减少，使乳糖酶活性低的成人易于接受。酸奶维生素含量与鲜奶相似，但叶酸含量增加1倍。酸奶酸度增加，利于维生素保护。乳酸菌进入肠道可抑制一些腐败菌的生长，调整肠道菌相，防止腐败胺类对人体的不良作用。

案例分析

可可妈妈是全职妈妈，在可可小的时候，她经常用母乳自制"酸奶"给可可喝。可可妈妈认为母乳是宝宝最好的食物，那母乳酸奶应该也是营养丰富的。

你觉得母乳可以制酸奶吗？

案例解析：若妈妈乳汁充足，可以吸出母乳置于冰箱内保存。但是母乳不适宜制作酸奶。母乳喂养过程属于有菌喂养，如果吸出的母乳放在酸奶机内发酵时间过长，则会产生大量的致病菌，不利于宝宝的身体健康。

4. 干酪

干酪也称奶酪，为一种营养价值很高的发酵乳制品，是在原料乳中加入适量的乳酸菌发酵剂或凝乳酶，使蛋白质发生凝固，并加盐、压榨排出乳清之后的产品。奶酪是具有极高营养价值的乳制品，每千克奶酪制品都是由10kg牛奶浓缩而成，所以其营养价值要比牛奶高。

（三）科学饮奶

不喝生奶，防病从口入：食用前一定要经过严格的消毒灭菌过程，防止微生物和细菌的污染。经过消毒处理的奶类，其蛋白质、矿物质、乳糖等基本上与鲜奶所含成分相同，营养价值变化不是很大。只有少量的B族维生素有变化，且保存率通常也在90%以上。

牛奶中不宜添加果汁等酸性饮料：牛奶中的蛋白质80%为酪蛋白，当牛奶的pH值在4.6以下时，大量的酪蛋白便会发生凝集、沉淀，难以消化吸收，严重者还可能导致消化不良或腹泻。

禁用奶服药，服药前后1小时也不喝奶。牛奶明显影响人体对药物的吸收，牛奶易在药物表面形成一个覆盖膜，使奶中的钙、镁等矿物质与药物发生化学反应，形成非水溶性物质，从而影响药效的释放及吸收。

食用乳类应尽量减少糖分的含量：乳饮料是指蛋白质含量超过1.0g的含乳饮料，包括乳饮料、调味乳、乳酸饮料和乳酸菌饮料等，大多添加各种配料，如水、糖或甜味剂、调味料、果汁、有机酸、香精等，一般含糖量高，营养价值却不如未调味的液体奶。因此，乳饮料不能代替液体奶成为学前儿童的常规饮品。

控制每日适当饮奶量：液体奶虽然富含营养，每日的饮用量却不是越多越好，过多可能会导致腹泻、溢奶、影响主餐进食等，学前儿童每人每日饮奶量应保持在300～600mL。

第三节 调味品及能量食品

调味品、食用油脂、糖果、巧克力等食品，不仅满足食物烹饪加工及人们的饮食习惯需要，也是补充人体营养素的一个重要途径。调味品是指以粮食蔬菜等为原料，经过发酵、腌渍、水解、混合等工艺制成的各种用于烹饪调味和食品加工的产品以及各种食品的添加剂。调味品是能增加菜肴的色、香、味，促进食欲，有些是有益于人体健康的辅助食品。

一、调味品分类

中国研制和食用调味品有悠久的历史和丰富的知识，调味品品种众多，从不同角度可以对调味品进行不同的分类。

依调味品的商品性质和经营习惯的不同，可将调味品分为七类。

酿造类调味品：也称为发酵调味品，是以含有较丰富的蛋白质和淀粉等成分的谷类和豆类为主要原料，经过处理后进行发酵，即在微生物酶的作用下产生一系列生物化学变化，将其转变为各种复杂的有机物，此类调味品主要包括酱油类、食醋类、酱类、豆豉类、豆腐乳、料酒类等。各类酿造类调味品又可细分为天然酿造品和配制品。

酱腌菜类调味品：包括盐渍、糖渍、酱渍、糖醋渍、糟渍等各类制品，即将蔬菜通过加盐、糖、酱、酒糟等进行腌制，通过有关微生物及鲜菜细胞内的酶的作用，将蔬菜体内的蛋白质及部分碳水化合物等转变成氨基酸、糖分、香气及色素，具有特殊风味。此类调味品主要包括榨菜、芽菜、冬菜、梅干菜、腌雪里蕻、泡姜、泡辣椒、糖蒜、酱菜等。

鲜菜类调味品：鲜菜类调味品主要是新鲜植物。此类调味品主要包括葱、蒜、姜、辣椒、芫荽、辣根、香椿等。

干货类调味品：也称为香辛料类调味品，以天然香料植物为原料制成，大都为植物根、茎、果干制而成，含有特殊的辛香或辛辣等味道。此类调味品主要包括胡椒、花椒、干辣椒、八角、小茴香、芥末、桂皮、姜片、姜粉、草果等。

水产类调味品：水产中的部分动植物经过干制或加工，具有特殊鲜味，含蛋白质较高。此类调味品主要包括鱼露、虾米、虾皮、虾籽、虾酱、虾油、蚝油、蟹制品、淡菜、紫菜等。

其他类调味品：不属于前面各类的调味品，主要包括食盐、味精、糖、黄酒、咖喱粉、五香粉、芝麻油、芝麻酱、花生酱、沙茶酱、银虾酱、番茄沙司、番茄酱、果酱、番茄汁、桂林酱、椒油辣酱、芝麻辣酱、花生辣酱、油酥酱、辣酱油、辣椒油、香糟、红糟、菌油等。

食品添加剂：指为改善食品品质和色、香、味及防腐和加工工艺所需要而加入食品中的化学合成或天然物质，包括味精、酶制剂、柠檬酸、甜味剂、酵母、香精香料、乳化增稠剂、品质改良剂、防腐剂、抗氧化剂、食用色素等。

按调味品成品形状又可分为酱品类、酱油类、汁水类、味粉类和固体类。酱品类如沙茶酱、豉椒酱、酸梅酱等；酱油类如生抽王、鲜虾油、豉油皇、草菇抽等；汁水类如烧烤汁、卤水汁等；味粉类如胡椒粉、沙姜粉、大蒜粉、鸡粉等；固体类如砂糖、食盐、味精、豆豉等。

按调味品呈味感觉可分为咸味调味品、甜味调味品、苦味调味品、辣味调味品、酸味调味品、鲜味调味品、香味调味品，以及除了以上单一味为主的调味品外，大量的复合味的调味品。咸味调味品如食盐、酱油、豆豉等；甜味调味品如蔗糖、蜂蜜、饴糖等；苦味调味品如陈皮、茶叶汁、苦杏仁等；辣味调味品如辣椒、胡椒、芥末等；酸味调味品如食醋、茄汁、山楂酱等、鲜味调味品如味精、虾油、鱼露、蚝油等；香味调味品如花椒、八角、料酒、葱、蒜等；复合味的调味品如油咖喱、甜面酱、乳腐汁、花椒盐等。

调味品的分类还可以有其他一些方法，如按地方风味分，有广式调料、川式调料、港式调料、西式调料等；按烹制用途分，有冷菜专用调料、烧烤调料、油炸调料、清蒸调料，还有一些特色品种调料，如涮羊肉调料、火锅调料等。

二、主要调味品的特点与营养价值

（一）食盐

食盐按照来源可分为海盐、井盐、矿盐和池盐。按加工精度可分为粗盐（原盐）、洗涤盐和精盐（再制盐）。粗盐中含有氯化镁、氯化钾、硫酸镁、硫酸钙以及多种微量元素，因而具有一定的苦味；粗盐经饱和盐水洗涤后，除去其中杂质成为洗涤盐；再经过蒸发结晶，可制成精盐。精盐的氯化钠含量达 90%以上，色泽洁白，颗粒细小，坚硬干燥。

精制食盐经过调味或调配，可以制成各种盐制品。我国普遍推广加碘食盐为每千克食盐加入碘 20～50mg，可有效预防碘缺乏。低钠食盐即精盐中加入 1/3 左右的钾盐，包括氯化钾和谷氨酸钾等，可在基本不影响调味效果的同时减少钠的摄入量。

食盐不仅提供食物中的咸味，还对维持人体酸碱平衡及其他正常生理功能起着重要作用。另外食盐有杀菌消炎、保鲜防腐的作用，并且用盐水漱口、清理伤口对炎症及创伤起到辅助治疗作用。需要注意的是咸味和甜味可以相互抵消，在 1%～2%的食盐溶液中，添加 10%的糖，几乎可以完全抵消咸味，因此在很多感觉到甜咸两味的食品当中，食盐的浓度要比感觉到的水平更高。但是酸味可以强化咸味，在 1%～2%的食盐溶液中添加 0.01%的醋酸，可以感觉到咸味更强，因此，烹调中加入醋调味，可以减少食盐的用量，从而有利于减少钠的摄入量。

（二）糖和甜味剂

作为烹饪原料，白糖、冰糖、红糖、饴糖、蜂蜜等是重要的调味品。食品中天然含有各种单糖和双糖，都具有甜味儿，其中以果糖最高，蔗糖次之，乳糖甜度最低，日常使用的食糖主要成分为蔗糖，是食品中甜味的主要来源。食品用蔗糖分为白糖、红糖两类。白糖又分为白砂糖和绵白糖两类。白砂糖纯度最高，达 99%以上，绵白糖纯度仅为 96%左右，此外还含有少量的碳水化合物，吸收性较强，容易结块。白糖、冰糖含碳水化合物 99%，只能提供能量，缺乏其他营养素。红糖没有经过精炼，有赤红、红褐、青褐、黄褐等多种颜色，其蔗糖纯度较低，为 84%～87%，其中含水分 2%～7%，有少量的果糖、葡萄糖、糖蜜以及钙、铁、镁、磷、钠、钾等矿物质，吸水易潮解，有一定的滋补作用。

除蔗糖外，果糖、葡萄糖、乳糖、麦芽糖等小分子碳水化合物都能够提供甜味。其中由于果糖甜度高于蔗糖，达到同样甜度时能量低于蔗糖。饴糖主要成分是麦芽糖、葡萄糖、糊精等，甜度只有食糖的1/3，主要用于增加菜肴色泽，其吸湿力强，在糕点中使用可使糕点松软。蜂蜜为半透明或透明的浅黄色黏性液体，带有花香味，蜂蜜除含有葡萄糖、果糖外，还含有多种蛋白质、有机酸、维生素和矿物质。另外木糖醇、山梨醇、甘露醇等糖醇类物质为碳水化合物加氢制成，为保健型甜味剂，具有不升高血糖、不引起龋齿的特点。

知识链接

不要给未满1周岁的婴儿吃蜂蜜

世界各地都有因为蜂蜜中的肉毒杆菌芽孢引起的婴幼儿中毒案例，未满1岁的婴儿不宜吃蜂蜜。蜂蜜在酿造、运输与储存过程中，易受到肉毒杆菌的污染。成人体内的肠道菌群已经自成体系，不利于芽孢的生长，但是婴幼儿的肠道菌群还没有成熟、胃酸的分泌较差、肠胃等消化器官稚嫩、抵抗力弱，食入肉毒杆菌后，会在肠道中繁殖，并产生毒素，而肝脏的解毒功能又差，因而易引起肉毒杆菌性食物中毒。婴幼儿肉毒毒素中毒的早期病征是便秘，继而出现困倦、喂哺困难、肌肉普遍无力、哭声微弱，严重时可以致命。

（三）酱油与酱类调味品

酱油和酱是以小麦、大豆及其制品为主要原料，接种曲霉菌种，经发酵调制而成。酱类包括以豆类和面粉、大米等为原料发酵制成的各种半固体咸味调料。酱油种类繁多，主要可分为风味酱油、营养酱油、固体酱油三大类。营养酱油包括减盐酱油和铁强化酱油两大类。固体酱油是将酱油真空浓缩后再加入食盐和鲜味剂制成的产品。

酱油和酱类的营养素种类和含量与其原料有很大的关系，豆、麦等原料经过微生物和酶的作用，原料中的蛋白质降解生成氨基酸多肽等含氮物质，淀粉分解为双糖和单糖，部分碳水化合物发酵，产生醇和有机酸，并进一步生成具有芳香气味的酯类；氨基酸与碳水化合物通过美拉德反应生成芳香物质和类黑素，使其具有较深的颜色。酱油和酱类一般具有的营养成分包括谷氨基酸、天冬氨基酸、B族维生素、烟酸、12%～14%的氯化钠、多种有机酸和芳香物质等。

酱油和酱类调味品在烹饪中具有多种作用，例如提味调色，去除原材料异味，增加香味，使食物红润美观；减热除烦，调味开胃；酱油含有异黄醇，可降低人体胆固醇，减少心血管疾病的发病率，还可能减缓甚至抑制恶性肿瘤的生长。有研究发现，酱油能产生一种天然的抗氧化成分，可以延缓衰老，其功效比常见的维生素C和维生素E等抗氧化剂大十几倍①。

① 冯耀忠．酱油抗衰老效果比维生素好[J]．中外女性健康，2012(3)：76．

（四）醋类

食醋是由粮食(淀粉)或酒糟经酵母菌醋酸发酵制成的液体调味品。按原料分为粮食醋、水果醋；按生产工艺分为酿造醋、配置醋、调味醋；按颜色可分为黑醋和白醋。目前大多数食醋都是以酿造醋为基础，调味制成的复合调味酿造醋。与酱油相比，醋中蛋白质、脂肪和碳水化合物的含量都不高，但含有较为丰富的钙和铁。

粮食醋的酸味的主要来源是醋酸，醋酸发酵可产生多种有机酸，包括乳酸、丙酮酸、苹果酸、柠檬酸、琥珀酸等。水果醋的主要原料是苹果、葡萄、柠檬、菠萝、柿子、香蕉、草莓等水果，其中的糖分经过乙醇发酵、醋酸发酵而产生各种有机酸类。水果醋与普通醋相比，酸味丰富而柔和，还有浓郁的果香。白醋是用醋酸为主料，配以其他有机酸，再加入水、蔗糖、食盐，谷氨酸钠和酯类香精，使醋味柔和而制成。醋作为调味品不仅有较高的食用价值，并且在疾病防治方面有重要作用，食醋有助于软化血管、降低血压、降低胆固醇浓度，有预防心脑血管疾病的功效。

食醋含有丰富的营养物质，能促进胃液分泌，有助消化，炒菜时加醋可减少维生素C的损失，凉拌菜时放醋可起调味和杀菌作用；烧鱼炖肉时放醋，不仅可去鱼腥味，还可促进食物中的钙溶解。食醋还具有防病保健、健胃、解毒、降压、醒酒的作用。

（五）味精和鸡精

味精具有强烈的鲜味，在烹饪过程中起到增味的作用。味精是以粮食为原料，经谷氨酸细菌发酵法提取、浓缩、结晶等过程制成的具有特殊鲜味的天然白色结晶或粉末，其主要成分是谷氨酸钠，同时含有少量食盐。谷氨酸钠作为蛋白质的氨基酸成分之一，存在于几乎所有的食品当中。1987年，联合国食品添加剂委员会认为味精是一种安全的物质，除了2岁以内的婴幼儿食品之外，可以添加于各种食品当中。婴儿食品中应控制钠的摄取，并且避免味精等调味品对婴儿味觉发育造成影响。烹饪使用味精应控制用量，并且在菜肴出锅前加入，以免加热过程中变成焦谷氨酸钠，失去鲜味。

鸡精、牛肉精等复合调味品中含有味精(40%)、鲜味核苷酸、糖、盐、肉类提取物、蛋类提取物、香辛料和淀粉等成分，鲜度是味精的1.5～2倍，调味后能赋予食品以复杂和自然的香味，增加食品鲜味的浓厚感和饱满度，消除腥臭等异味。由于核酸类物质容易被食品中的磷酸酯酶分解，应在菜肴加热完成之后再加入这类含有鲜味核苷酸的调味品。

三、能量食品

（一）食用油脂

1. 油脂的组成特点与营养价值

油脂是由甘油和不同脂肪酸组成的酯，是膳食的重要组成部分，是能量的重要来源，可为人体提供必需脂肪酸，并提供一定量的脂溶性维生素。根据来源食用油脂可以分为植物油和动物油，常见植物油包括豆油、花生油、菜油、芝麻油、玉米油、橄榄油、茶油等；常见的动物油包括猪油、牛油、羊油、鱼油等。

植物油含不饱和脂肪酸多，熔点低，常温下呈液态，消化吸收率高，植物油脂肪含量通常在99%以上，此外还有丰富的维生素E，少量的钾、钠、钙和微量元素。动物油以饱和脂肪为主，熔点较高，常温下一般呈固态消化，吸收率不如植物油高，动物油的脂肪含量一般为90%左右，经提炼后可达99%以上，油脂中所含的维生素E不如植物油高，但含有少量维生素A，其他营养成分与植物油相似。

2. 油脂的合理利用

植物油是必需脂肪酸的重要来源，为了满足人体的需要，其在膳食中不应低于总脂肪来源的50%。植物油因含有较多的不饱和脂肪酸，易发生酸败，产生对人体有害的物质，因此不宜长时间储存。动物油的脂肪组成以饱和脂肪酸为主，大量使用可引起血脂升高，增加心脑血管疾病的危险性。动物油脂虽然不如植物油容易发生酸败，但储存时间也不宜过长，一般储存温度在0℃时可保存2个月左右，在－2℃时可保存10个月左右。

油脂经高温加热后脂肪酸、维生素A、维生素E等均受到破坏，尤其是反复加热的油脂中，由于生成大量的聚合物，不但不易被人体消化，而且会产生毒害作用。因此烹饪过程应尽量避免高温油炸，且烹调过程中油炸超过三遍的油脂必须丢弃。

（二）糖果与巧克力制品

糖果是以砂糖和液体糖浆为主体，经过熬煮，配以各种食品添加剂，再经过调和、冷却、成型等工艺操作，制成具有不同物态、构质、香味，精美且宜保存的甜味固体食品。巧克力是由可可脂、可可质和结晶蔗糖为基础、添加乳固体或香味料，制成的具有独特色泽、香气、滋味的高热甜味固体食品。

糖果的主要成分包括甜味剂、转化糖、玉米糖浆等。有些糖果为避免蔗糖导致龋齿、降低糖果热量选用糖醇作为蔗糖替代品，例如山梨糖醇、木糖醇、甘露醇等。根据不同糖果的成品质地和加工工艺，有些糖果中添加不同辅料，例如增加韧性和弹性的明胶与树胶，增加润滑的蛋清和油脂，增加糖果花色和风味的牛奶、水果、坚果等，其他食品添加剂如乳化剂、发泡剂、着色剂、香精香料、防腐剂、抗氧化剂等。

巧克力是一种能量较高、营养成分较全面的食品，主要营养成分除蛋白质、脂肪酸外，还含有钙、铁、镁、磷、钾、钠、锌、铜、锰、硒等多种矿物质，维生素A、维生素B族、维生素C、维生素E、烟酸、泛酸、叶酸等多种维生素，以及胆固醇、咖啡因、可可碱等，其中巧克力中的可可碱占巧克力总成分的1.2%左右，高于咖啡因0.2%的含量。

巧克力虽然营养丰富，但其成分比例并不符合儿童生长发育的需要。巧克力的蛋白质含量偏低，脂肪含量偏高，饭前吃会产生饱腹感，影响儿童食欲，干扰正常饮食；巧克力能量高，却不含有能刺激胃肠蠕动的纤维素，大量进食会影响胃肠道的消化吸收功能；巧克力中含有可可碱、咖啡因和溴化物等成分，成人食用有提神功效，但儿童生长发育尚不完全，这些成分会对其中枢神经系统造成影响，导致不易入睡、哭闹不安等症状。乳母哺乳期间食用巧克力，可可碱会渗入母乳当中被婴儿吸收，可造成婴儿神经系统以及心脏损伤，还可造成消化不良、入睡困难、性格暴躁等。

巧克力味道浓郁，长期食用还会导致孩子对味觉的敏感度下降。3岁以下的幼儿不建议食用巧克力，12岁以下的儿童应该少吃巧克力。而且目前市面上的廉价巧克力多为

“代可可脂”，含有反式脂肪酸，长期摄入不利于儿童健康。年长儿童食用巧克力应注意选择可可纯度高的黑巧克力和白巧克力为宜，每天的量不要超过一块，即 50～80g。

（三）坚果类食品

坚果属于高能量食物，包括树坚果类的核桃、栗子、腰果、开心果、扁桃仁、杏仁、松子、榛子、白果，以及种子类中的花生、葵花子、南瓜子、西瓜子等。从营养特点上区分，坚果可以分成富含淀粉类坚果和富含油脂类坚果。除了栗子、莲子的淀粉含量较高，大部分坚果都富含油脂。坚果富含多种营养成分，如不饱和脂肪酸、多种矿物质、维生素 E 和 B 族维生素等。

中国营养学会指出，适量食用坚果有助于心脏的健康。建议摄入量为每人每周吃 50～70g（只计算果仁部分），相当于每天带壳葵花籽 20～25g（约一把半），或者花生 15～20g，或者核桃 2～3 个，或者板栗 4～5 个。然而，坚果食用需注意“适量”。由于坚果能量较高，口味又好，特别容易在不知不觉中食用超量，导致能量过剩，反而对健康不利。坚果食用首选原味，因为加工过程可能会带入较多的盐、糖或油脂，选购时应注意阅读食品标签和营养成分表。

四、学前儿童调味品与能量食品的合理食用

1. 低盐饮食

流行病学调查表明，钠的摄入量与高血压的发病呈正相关，世界卫生组织建议：成人每人每天食盐用量不宜超过 6g。世界卫生组织还规定，在婴儿 6 个月后应在母乳喂养的同时，添加各种营养充分的安全稠食，不应在辅食中添加盐和糖。《中国居民膳食指南》（2013 版）中也指出，给 6～12 月龄宝宝制作的辅食应尽可能少糖、不放盐、不加调味品，但可添加少量食用油。婴幼儿从食物中过多摄入盐、糖等调味品具有以下危害。

（1）增加宝宝肾脏负担，诱发疾病：盐需要通过肾脏代谢，过早添加会增加婴幼儿肾脏负担，也是日后诱发高血压的诱因之一；辅食中添加糖，将导致婴幼儿对于甜味产生依赖，从而形成甜味偏食习惯，这种饮食习惯持续到成年易诱发后天肥胖症、糖尿病等疾病。

（2）损害婴幼儿味蕾发育，养成挑食的坏毛病：对于 0～1 岁的婴幼儿味觉保护比开发更重要。研究表明，食物中盐含量为 0.25%时，成人感觉淡而婴幼儿已经感觉咸了。甜食咸食吃多吃久，导致婴幼儿口味越来越重，挑食或厌食的情况就会出现。

（3）不利于口腔健康：吃盐过多会使婴幼儿唾液分泌减少，使口腔的溶菌酶相应减少，有利于病菌在口腔滋生，容易引起宝宝上呼吸道感染；而吃糖过多，龋齿的患病率也会大大提高。

因此，1 岁后可以给孩子的辅食适量加点盐，但如果孩子对吃未加盐的食物没有任何排斥，最好把这样清淡饮食的好习惯延续下去。1～3 岁的婴幼儿每天需要 700mg 钠（相当于 1.8g 盐），如果孩子饮食正常，完全可以从日常食物中获取，如果要额外加盐，每天最好不要超过 1g。4～6 岁的儿童每天需要 900mg 的钠（相当于 2.3g 盐），食物中获取到的钠其实也完全足够，如果加盐，每天 1～2g 即可，应从幼年开始养成吃清淡少盐膳食的良

好习惯。同时还应注意控制膳食中其他钠的来源,除食盐外还包括酱油、咸菜、味精、罐头等高钠食品及含钠的加工食品等。

2. 低糖饮食

儿童吃糖过多容易导致各种营养素的缺乏,长期高糖饮食,会直接影响儿童骨骼的生长发育,导致佝偻病。适当食用糖需注意以下禁忌。

(1) 忌饭前食糖:避免刺激胃消化腺和血糖升高从而影响食欲。

(2) 忌睡前食糖:避免高糖刺激神经系统兴奋,影响休息。

(3) 忌把糖长时间含在口中,及食糖后不漱口、刷牙:长时间含糖限制唾液中化学物质对细菌产酸的中和作用,易助长口腔中细菌的繁殖,易造成口臭与龋齿。

3. 保证不饱和脂肪酸的摄取

脂肪作为人体三大营养素之一,为婴幼儿生长提供能量,同时又是婴幼儿身体的重要组成部分。大量的科学研究表明,不饱和脂肪酸对婴幼儿的生长发育极其重要,特别是其中的必需脂肪酸和长链多不饱和脂肪酸。必需脂肪酸指机体不能合成,但又是人体生命活动所必需的不饱和脂肪酸,而长链多不饱和脂肪酸对婴幼儿的生长发育也起着重要的生理功能。由于膳食中动物性食品中含有一定的饱和脂肪酸,因此烹饪时应选择植物油为烹饪用油,以保证充足的不饱和脂肪酸的摄入,并控制饱和脂肪酸摄入。

知识链接

加工食品的营养与食用

(1) 罐头类食品

罐头类食品是指经过密封在容器中且经杀菌处理,能在室温下较长时间保存的食品。各种食品均可加工成罐头,常见的罐头食品有肉类罐头、水产类罐头、果蔬类罐头等。罐头食品由于经过高温高压的加工过程,各种营养素均有不同程度的损失,如氨基酸破坏,蛋白质变性、维生素损失。

(2) 速冻食品

速冻食品是指在−25℃以下条件速冻,并在−20～−15℃条件下储存的食品,例如速冻水产品、速冻水饺等。速冻食品的制作因快速低温冷冻处理,营养素破坏较少,基本保持原风味,其营养价值基本与原料食品相同。但是如果解冻方法不当,食物原料会形成冰晶体,破坏动植物细胞,从而导致细胞营养素流失。因此速冻食品宜缓慢解冻,以减少营养素流失。

(3) 饼干食品

饼干是指以小麦粉、糯米粉、淀粉等为主要原料,加入糖、油脂及其他原料,经调粉或调浆、成形、烘烤等工艺制成的口感酥松或松脆的食品。许多家长喜欢选择饼干作为儿童的零食,认为不但味道符合儿童口味,也能补充儿童身体生长需要的能量。但是饼干的主要营养素只有碳水化合物，营养并不均衡，并且很多添加奶油脂肪较多的饼干热量非常高，比如一块威化饼就含有43kcal的能量，且密度低，饱腹感差，容易过量食用。尤其市面上很多饼干中含糖量非常高，且添加人工色素、人工脂肪等，长期食用并不健康。因此，为儿童选购饼干食品时应留意包装的营养标签，尽量选择低脂、低糖、不添加人工色素与反式脂肪酸的饼干。同时食用时注意控制食用量、注意补充水分。

学习思考

1. 试述豆类及其制品的营养价值。
2. 试述蔬菜和水果的营养价值。
3. 比较不同烹调方法对蛋类的营养价值有何影响。
4. 简述炼乳、奶粉和鲜奶的不同。
5. 简述儿童应怎样合理食用肉类食品。
6. 简述儿童调料品在烹饪使用中的注意事项。

拓展学习

网络资源拓展

- 北京体育大学《运动、营养与健康》系列公开课，包括蛋白质营养与健康、糖与健康、水与健康等内容，来自“爱课程”高等教育课程资源共享平台
  网址：http://www.icourses.cn/viewVCourse.action?courseCode=10043V005
- 第三军医大学《营养与健康》系列公开课，包括合理营养、膳食纤维、食用油脂、微量元素缺乏和果蔬营养等内容，来自“爱课程”高等教育课程资源共享平台
  网址：http://www.icourses.cn/viewVCourse.action?courseCode=44439V001
- 中山大学《饮食与健康》系列公开课，包括宏观营养素、微量营养素、食品营养与安全、营养与代谢、孕妇、乳母、婴幼儿营养等内容，来自网易公开课，中国大学视频公开课专题
  网址：http://open.163.com/special/cuvocw/yinshijiankang.html
- 浙江大学《食品安全与营养》系列公开课，包括食品安全、食物消化、食品添加剂等内容，来自“爱课程”高等教育课程资源共享平台
  网址：http://www.icourses.cn/viewVCourse.action?courseCode=10335V006
- 华南农业大学《食品营养学》系列公开课，包括营养学基础知识理论、食品营养价值、人群营养的评价、我国居民的膳食特点和营养状况等内容，来自“爱课程”高等教育课程资源共享平台
  网址：http://www.icourses.cn/coursestatic/course_6840.html
- 哈尔滨医科大学《营养与食品卫生学》系列公开课，除营养学基础知识讲解外，包

括营养相关疾病、食源性疾病、食品污染与预防、食品添加剂管理等内容，来自“爱课程”高等教育课程资源共享平台

网址：http://www.icourses.cn/coursestatic/course_2419.html

- 中国农业大学《食品与健康》系列公开课，包括粮豆类食品与健康、肉类食品与健康、蔬菜类食品与健康、健康饮食模式四个专题，来自网易公开课，中国大学视频公开课专题

  网址：http://open.163.com/special/cuvocw/shipinyujiankang.html

- 饮品中的糖和食品中的盐，美国加州大学电视台系列公开课《饮食与营养》，介绍饮食中的盐与糖的摄入量与慢性疾病的关系，来自网易公开课，国际名校公开课专题

  网址：http://open.163.com/movie/2010/5/9/0/M81E39NFB_M81E59690.html

文献资源拓展

- 钟凯.碘补还是不补[N].中国食品安全报，2013-07-18A04.
- 王薇.足量、多元摄入奶制品还需全民总动员[N].中国食品报，2017-07.
- 何俊萍，康云峰.水果干制工艺[N].河北科技报，2004-06.
- 范志红.果干、果脯、蜜饯、水果脆片营养价值谁最高[N].中国食品报，2013-01.
- 陈玲.蛋类中几种微量元素和蛋白质含量的探讨[J].微量元素与健康研究，1999，(02)：59-60.
- 于立梅，于新，曾晓房.不同豆类发芽过程中营养成分的变化[J].食品与发酵工业，2010，36(07)：23-26.
- 王润台.豆类营养与健康[J].粮食经济与科技，1995(01)：43.
- 王鹏，任顺成，王国良.常见食用豆类的营养特点及功能特性[J].食品研究与开发，2009，30(12)：171-174.
- 吴蕴棠，车素萍，莫静贤.强化糕点改善学前儿童营养状况的研究[J].天津医科大学学报，2000(01)：4-5+11.
- 刘健炜，练彬斌，范舒琴.蛋类与蛋制品的营养价值及其应用[J].食品安全导刊，2015(18)：79.
- 张辉，胡宏海，谌珍.高膳食纤维营养复配米的成分分析与营养评价[J].食品科技，2016，41(08)：165-169.
- 尹艳.奶及奶制品鉴别方法的研究[D].北京：北京化工大学，2013.
- 赵晓娟.人体必需矿物质与营养强化剂[J].广州化工，2011，39(05)：29-30+47.

第三部分　膳　食　篇

第六章
学前儿童营养与评价

思维导图

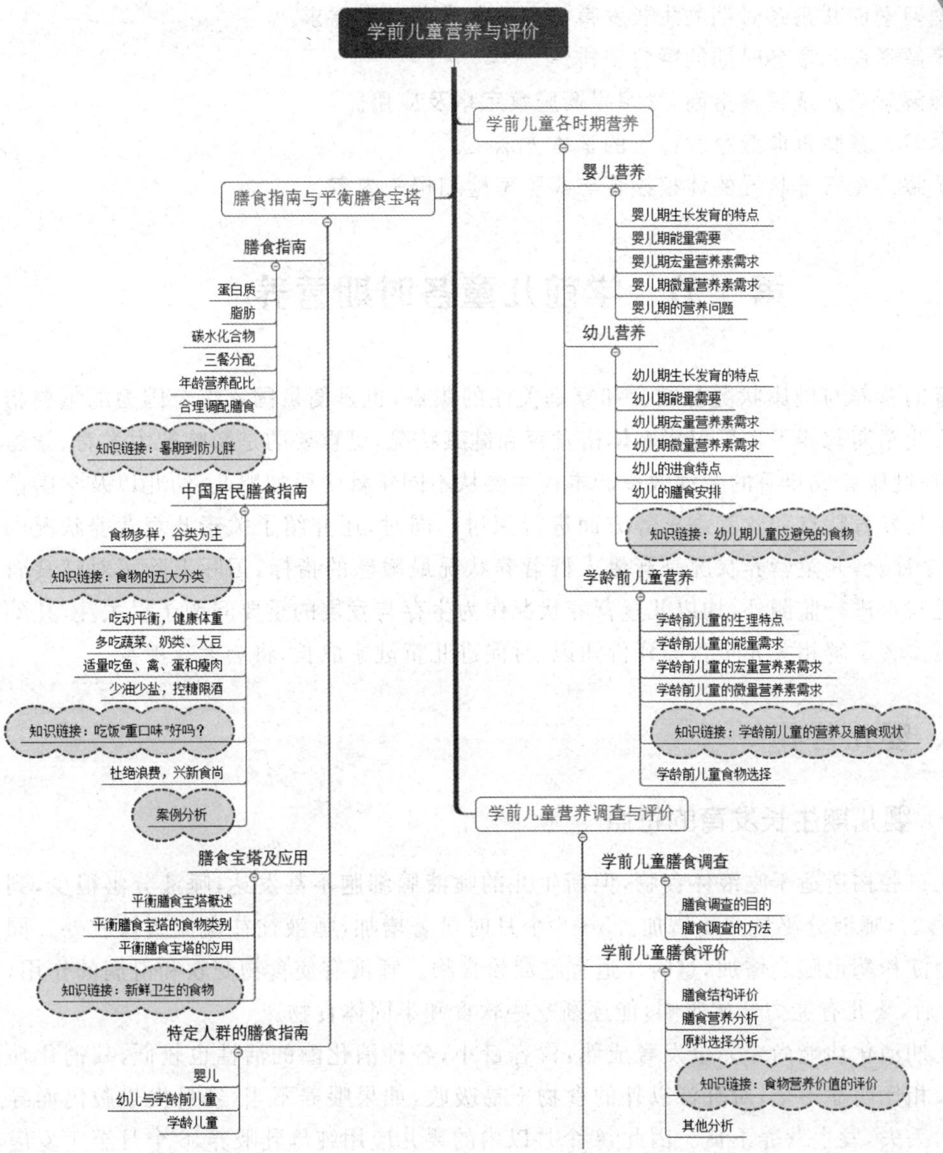

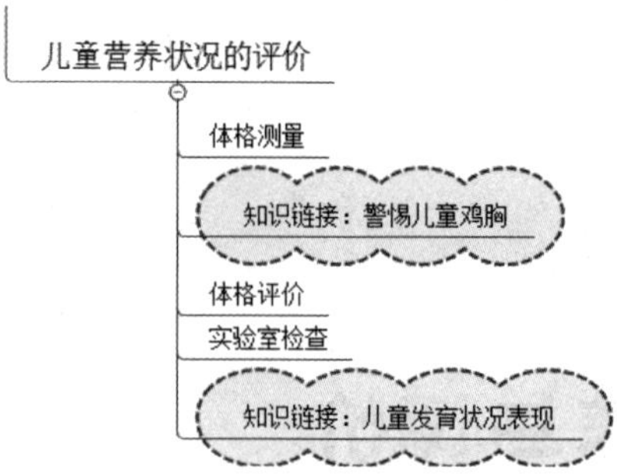

学习目标

1. 学习学前儿童各时期的生长发育特点及各类营养素需求。
2. 了解学前儿童各时期的膳食安排。
3. 理解学前儿童膳食指南，学习平衡膳食宝塔及应用。
4. 学习儿童膳食调查膳食评价的基本方法。
5. 了解儿童营养状况的体格检查与实验室检测相关内容。

第一节　学前儿童各时期营养

儿童的营养与健康状况是社会和家庭关注的焦点，也是衡量国家综合国力的重要指标之一。儿童期营养不良不仅影响体格发育和健康状况，更重要的是影响智力发育、学习能力、心理健康和成年后的劳动效率。本篇主要从不同年龄阶段如婴儿、幼儿以及学龄前儿童的生长发育特点和营养需求等方面进行探讨。同时，还介绍了关于儿童营养状况的评价，当今社会，儿童营养状况是衡量人群营养状况最敏感的指标，国际上除了对膳食营养的缺乏与否进行监测外，均以儿童营养状况作为生存与发展的重要问题予以关注，托幼机构的工作者了解相关儿童营养评价知识，对促进儿童健康成长，将会大有裨益。

一、婴儿营养

（一）婴儿期生长发育的特点

婴儿口腔构造适于吃液体食物，但新生儿的唾液腺细胞不甚发达，唾液分泌很少，到3～4个月时，唾液分泌量开始增加。5～6个月时显著增加，唾液往往溢流到口腔外。同时唾液内淀粉酶也随之增加，这时才适宜吃淀粉食物。唾液有使食物变软和滑润的作用，6个月以后，婴儿有能力开始咀嚼，能逐渐吃些软食和半固体食物。

婴儿期消化功能尚未完全发育成熟，胃容量小，各种消化酶的活性也较低，其消化功能与成人相比明显不全，对乳汁以外的食物不易吸收，如果喂养不当，容易发生腹泻而导致营养素丢失，发生营养不良。因此，6个月以内的婴儿应用纯母乳喂养，6个月至1岁应以乳类为主要食物，及时科学合理地添加辅助食品。随着幼儿年龄的增长，胃容量的增大和消化能力的增强，其对各种食物的耐受性提高，应及时合理地给予更丰富的食物。以满足婴幼儿生长发育的需要和保证其摄入足够的营养素。表 6-1 中对早产儿和足月儿每日营养素需要量数据进行了详细罗列，以下将从能量需求、宏观营养素及部分主要微量营养素进行具体说明。

表 6-1 早产儿和足月儿每日营养素需要量①

营 养 素	早产儿<1kg	早产儿 1～2.5kg	足月儿>2.5kg
蛋白质/[g/(kg·d)]	4	3.5	2
钠/[mmol/(kg·d)]	3.5	3	3
氯/[mmol/(kg·d)]	3.1	2.5	2.3
钾/[mmol/(kg·d)]	2.5	2.5	2.4
钙/[mg/(kg·d)]	210	185	130
磷/[mg/(kg·d)]	140	123	70
镁/[mg/(kg·d)]	10	8.5	5
铁/[mg/(kg·d)]	2～4	1～2	2
生物素/[μg/(kg·d)]	1～1.4	1～2	1～2
泛酸/[mg/(kg·d)]	5～9	1～1.4	1～1.4
胆碱/[mg/(kg·d)]	5～9	5～9	5～9
氟化物/(mg/d)	0.1	0.1	0.1
铜/(mg/d)	0.17	0.1～0.5	0.5～1
锌/(mg/d)	1.5	1.5～3	3～5
锰/(mg/d)	0.01～0.02	0.02～0.04	0.5～1
铬/(μg/d)	2～4	2～6	10～40
碘/(μg/d)	5	5～10	10～15
硒/(μg/d)	1.5～2.5	1.5～7.5	10～60
钼/(μg/d)	2～3	2～7.5	30～80
Vit A/(IU/d)	1000	1000	1000
Vit D/(IU/d)	400	400	400
Vit E/(IU/d)	5～25	5～25	4
Vit K/(μg/d)	5	5	5
Vit C/(mg/d)	60	60	35
Vit B_1/(mg/d)	0.2	0.2	0.2
Vit B_2/(mg/d)	0.4	5	5
Vit B_6/(mg/d)	0.2	0.2	0.2
Vit B_{12}/(μg/d)	0.15	0.15	0.15
叶酸/(mg/d)	5	5	5
泛酸/(μg/d)	50	50	50

① 吴圣楣，赍晓明，蔡威. 新生儿营养学[M]. 北京：人民卫生出版社，2003.

（二）婴儿期能量需要

婴儿的能量需要包括基础代谢、体力活动、食物的特殊动力作用、能量储存、排泄耗能，以及生长发育所需。根据年龄、体重及发育速度来估算总能量的需要，一般以婴幼儿每千克体重所需的能量进行计算。2013 年《中国居民膳食营养素参考摄入量》建议 0～6 个月婴儿的能量摄入量为 90kcal/(kg・d)，6～12 个月婴儿的能量摄入量为 80kcal/(kg・d)。初生儿第 1 周需要量约为 60kcal/(kg・d)，第 2～3 周时约需要 100kcal/(kg・d)，第 2～6 个月时约需要 110～120kcal/(kg・d)，6～12 个月时约需要 100kcal/(kg・d)。

（三）婴儿期宏量营养素需求

1. 蛋白质

婴儿生长迅速，不仅蛋白质的量按每单位体重计算大于成人，而且需要更多优质蛋白质。婴儿比成人所需必需氨基酸的比例大，以 6 个月的婴儿为例，其对必需氨基酸的需要量比成人多 5～10 倍。并且除成人所需的 8 种必需氨基酸外，由于婴儿早期肝脏还不成熟，还需要由食物提供组氨酸、半胱氨酸、酪氨酸以及牛磺酸。人乳中必需氨基酸的比例最适合婴儿生长需要。对于蛋白质的需要量，人乳哺乳的婴儿每天需要蛋白质 2.0g/kg 体重，牛乳喂养者为 3.5g/kg 体重，大豆或谷类蛋白供应时应为 4.0g/kg 体重。

2. 脂肪

0～6 月龄的婴儿按每日摄入人乳 800mL 计算，可获得脂肪 27.7g，占总能量的 47%。我国营养学会推荐的脂肪摄入量占总能量的 45%～50%。每 100kcal 婴儿食品含脂肪应在 3.8～6g，供能比为 30%～54%。6 个月后虽开始添加辅食，但还是以奶类食品为主，脂肪供能比仍较高，推荐脂肪摄入量占总能量的 35%～40%。n-3 多不饱和脂肪酸、n-6 系亚油酸、α-亚麻酸、γ-亚麻酸、花生四烯酸（ARA）、二十碳五烯酸（EPA）、二十二碳六烯酸（DHA）等脂肪酸对婴儿神经、智力及认知供能发育有促进作用，应注意保证日常摄入量。

3. 碳水化合物

对婴儿来说，碳水化合物提供的能量应占总能量的 30%～60%。人乳喂养的婴儿平均每日摄入量约为 12g/kg，供能比约为 37%，人工喂养儿略高，约为 40%～50%。4 个月以下的婴儿消化淀粉的能力尚未成熟，但乳糖酶的活性比成人高，4 个月以后的婴儿能较好地消化淀粉食物。婴儿食物中含碳水化合物过多时，碳水化合物在肠内经细菌发酵、产酸、产气、并刺激肠蠕动引起腹泻。如果蛋白质供给不足，则引起虚胖和水肿，从而导致营养不良。

（四）婴儿期微量营养素需求

1. 矿物质

（1）钙：人乳中含钙量约为 350mg/L，若一天饮用 800mL 人乳则约含 300mg 钙。人乳中钙吸收率高，出生后前 6 个月全母乳喂养的婴儿无明显缺钙表现。牛乳钙量是人乳的 2～3 倍，然而其钙磷比不适宜需要，故吸收率低。婴儿钙的适宜摄入量 6 个月前为

300mg/d,6 个月后为 400mg/d。

(2) 铁：足月新生儿体内约有 300mg 左右的铁储存,可防止出生后 4 个月内的铁缺乏。早产儿及低出生体重儿的铁储备相对不足,在婴儿期易出现铁缺乏。婴儿在 4～5 个月后应从膳食中补充铁,如强化铁的配方奶粉、米粉等。我国 6 月龄以上婴儿铁的 RNI 值是 10mg。

(3) 锌：足月新生儿体内的锌有较好的储存,婴儿 4～5 个月后需从膳食中进行补充,婴儿配方食品是较好的锌来源,我国推荐 0～6 月龄锌的 AI 值为 2.0mg/d,6 个月以上 RNI 值为 3.5mg/d。

(4) 碘：婴儿时期缺碘可引起以智力低下、体格发育迟缓为主要特征的不可逆性损害,我国大部分地区天然食品以及水中含碘较低,如孕妇和乳母不能使用碘强化食品,则新生儿及婴儿较容易出现碘缺乏病。

(5) 其他矿物质：钾、钠、镁、铜、氯、硫及其他微量元素也为机体生长发育所必需,母乳喂养婴儿及时添加辅食则不易缺乏,人工喂养婴儿也不易缺乏。

2. 维生素

母乳中的维生素,尤其是水溶性维生素含量受乳母的膳食和营养状态的影响,膳食均衡的乳母乳汁中的维生素一般能满足婴儿的需要,用非婴儿配方奶粉喂养婴儿时应注意补充各种维生素。

(1) 维生素 A：婴儿维生素 A 的 AI 值为 300～350μg/d。母乳中含有较丰富的维生素 A,牛乳中的维生素 A 含量仅为母乳的一半,用牛乳喂养的婴儿需额外补充大约 150～200μg/d 维生素 A,用浓缩鱼肝油补充维生素 A 时应注意适量,过量补充会导致维生素 A、维生素 D 中毒,出现呕吐、昏睡、头痛、骨痛、皮疹等症状。

(2) 维生素 D：人乳及牛乳中的维生素 D 含量均较低,婴儿从出生 2 周到 1 岁半之内都应该添加维生素 D。婴儿维生素 D 的 AI 值为 10μg/d(40IU/d),由于富含维生素 D 的食物较少,因此给婴儿适量补充富含维生素 A、维生素 D 的鱼肝油或维生素 D 制剂、适当晒太阳等,可有效预防维生素 D 缺乏所致的佝偻病。

(3) 维生素 E：早产儿和低体重儿容易发生维生素 E 缺乏,引起溶血性贫血、血小板增加及硬肿症。我国 2013 年修订的膳食营养素参考摄入量中,婴儿的维生素 E 的 AI 值为 3～4mg/d。当膳食中不饱和脂肪酸增加时,维生素 E 的需要量也增加。人初乳维生素 E 含量约为 14.8mg/L,过渡乳和成熟乳分别含 8.9mg/L 和 2.6mg/L,牛乳中维生素 E 含量远低于人乳,约为 0.6mg/L。

(4) 维生素 K：新生儿肠道内正常菌群尚未建立,肠道细菌合成维生素 K 较少,容易发生维生素 K 缺乏症(出血)。母乳中约含维生素 K 为 15μg/L,牛乳及婴儿配方奶粉约为母乳的 4 倍,因此纯母乳喂养的新生儿较牛乳、配方食品喂养的婴儿更易出现出血疾病。出生一个月以后,一般不容易出现维生素 K 缺乏,但长期使用抗生素时应注意补充维生素 K。

(5) 维生素 C：母乳喂养的婴儿可从乳汁中获取足量的维生素 C,牛乳中维生素 C 的含量仅为母乳的 1/4(约 11mg/L),又在煮沸过程中有所损失,因此纯牛乳喂养的婴儿应及时补充维生素 C。我国 2013 年制定的《中国居民膳食营养参考摄入量》推荐的婴儿维生素 C 的 AI 值为 40mg/d。

（五）婴儿期的营养问题

由于生长迅速，小儿对各种营养素和能量的需要量相对较大。因此，如果各种营养素的摄入量不够充分，特别是蛋白质摄入不足，就会严重影响胎儿和婴儿的大脑发育。这个阶段的婴儿，4～6 个月以内主要是纯母乳喂养，6 个月以后则是母乳喂养和辅食喂养相结合，且婴儿的辅食逐渐由流质过渡到半固体。此时婴儿由于消化道黏膜薄嫩，易于损伤，胃容量又小，胃肠道消化、吸收功能尚未发育成熟，容易发生营养紊乱和腹泻，因此必须供给适宜量的营养素，以预防营养不良、贫血、佝偻病、腹泻等疾病的发生。表 6-2 中对新生儿营养素缺乏时的临床表现与对应的营养素名称进行对照说明。

表 6-2　新生儿营养素缺乏时的临床表现与对应的营养素名称①

临床表现	缺乏营养素名称
嗜睡	蛋白质、能量
苍白	铁、铜、叶酸、维生素 B_{12}
水肿	蛋白质、锌
颅骨软化	维生素 D
毛发脱色素	蛋白质、锌
角膜软化(眼)	维生素 A
口角炎	维生素 B_2
舌炎	烟酸
甲状腺肿	碘
滤泡角化过度	维生素 A
皮肤干燥、鳞屑性皮炎	必需脂肪酸
瘀点、瘀斑	维生素 C
佝偻病串珠	维生素 D
骨质稀疏	钙、磷

二、幼儿营养

（一）幼儿期生长发育的特点

1 周岁到 3 周岁之前为幼儿期。幼儿期阶段，儿童生长发育虽不及婴儿期迅速，但仍然非常旺盛，并且其活动范围有所增大，接触周围事物增多，由于活动范围增大而自身免疫力尚不够健全，故仍应注意防止传染病。

幼儿胃容量已从婴儿时的 200mL 增加至 300mL，但由于牙齿的数目有限、胃肠道消化酶的分泌及胃肠道蠕动能力远不如成人，并且营养物质的获取需从以母乳为主过渡到

① 吴圣楣，贲晓明，蔡威．新生儿营养学[M]．北京：人民卫生出版社，2003.

以谷类等食物为主，这些矛盾提示幼儿尚未完全准备好进食一般的家庭膳食。

这个阶段幼儿的食物构成为逐渐由奶类制品和辅食代替母乳的过渡时期，由半固体过渡到固体，最后到普通食物，在这个时期如不重视营养供应或喂养不合理，往往会导致幼儿的体重不增或少增，甚至发生营养不良。为了满足幼儿期生长发育的需要，应增加营养素的摄入量。由于幼儿的牙齿处于生长过程，故咀嚼功能未发育完善，所以幼儿易发生消化不良和消化紊乱以及某些营养缺乏病，例如缺铁性贫血、佝偻病、维生素缺乏等。

（二）幼儿期能量需要

幼儿仍处于生长发育的旺盛时期，对蛋白质、脂肪、碳水化合物及其他各营养素的需要量相对高于成人。幼儿对能量的需要方面与婴儿期一致，同样包括基础代谢、生长发育、体力活动以及食物的特殊动力作用需要，婴幼儿时期基础代谢的需要能量约占总能量的60%。由于幼儿的体表面积相对较大，其基础代谢率高于成人，但男孩和女孩之间的差别不大。生长发育所需要的能量为儿童所特有，每增加1g的体内新组织，约需要4.4～5.7kcal(18.4～23.8kJ)的能量。好动多哭的幼儿比年龄相仿的安静幼儿需要能量高达3～4倍。不同食物的生热效应不同，蛋白质约占其产生能量的30%，脂肪和碳水化合物约占其产生能量的4%～6%，混合食物在幼儿期一般占总能量摄入的5%～6%。1～3岁能量每日推荐摄入量见表6-3。

表6-3 1～3岁各阶段膳食能量需要量

	1～2岁	2～3岁	>3岁
男孩	900kcal (3.77MJ)	1100kcal (4.60MJ)	1250kcal (5.23MJ)
女孩	800kcal (3.35MJ)	1000kcal (4.81MJ)	1200kcal (5.02MJ)

（三）幼儿期宏量营养素需求

1. 蛋白质

幼儿对蛋白质的需求量比成人多，且质量要求高，蛋白质所供能量应占幼儿膳食总热量的12%～15%，且一半应保证是优质蛋白质。我国2013年修订的《中国居民膳食营养参考摄入量》推荐的1～3岁幼儿蛋白质RNI值分别为1岁25g、2岁25g、3岁30g。蛋白质在食物中分布较广，动物性食物、豆类、坚果类食物含量高且质量好，应保证幼儿在日常膳食中对上述食物的摄入。

2. 脂肪

对于1～3岁的幼儿，由脂肪提供的能量在30%～35%为宜。幼儿膳食含有适量的脂肪有助于增加食欲，且幼儿膳食中必需脂肪酸应至少占总能量的1%，才能保证儿童正常身体生长发育、神经与大脑发育、预防发生脱屑性皮炎。

3. 碳水化合物

活动量大的幼儿由于自身身体消耗的能量多，故而对碳水化合物的需要量多，其提供的能量也较多。尽管幼儿已能产生消化各种碳水化合物的消化酶，但2岁以下的幼儿较多的能量来自于淀粉和糖是不合适的，富含碳水化合物的食物占体积较大，过多食用降低了食物的营养密度及总能量的摄入。2岁以后可逐渐增加来自淀粉类食物的能量，逐渐占到供能总量的50%～55%，同时相应减少来自脂肪的能量。需要注意的是由于高膳食纤维和植物酸的食物对营养素的吸收利用有一定影响，因此2岁以下幼儿应尽量避免过多食用富含膳食纤维和植物酸的食物。

（四）幼儿期微量营养素需求

1. 矿物质

（1）钙：从1岁到10岁，据估计平均每日用于骨骼生长需要储留的钙从70mg上升到150mg。膳食中钙吸收率只有35%，奶及其制品是膳食钙的最好来源，1～3岁幼儿的钙AI为600mg/d。

（2）铁：幼儿期，每天从各种途径损失的铁不超过1mg，加上生长需要，每天平均需要1.0mg铁。因我国儿童，尤其是农村儿童膳食铁主要以植物性铁为主，吸收率低，幼儿期缺铁性贫血成为常见病与多发病。我国2013年修订的《中国居民膳食营养参考摄入量》推荐的1～3岁幼儿铁RNI值为9mg/d，UL值为25mg/d。膳食铁的良好食物来源是动物的肝脏和血，其中禽类的肝脏和血含量达每100g 40mg以上。牛奶含铁很少；蛋黄中虽含铁较高，但因其有干扰因素，吸收率仅为3%。

（3）锌：婴幼儿缺锌会出现生长发育缓慢、味觉减退、食欲不振、贫血、创伤愈合不良、免疫功能低下等表现。我国2013年修订的《中国居民膳食营养参考摄入量》推荐的1～3岁幼儿锌RNI值为4.0mg/d，UL值为8mg/d。锌最好的食物来源是贝类、动物内脏、蘑菇、坚果和豆类，肉类和蛋类有一定的锌，其他食物含锌量较低。

（4）碘：碘对婴幼儿的生长发育影响很大，幼儿期缺碘会影响生长发育，我国2013年修订的《中国居民膳食营养参考摄入量》推荐的1～3岁幼儿碘RNI值为90μg/d。

2. 维生素

（1）维生素A：维生素A与机体的生长、骨骼发育、生殖、视觉及抗感染有关。我国2013年修订的《中国居民膳食营养参考摄入量》推荐的1～3岁幼儿维生素A的RNI值为310μg视黄醇当量，UL值为700μg视黄醇当量。由于维生素A可在肝脏内蓄积，过量时可出现中毒，因此不可盲目给幼儿服用。

（2）维生素D：幼儿是特别容易发生维生素D缺乏的易感人群，维生素D缺乏可引起佝偻病。我国2013年修订的《中国居民膳食营养参考摄入量》推荐的维生素D的RNI值为10μg/d。维生素D膳食来源较少，主要来源是户外活动时紫外线照射皮肤，使7-脱氢胆固醇转变成维生素D，幼儿也可适度补充含有维生素D的制剂。

（3）其他维生素：维生素B_1为水溶性维生素，在体内储存极少，需每日从膳食中补充，我国2013年修订的《中国居民膳食营养参考摄入量》推荐的幼儿每日维生素B_1的RNI值为0.6mg/d，维生素B_2的RNI值为0.6mg/d，维生素C的RNI值为40mg/d。

（五）幼儿的进食特点

幼儿生长速度减慢，较婴儿期旺盛的食欲相对略有下降。食欲波动大，幼儿可能一日早餐吃很多，次日早餐什么也不吃；一天中吃早餐较少时可能会吃较多的中餐和较少的晚餐。变化的进食行为提示幼儿有调节进食的能力。研究显示：幼儿餐间摄入的差别可达40%，但一日的能量摄入比较一致，只有10%的变化。另外，心理行为对进食影响较大，此时儿童充满好奇心，表现出探索性行为，有强烈的自我进食欲，不让自己进食，儿童可表示不合作与违拗心理；而且注意力易分散，易被玩具、电视等吸引，降低对食物的注意力，进食量下降。同时应注意幼儿的进食技能发育状况，若婴儿期食物转换过程中，错过训练吞咽、咀嚼的关键期，长期食物过细，幼儿期会表现不愿吃固体食物，或“含在嘴中不吞”。并且就餐成员对幼儿的进食表现影响明显，就餐成员进食的行为和对食物的反应可作为幼儿的榜样，这种影响使幼儿形成了以后接受食物的类型，例如给幼儿食物是在一种积极、愉快的情景下（如奖励等），则幼儿对食物的偏爱会增加；强迫进食可使幼儿不喜欢有营养的食物等。

（六）幼儿的膳食安排

幼儿膳食从婴儿期的以乳类为主过渡到以谷类为主，奶、蛋、鱼、禽、肉及蔬菜和水果为辅的混合膳食，但其烹调方法应与成人有别，以与幼儿的消化、代谢能力相适应。

1. 以谷类为主的平衡膳食

幼儿膳食需包括100～250g谷类，至少350mL牛奶，50g鸡蛋，75～125g鱼或瘦肉，15～50g豆制品，75～200g蔬菜。需要强调的是奶或奶制品仍是不可缺少的食物。

2. 合理烹调

幼儿主食以软饭、麦糊、面条、馒头、面包、饺子、馄饨等交替食用。蔬菜应切碎煮烂，瘦肉宜制成肉糜或肉末，易为幼儿咀嚼、吞咽和消化。硬果及种子类食物，如花生、黄豆等应磨碎制成泥糊状，以免呛入气管。幼儿食物烹调宜采用清蒸、焖煮，不宜添加味精等调味品，以原汁原味为好。

3. 膳食安排

一日餐次为三餐两点制。早餐宜安排含一定量碳水化合物和蛋白质的食物。提供一日能量和营养素的25%，午餐应品种丰富并富含营养，提供一日能量和营养素的35%，午点提供一日能量和营养素的5%～10%，晚饭后除水果或牛奶外逐渐养成不再进食的良好习惯。

幼儿的每周食谱中应安排一次动物肝脏、动物血及至少一次海产品，以补充维生素A、铁、锌和碘。夏日的水分补充可以用清淡的饮料或冲淡的果汁，但不可在餐前大量补充，以免影响正餐。

营养良好的幼儿早餐应包括1杯牛奶，半个或1个鸡蛋，1个小面包，1/4至1/2个水果。鸡蛋、牛奶都是富含优质蛋白质的食物，加上谷类中碳水化合物提供的能量，水果提供的维生素和矿物质、能量、蛋白质及其他营养素即可满足幼儿的需要。

了解儿童营养评价相关知识，对促进儿童健康成长会有很大的帮助。具体关于婴儿期向幼儿期过渡的辅食添加相关内容在本书第六章第一节“科学喂养”中有进一步详细的说明。

知识链接

幼儿期儿童应避免的食物

完整的坚果食品：花生、瓜子、杏仁及整粒的各种豆子不宜幼儿期儿童食用，因为这些食物易误入气管而引起窒息，应煮烂、磨碎或制成酱后食用。

带刺和骨的食物：如带刺的鱼、带壳的虾蟹、带骨的肉不宜幼儿期儿童食用，因为刺和骨可能哽住食道或引起咽和食道的损伤，这些食物应去刺去壳去骨后再食用。

刺激性饮料：含酒精的饮料，含咖啡因的浓茶、咖啡、可乐，刺激性调味品、辣椒等均不宜给儿童食用。

油炸食品：学龄前儿童咀嚼能力有限，不能在口腔中将油炸食物软化，未被软化的食品会损伤儿童娇嫩的口腔和咽部黏膜，引起口腔和咽部的慢性感染。

三、学龄前儿童营养

学龄前期是人的一生中体格和智力发育的关键时期，在此期间营养和发育状况决定了人的一生的体质和智力的发展水平。此时的一些儿童寄宿在幼儿园，所以幼儿园的膳食工作尤为重要。

（一）学龄前儿童的生理特点

学龄前期阶段，儿童生长发育速度较慢，每年体重约增加2kg，身高约增加5cm，四肢的增长较快，体重增长落后于身高的增长，使身体显得细长。但头围已接近成人，智能发育更趋完善，好奇多问，模仿性强。乳牙开始脱落，恒牙开始萌出。学龄前儿童乳牙患龋齿率较高，龋齿不仅使儿童感到疼痛，而且影响食欲、咀嚼和消化功能。因此，防治学龄前儿童的龋齿也很重要。学龄前儿童的消化功能已发育成熟，各种消化酶发育完全，肠道吸收功能良好。根据其生理特点，还要考虑其他与营养有关的问题，例如，学前儿童消化器官尚未完全发育成熟，特别是咀嚼消化能力远不如成人，易发生消化不良。因此，在烹调食物时要注意质地细软，容易消化，要随时变换食物的种类、数量、口味，以增进儿童的食欲。由于学龄前儿童一天的活动量很大，消耗热能与营养素也多，所以需要的营养也较多。但儿童每餐的进食量不大，容易饥饿，尤其当早餐进食量少时，易发生低血糖症，可以适当加餐。合理的营养可促进学龄前儿童的生长发育，所以为学龄前儿童提供合理膳食，创造良好的饮食环境，是保证学龄前儿童身心健康的主要措施。

（二）学龄前儿童的能量需求

学前儿童为维持生命、促进生长发育以及进行活动，必须每天从食物中获取充足的能量满足机体需要。由于学前儿童基础代谢率高，生长发育迅速，活动量比较大，所以消耗的热能比较多。3～6岁儿童基础代谢耗能每日每千克体重约为104kJ(44kcal)，基础代谢能量消耗约为总能量消耗的60%。学龄前期较婴儿期生长减缓，能量需要相对减少，约每日21～36kJ(5～15kcal)/kg，好动儿童的能量需要比安静儿童要高3～4倍，可达每日84～126kJ(20～30kcal)/kg。考虑到基础代谢消耗、活动消耗能可能降低，加上流行病学证实儿童肥胖发生率的增加，儿童总的能量需要估计量能较以往有所下降。2013年《中国居民膳食营养素参考摄入量》在2000版的基础上修正了学龄前儿童总能量供给范围，在之前数值的基础上略有下降，总能范围为5.02～6.69MJ/d(1200～1600kcal/d)，其中男孩稍高于女孩，见表6-4。

表6-4 学龄前儿童能量需要量及蛋白质参考摄入量

年龄/岁	能量(EER)身体活动水平(中)				蛋白质(RNI)	
	男		女		男	女
	MJ/d	kcal/d	MJ/d	kcal/d	g/d	g/d
3～	5.23	1250	5.02	1200	30	30
4～	5.44	1350	5.23	1250	30	30
5～	5.86	1400	5.44	1300	30	30
6～	6.69	1600	6.07	1450	35	35

（三）学龄前儿童的宏量营养素需求

1. 蛋白质

学龄前儿童生长发育每增加1kg体重约需要160g蛋白质积累，由于其摄入蛋白质的最主要的目的是满足细胞、组织的增长，因此对蛋白质的质量尤其是必需氨基酸的种类和数量有一定的要求，一般而言，儿童必需氨基酸需要量占总氨基酸需要的36%。学龄前儿童每日膳食中蛋白质的推荐摄入量平均为每千克体重3～4g。2013年《中国居民膳食营养素参考摄入量》在2000版的基础上修正了学龄前儿童蛋白质供给量，在之前的数值基础上有所下降，建议学龄前儿童蛋白质参考摄入量为30～35g/d(见表6-4)，蛋白质供能为总能量的14%～15%，其中来源于动物性食物的蛋白质应占50%，包括一个鸡蛋提供约6.5g蛋白质，300mL牛奶提供约9g蛋白质，100g鱼或鸡或瘦肉可提供约17g蛋白质，其余蛋白质可由植物性食物如谷类、豆类等提供，能保证较好地满足学前儿童机体的营养需要。

2. 脂肪

儿童生长发育所需的能量、免疫功能的维持、脑的发育和神经髓鞘的形成都需要脂肪，尤其是必需脂肪酸。学龄前儿童每日每千克体重需总脂肪4～6g。由于学龄前儿童胃的容量相对较小，而需要能量又相对较高，其膳食脂肪供能比高于成人，每日膳食中脂肪推荐的热量摄入量应占总量的30%～35%，这一数量的脂肪不仅提供所需的必需脂肪酸，而且有利于脂溶性维生素的吸收。另外应注意亚油酸供能不能低于总能量的3%，亚麻酸供能不低于总量的0.5%。学前儿童的膳食中供给的脂肪要适量，因为摄入过量的脂肪尤其是饱和动物脂肪会增加脂肪储存，引起肥胖。

3. 碳水化合物

经幼儿期的逐渐适应，学龄前期儿童的膳食基本完成了从以奶和奶制品为主到以谷类为主的过渡，谷类所含有的丰富碳水化合物是其能量的主要来源。4～6岁学龄前儿童每日每千克体重约需要碳水化合物15g，每日膳食中碳水化合物推荐的热能摄入量应占总热能的50%～60%。碳水化合物中的膳食纤维可促进肠蠕动，防止幼儿便秘。但是蔗糖等纯糖摄取后被迅速吸收，易于以脂肪的形式储存，易引起肥胖、龋齿和行为问题，因此碳水化合物应以含有复杂碳水化合物的谷类为主。学龄前期儿童蛋白质、脂肪、碳水化合物的供能比为1∶1.1∶6。

（四）学龄前儿童的微量营养素需求

1. 矿物质

人体组织中的各种矿物质在人体的新陈代谢过程中，每日都有一定量随各种途径排出体外，因此必须通过膳食来补充。学龄前儿童各种常量和微量元素的推荐摄入量（RNIs）或适宜摄入量（AIs）见表6-5。

表6-5 学龄前儿童常量和微量元素的RNIs或AIs

年龄/岁	钙 RNI /mg	磷 RNI /mg	钾 AI /mg	钠 AI /mg	镁 AI /mg	铁 RNI /mg	碘 RNI /μg	锌 RNI /mg	硒 RNI /μg	铜 RNI /mg	氟 AI /mg	铬 AI /μg	钼 RNI /μg
4～6	800	350	1200	900	130	10	90	5.5	30	0.4	0.7	20	50

（1）钙：钙是人体中含量最多的元素之一，其中99%集中于骨骼和牙齿中。儿童正处于生长发育阶段，骨骼的增长最为迅速，在这一过程中需要大量的钙质，为满足学龄前儿童骨骼生长，每日平均骨骼钙储存量为100～150mg，钙需要量1～3岁为600mg/d，4～6岁为800mg/d，食物钙的平均吸收率为35%。2013年《中国居民膳食营养素参考摄入量》推荐4～6岁学前儿童钙的RNI值为800mg/d，UL为2000mg/d。奶及奶制品钙含量丰富、吸收率高，是儿童最理想的钙来源，每日奶的摄取量在300～600mL/d为宜。豆类及其制品，尤其是大豆、黑豆含钙较丰富，此外芝麻、虾皮、海带也含有一定的钙。如果膳食中缺钙，儿童就会出现骨骼钙化不全的症状，如鸡胸、O形腿、X形腿等。

（2）铁：膳食中铁供给不足，可引起缺铁性贫血，并可损害神经、消化和免疫等系统的功能，影响儿童的智力发育。2013年《中国居民膳食营养素参考摄入量》推荐4～6岁学前儿童铁的RNI值为10mg/d，UL为30mg/d。动物性食物中的血红蛋白铁吸收率一般在10%或以上，动物肝脏、动物血、瘦肉是铁的良好来源，膳食中丰富的维生素C可促进铁的吸收。

（3）碘：据世界卫生组织估计，世界上有8亿人口缺碘，我国约4亿。孕妇、儿童是对碘缺乏敏感的人群，为减少因碘缺乏而导致的儿童生长发育障碍，2013年《中国居民膳食营养素参考摄入量》推荐4～6岁学前儿童碘的RNI为90μg/d，UL为200μg/d。含碘较高的食物主要是海产品，如海带、紫菜、海鱼、虾、贝类等。因此每周学龄前儿童膳食应至少安排一次海产食品。

（4）锌：锌缺乏时儿童常出现味觉下降、厌食，甚至异食癖、嗜睡、面色苍白、抵抗力差而易患各种感染性疾病，严重者生长迟缓。2013年《中国居民膳食营养素参考摄入量》推荐4～6岁学龄前儿童锌的RNI为5.5mg/d。

2. 维生素

维生素天然存在于食物中，人体不能合成，需要量甚微，却具有特殊的生理功能。当某种维生素供给不足时机体就会出现相应的缺乏症，从而影响儿童的身体健康。学龄前儿童各种维生素的推荐摄入量(RNIs)或适宜摄入量(AIs)见表6-6。

表 6-6 学龄前儿童维生素的 RNIs 或 AIs

年龄/岁	维生素A RNI/μgRAE	维生素D RNI/μg	维生素E AI/mgα-TE	维生素B_1 RNI/mg	维生素B_2 RNI/mg	维生素B_6 AI/mg	维生素B_{12} AI/μg	维生素C RNI/mg	泛酸 AI/mg	叶酸 RNI/μgDFE	烟酸 RNI/mgNE	胆碱 AI/mg	生物素 AI/μg
4～6	360	10	7	0.8	0.7	0.7	1.2	50	2.5	190	8	250	20

(1) 维生素A：维生素A对学龄前儿童生长，尤其是对骨骼生长有着重要作用。2013年《中国居民膳食营养素参考摄入量》推荐4～6岁学龄前儿童维生素A的RNI为360μg/d，UL为900μg/d。学前儿童可考虑每周摄入一次含维生素A丰富的动物内脏，每日摄入一定量的蛋黄、牛奶，或在医师的指导下补充鱼肝油或胡萝卜素。由于学龄前儿童的咀嚼能力有限，叶菜应切碎、煮软，这种烹饪方法虽然对维生素C的破坏较大，但胡萝卜素的损失相对较低。

(2) B族维生素：维生素B_1、维生素B_2和烟酸在保证儿童体内的能量代谢以促进其生长发育方面有重要的作用，这三种B族维生素常协同发挥作用，因此缺乏症可能混合出现。2013年《中国居民膳食营养素参考摄入量》推荐4～6岁学龄前儿童维生素B_1的RNI为0.8mg/d，维生素B_2的RNI为0.7mg/d。维生素B_1缺乏影响儿童的食欲与消化功能，其主要来源为非精制的粮谷类、坚果、鲜豆、瘦肉、动物内脏、发酵产生的酵母制品等。维生素B_2缺乏可引起口角炎、舌炎、唇炎及湿疹，缺铁性贫血的儿童常伴有维生素B_2缺乏，其主要来源于各种瘦肉、蛋类、奶类、蔬菜、水果中等。

(3) 维生素C：典型的维生素C缺乏症在临床上已不常见，但维生素C缺乏对免疫能力降低及患慢性病危险的增加有潜在影响。维生素C主要来源于新鲜蔬菜水果。2013年《中国居民膳食营养素参考摄入量》推荐学龄前儿童维生素C，1～3岁的RNI值为40mg/d，UL值为400mg/d；4～6岁的RNI值为50mg/d，UL值为600mg/d。

知识链接

学龄前儿童的营养及膳食现状

近些年来，我国学龄前儿童的饮食结构发生了质的变化，食物供应充足了，但并不意味着儿童的营养健康状况也提高了。学龄前儿童中存在两种营养不良的现象，一是摄入热量不足，影响了体重增长，而且维生素A、维生素B_1、维生素B_2的摄入量偏低；二是摄入含有高热能的食物超过了机体代谢的需要，导致儿童的肥胖、龋齿患病率较高。部分儿童缺钙，出现骨骼钙化不全的症状。农村地区儿童的蛋白质供给不足，质量差；缺铁性贫血、维生素 A 缺乏、锌缺乏仍然较高。

学龄前儿童过量地摄入“三高”食物、饮食西化，从而引起了儿童肥胖。大多数儿童喜好糖果和甜饮料，这不仅会影响其食欲，导致营养素摄入不全面，而且会使患龋齿的概率大大提高。

（五）学龄前儿童食物选择

学龄前儿童已完成从奶类食物为主导到以谷类食物为主的过渡。食物种类与成人逐渐接近，无论集体还是散居儿童均应按以下推荐选择食物。

1. 谷类

粗制面粉、大米是每日最基本的食物。每日 200～250g 可为孩子提供 55%～60%的能量、约一半的维生素 B_1 和烟酸，如果每周有 2～3 餐以豆类（红豆、绿豆等）、燕麦等代替部分大米和面粉，将有利于蛋白质、B 族维生素的补充。

2. 动物性食物

动物性食物含优质蛋白质以及一些维生素和矿物质，是保证儿童生长发育必需的食物。

适量的鱼、禽、肉等动物性食物主要提供优质蛋白质、维生素、矿物质，鱼、禽、肉每日提供 100～125g，各种可交替食用。每日应提供一个蛋类，以及奶类及其制品。

3. 大豆及其制品

每日至少供给相当于 15～20g 大豆制品，以提供约 6～10g 的优质蛋白质，促进儿童的脑和视神经组织发育。应充分利用大豆资源来解决儿童的蛋白质营养问题，尤其在较贫困的农村。

4. 蔬菜和水果类

每日供给量 150～200g，提供维生素、矿物质和膳食纤维。可提供选择的蔬菜包括椰菜、菜花、芹菜、胡萝卜、黄瓜、西红柿、小白菜、鲜豌豆等。可供选择的水果不限。

5. 烹调用油和食糖

按我国的饮食习惯，膳食脂肪约 40%来源于烹调用油。应注意对烹调用油的选择。学龄前儿童烹调用油应是植物油，尤其应选用含有必需脂肪酸的油脂，如大豆油等。每日人均约 15g。关于食糖对健康的影响有较多的争议。许多研究数据表明，减少学龄前儿童食糖的消耗可以减少龋齿和肥胖发生的危险。根据我国膳食习惯及儿童的喜好，学龄前儿童每日可摄入约 10～15g 蔗糖。

就“幼儿的营养膳食”这一点而言，我们应该多借鉴国外的经验。欧美、日本的幼儿园营养配餐的要求非常严格，制定膳食食谱并监督制作，要求不折不扣地根据营养师的标准制作和规定饭量。因此，为保证学龄前儿童的营养膳食，寄宿制幼儿园必须建立科学的营养膳食管理模式，加强对膳食工作者的平衡营养膳食理论的辅导，定期更换食谱，进行营养计算和评价。

第二节 膳食指南与平衡膳食宝塔

人体需要合理营养，而合理营养需要平衡膳食才能提供，平衡膳食是合理营养的基础。本篇主要介绍2016年5月发布并实施的《中国居民膳食指南(2016)》，它所提倡的均衡营养的观念不但适合成人，也适用于儿童。另外，本篇还简要介绍了特定人群包括孕妇、乳母、婴幼儿、学龄前儿童、儿童青少年和老年人群的膳食指导，旨在帮助人们合理选择并搭配食物，以达到平衡膳食、合理营养、减少与膳食有关的疾病、促进身体健康的目的。

一、膳食指南

平衡膳食是指选择多种食物，经过适当搭配做出的膳食，这种膳食能满足儿童对能量及各种营养素的需求，因而叫平衡膳食。原则是足够的热量、适当的蛋白质、充分的矿物质和微量元素、适当的膳食纤维和充足的水分。具体是指：

(一) 蛋白质

合理营养要求三大营养素供热占总热能的百分比为蛋白质占10%～15%、脂肪占20%～30%，碳水化合物占60%～70%。蛋白质是构成人体组织不可缺少的物质，也是构成各种酶、抗体及某些激素的主要成分。蛋白质可促进生长发育，维持毛细血管的正常渗透性，并供给热能，缺乏时可致生长发育迟缓、体重减轻、容易疲劳、循环血容量减少、贫血、对传染病抵抗力降低、创伤和骨折不易愈合、病后恢复迟缓，严重缺乏时可致营养不良性水肿。

儿童应供给较多的蛋白质，以保证生长发育。在蛋白质中若有一半来自动物性食物，其余一半为植物蛋白，就完全可以保证人体蛋白质的需要。

(二) 脂肪

脂肪可供给热能，构成组织脂肪及储存脂肪，供给必需脂肪酸(亚油酸)，脂肪还可促进脂溶性维生素的吸收。但脂肪摄入过多可致肥胖和动脉粥样硬化。动物性脂肪中含饱和脂肪酸较多(鱼类除外)，植物油含多不饱和脂肪酸较多(棕榈油、椰子油除外)，饱和脂肪酸可使血清胆固醇量增高，多不饱和脂肪酸可降低血胆固醇及甘油三酯，减少血小板的黏附性。所以膳食中饱和脂肪酸与多不饱和脂肪酸的比例(S/P)以1∶1为宜，这样既照顾到必需脂肪酸的供应，又可预防一些与脂肪营养有关的疾病(如冠心病、肥胖症等)的发生。

(三) 碳水化合物

碳水化合物是热能的食物来源，有节省蛋白质的作用，可保证正常量的血糖、肝糖原和肌糖原，以维持大脑活动、肝脏解毒和肌肉活动。碳水化合物摄入不足可导致热能不足，生长发育迟缓，易于疲劳，摄入过多可致肥胖。膳食纤维为人体健康所必需，为人体内物质代谢所必需，不能由人体合成，只能由食物供给。钙、磷、镁、钾、钠等矿物质是组成机体的必要成分，具有重要的生理功能。在人体组织中含量少于体重的0.01%的铁、碘、铜、锌、锰、钛、钼、硒、铬、氟、镍等为人体必需的微量元素，与酶、维生素、激素、核酸有密切关系。

（四）三餐分配

若按每日三餐的热能分配，以早餐占25%～30%、午餐占35%～45%、晚餐占30%～35%较为合理，当然还可以根据各地的生活和作息时间而作适当调整。

要达到合理营养，必须合理调配膳食，满足对各种营养素的要求。每个国家都根据各自的情况和生活习惯、食物的生产和供应情况，提出各种不同年龄、性别人群推荐的膳食供给量(RDA)。

（五）年龄营养配比

适合各种情况(年龄、性别、生理条件、劳动负荷、健康状态等)的食物、营养素供给量和配比。只有合理营养才能维持人体的正常生理功能，促进健康和生长发育，提高机体的劳动能力、抵抗力和免疫力，有利于某些疾病的预防和治疗。否则将在这些方面产生障碍以至发生营养缺乏病或营养过剩性疾病(肥胖症和动脉粥样硬化等)。对这些营养素不仅有量的需求，而且各营养素之间还应有合适的配比。

（六）合理调配膳食

要达到合理营养，必须合理调配膳食，满足对各种营养素的要求，每个国家都根据各自的情况和生活习惯、食物的生产和供应情况，提出各种不同年龄、性别人群推荐膳食供给量(RDA)，根据这个建议作为评价人们合理营养的标准。中国人多以谷类为主食，有充分利用大豆及其制品的传统，研究证明，谷豆混食其中的蛋白质可以起互补作用，对人的健康是有益的。在粮食加工方面中国从20世纪50年代初就实行标准米(92米)、标准面(85面)，实践证明这对维生素B族缺乏病——脚气病的防治有效，故不应多食精白米、精白面。此外，中国膳食构成中淀粉类多，单糖类少，脂肪占总热量的比例也不高，对这样的膳食结构对于中国人民的健康，某些与营养有关疾病的发生、发展的影响应加以总结。普遍认为食物多样化，是取得合理营养的物质基础。

所以只要吃膳食结构合理的多样化的混合膳食，就能满足儿童对食物营养的摄取。

知识链接

暑期到　防儿胖[①]

放暑假了，孩子看书、做作业等脑力劳动不多，体育运动也减少了，若吃得过多，体

① 朱本章.暑期到　防儿胖[N].健康报,2005-07-28(008).

内热量过剩，会使身体发胖、体重猛增。孩子胖了，身体反而越来越糟，发热感冒、咳嗽哮喘、胃肠疾病不断。其实，胖孩子不一定强壮。儿童期肥胖还与他们成年后发生肥胖、高血脂、高血糖、高血压及冠心病等密切相关。西安交通大学医学院一附院内分泌科朱本章教授认为，预防肥胖要从婴儿期做起。肥胖儿童的膳食特点常常表现“三高一低”现象（高热量、高脂肪、高蛋白和低食物纤维），这主要是父母不良饮食习惯对儿童潜移默化的影响。另外，铺天盖地的食品广告，助长了孩子不良饮食习惯的形成。家长要给孩子提供营养平衡的膳食，指导孩子适当限制高脂、高糖类食品，少吃零食，多吃蔬菜、水果，少喝甜饮料，不抽烟，不喝酒，加强锻炼。有些肥胖儿童吃得并不多，其发胖主要原因是运动太少。家长要鼓励他们多运动，尤其是跑步、游泳、打球等，一定要持之以恒，养成运动习惯对减轻和预防肥胖非常有益。

二、中国居民膳食指南

近年来我国城乡居民的膳食状况明显改善，儿童青少年平均身高增加，营养不良和患病率下降。但在贫困农村，仍存在着营养不足的问题。同时，我国居民膳食结构及生活方式也发生了重要变化，与之相关的慢性非传染性疾病，如肥胖、高血压、糖尿病、血脂异常等患病率增加，已成为威胁国民健康的突出问题。为给居民提供最根本、最准确的健康膳食信息，指导居民合理营养、保持健康，2016 年 5 月，国家卫生计生委疾控局发布了《中国居民膳食指南（2016）》，它所提倡的均衡营养的观念不但适合成人，也适用于儿童。

（一）食物多样，谷类为主

人类的食物是多种多样的。各种食物所含的营养成分不完全相同，每种食物都至少可提供一种营养物质。除母乳对 0～6 个月龄婴儿外，任何一种天然食物都不能提供人体所需的全部营养素。平衡膳食必须由多种食物组成，才能满足人体各种营养需求，达到合理营养、促进健康的目的。因而提倡人们广泛食用多种食物。

谷类食物是中国传统膳食的主体，是人体能量的主要来源，也是最经济的能源食物。随着经济的发展和生活的改善，人们倾向于食用更多的动物性食物和油脂。根据 2002 年营养与健康状况调查的结果，在一些比较富裕的家庭中动物性食物的消费量已超过了谷类的消费量。这类膳食提供的能量和脂肪过高，而膳食纤维过低，对一些慢性病的预防不利。坚持谷类为主，就是为了保持我国膳食的良好传统，避免高能量、高脂肪和低碳水化合物膳食的弊端。人们应保持每天适量的谷类食物摄入，一般成年人每天摄入 250～400g 为宜。

另外，要注意粗细搭配，经常吃一些粗粮、杂粮和全谷类食物，每天最好能吃 50～100g。稻米、小麦不要研磨得太精，否则谷类表层所含维生素、矿物质等营养素和膳食纤维大部分会流失到糠麸之中。

知识链接

食物的五大分类

食物可分为五大类：第一类为谷类及薯类，谷类包括米、面、杂粮，薯类包括马铃薯、甘薯、木薯等，主要提供碳水化合物、蛋白质、膳食纤维及B族维生素。第二类为动物性食物，包括肉、禽、鱼、奶、蛋等，主要提供蛋白质、脂肪、矿物质、维生素A、B族维生素和维生素D。第三类为豆类和坚果，包括大豆、其他干豆类及花生、核桃、杏仁等坚果类，主要提供蛋白质、脂肪、膳食纤维、矿物质、B族维生素和维生素E。第四类为蔬菜、水果和菌藻类，主要提供膳食纤维、矿物质、维生素C、胡萝卜素、维生素K及有益健康的植物化学物质。第五类为纯能量食物，包括动植物油、淀粉、食用糖和酒类，主要提供能量，动植物油还可提供维生素E和必需脂肪酸。

（二）吃动平衡，健康体重

进食量和运动是保持健康体重的两个主要因素，食物提供人体能量，运动消耗能量。如果进食量过大而运动量不足，多余的能量就会在体内以脂肪的形式积存下来，增加体重，造成超重或肥胖；相反若食量不足，可由于能量不足引起体重过低或消瘦。体重过高和过低都是不健康的表现，易患多种疾病，缩短寿命。所以，应保持进食量和运动量的平衡，使摄入的各种食物所提供的能量能满足机体需要，而又不造成体内能量过剩，使体重维持在适宜范围。成人的健康体重是指体质指数(BMI)为 18.5～23.9kg/m^2。

正常生理状态下，食欲可以有效控制进食量，不过饱就可保持健康体重。一些人食欲调节不敏感，满足食欲的进食量常常超过实际需要，过多的能量摄入导致体重增加，食不过量对他们意味着少吃几口，不要每顿饭都吃到十成饱。

由于生活方式的改变，身体活动减少、进食量相对增加，我国超重和肥胖的发生率正在逐年增加。这是心血管疾病、糖尿病和某些肿瘤发病率增加的主要原因之一。运动不仅有助于保持健康体重，还能够降低患高血压、中风、冠心病、糖尿病、结肠癌、乳腺癌和骨质疏松等慢性疾病的风险，同时还有助于调节心理平衡，有效消除压力，缓解抑郁和焦虑症状，改善睡眠。目前我国大多数成年人体力活动不足或缺乏体育锻炼，应改变久坐少动的不良生活方式，养成天天运动的习惯，坚持每天多做一些消耗能量的活动。建议成年人每天进行累计相当于步行 6000 步以上的身体活动，如果身体条件允许，最好进行 30 分钟中等强度的运动。

（三）多吃蔬菜、奶类、大豆

新鲜蔬菜水果是人类平衡膳食的重要组成部分，也是我国传统膳食的重要特点之一。蔬菜水果是维生素、矿物质、膳食纤维和植物化学物质的重要来源，水分多、能量低。薯类含有丰富的淀粉、膳食纤维以及多种维生素和矿物质。富含蔬菜、水果和薯类的膳食对保持身体健康，保持肠道正常功能，提高免疫力，降低患肥胖、糖尿病、高血压等慢性疾病的风险具有重要作用，所以近年来各国膳食指南都强调增加蔬菜和水果的摄入种类和数量。推荐我国成年人每天吃蔬菜300～500g，最好深色蔬菜约占一半，水果200～400g，并注意增加薯类的摄入。

奶类营养成分齐全，组成比例适宜，容易消化吸收。奶类除含丰富的优质蛋白质和维生素外，含钙量较高，且利用率也很高，是膳食钙质的极好来源。大量的研究表明，儿童青少年饮奶有利于其生长发育，增加骨密度，从而推迟其成年后发生骨质疏松的年龄；中老年人饮奶可以减少骨质丢失，有利于骨健康。2002年营养与健康状况调查结果显示：我国城乡居民钙摄入量标准仅为每人每日389mg，不足推荐摄入量的一半；奶类制品摄入量标准为每人每日27g，仅为发达国家的5%左右。因此，应大大提高奶类的摄入量。建议每人每天饮奶300g或相当量的奶制品，对于饮奶量更多或有高血脂和超重肥胖倾向者应选择减脂、低脂、脱脂奶及其制品。

大豆含丰富的优质蛋白质、必需脂肪酸、B族维生素、维生素E和膳食纤维等营养素，且含有磷脂、低聚糖，以及异黄酮、植物固醇等多种植物化学物质。大豆是重要的优质蛋白质来源。为提高农村居民的蛋白质摄入量及防止城市居民过多消费肉类带来的不利影响，应适当多吃大豆及其制品。建议每人每天摄入30～50g大豆或相当量的豆制品。

（四）适量吃鱼、禽、蛋和瘦肉

鱼、禽、蛋和瘦肉均属于动物性食物，是人类优质蛋白、脂类、脂溶性维生素、B族维生素和矿物质的良好来源，是平衡膳食的重要组成部分。动物性食物中蛋白质不仅含量高，而且氨基酸组成更适合人体需要，尤其富含赖氨酸和蛋氨酸，如与谷类或豆类食物搭配食用，可明显发挥蛋白质互补作用：但动物性食物一般都含有一定量的饱和脂肪和胆固醇，摄入过多可能增加患心血管疾病的危险性。

鱼类脂肪含量一般较低，且含有较多的多不饱和脂肪酸，有些海产鱼类富含二十碳五烯酸（EPA）和二十二碳六烯酸（DHA），对预防血脂异常和心脑血管疾病等有一定作用。禽类脂肪含量也较低，且不饱和脂肪酸含量较高，其脂肪酸组成也优于畜类脂肪。蛋类富含优质蛋白质，各种营养成分比较齐全，是很经济的优质蛋白质来源。畜肉类一般含脂肪较多，能量高，但瘦肉脂肪含量较低，铁含量高且利用率好。肥肉和荤油为高能量和高脂肪食物，摄入过多往往会引起肥胖，并且是导致某些慢性疾病的危险因素，故应当少吃。

目前我国部分城市居民食用动物性食物较多，尤其是摄入的猪肉过多，应调整肉食结构，适当多吃鱼、禽肉，减少猪肉摄入。相当一部分城市和多数农村居民平均吃动物性食物的量还不够，应适当增加。推荐成人每日摄入量：鱼虾类50～100g，畜禽肉类50～75g，蛋类25～50g。

（五）少油少盐，控糖限酒

脂肪是人体能量的重要来源之一，并可提供必需脂肪酸，有利于脂溶性维生素的消化吸收，但是脂肪摄入过多是引起肥胖、高血脂、动脉粥样硬化等多种慢性疾病的危险因素之一。

在节假日、喜庆和交际的场合，人们饮酒是一种习俗。高度酒含能量高，白酒基本上是纯能量食物，不含其他营养素。无节制地饮酒，会使食欲下降，食物摄入量减少，以致发生多种营养素缺乏、急慢性酒精中毒、酒精性脂肪肝，严重时还会造成酒精性肝硬化。过量饮酒还会增加患高血压、中风等疾病的危险；并可导致事故及暴力的增加，对个人健康和社会安定都是有害的，应该严禁酗酒。另外饮酒还会增加罹患某些癌症的危险。若饮酒应尽可能饮用低度酒，并控制在适当的限量以下，建议成年男性一天饮用酒的酒精量不超过 25g，成年女性一天饮用酒的酒精量不超过 15g。孕妇和青少年应忌酒。

知识链接

吃饭"重口味"好吗？

"重口味"并不是好的饮食习惯，重口味的菜肴经常高盐、高油。膳食盐的摄入量过高与高血压的患病率密切相关。

为此，建议我国居民应养成吃清淡少盐膳食的习惯，即膳食不要太油腻，不要太咸，不要摄食过多的动物性食物和油炸、烟熏、腌制食物。建议每人每天烹调油用量不超过 25g 或 30g；食盐摄入量不超过 6g，包括酱油、酱菜、酱中的食盐量。

（六）杜绝浪费，兴新食尚

《中国居民膳食指南(2016)》中指出"勤俭节约，珍惜食物，杜绝浪费是中华民族的美德。按需选购食物、按需备餐，提倡分餐不浪费。选择新鲜卫生的食物和适宜的烹调方式，保障饮食卫生。学会阅读食品标签，合理选择食品。创造和支持文明饮食新风的社会环境和条件，应该从每个人做起，回家吃饭，享受食物和亲情，传承优良饮食文化，树健康饮食新风。"因而，合理安排一日三餐的时间及食量，进餐定时定量。早餐提供的能量应占全天总能量的 25%～30%，午餐应占 30%～40%，晚餐应占 30%～40%，可根据职业、劳动强度和生活习惯进行适当调整。一般情况下，早餐安排在 6:30—8:30，午餐在 11:30—13:30，晚餐在 18:00—20:00 进行为宜。要天天吃早餐并保证其营养充足，午餐要吃好，晚餐要适量。不暴饮暴食，不经常在外就餐，尽可能与家人共同进餐，并营造轻松愉快的就餐氛围。零食作为一日三餐之外的营养补充，可以合理选用，但来自零食的能量应计入全天能量摄入之中。

此外，水是膳食的重要组成部分，是一切生命必需的物质，在生命活动中发挥着重要功能。体内水的来源有饮水、食物中含的水和体内代谢产生的水。水的排出主要通过肾脏，以尿液的形式排出，其次是经肺呼出、经皮肤和随粪便排出。进入体内的水和排出来的水基本相等，处于动态平衡。水的需要量主要受年龄、环境温度、身体活动等因素的影响。一般来说，健康成人每天需要水 2500mL 左右。在温和气候条件下生活的轻体力活动的成年人每日最少饮水 1200mL(约 6 杯)。在高温或强体力劳动的条件下，应适当增加。饮水不足或过多都会对人体健康带来危害。饮水应少量多次，要主动，不要感到口渴时再喝水。饮水最好选择白开水。

《指南》以最新的科学证据为基础，论述了当前我国居民的营养需要及膳食中存在的主要问题，建议了实现平衡膳食获取合理营养的行动方案，对广大居民具有普遍指导意义。

案例分析

甜甜爱喝饮料，可乐、雪碧每天不断。妈妈很发愁，担心甜甜喝多了饮料对身体不好，对牙齿也不好。爷爷却经常带着甜甜买饮料，还振振有词："没事，每天喝一点儿没事儿。"

你觉得孩子可以喝饮料吗？

案例解析：饮料多种多样，需要合理选择，如乳饮料和纯果汁饮料含有一定量的营养素和有益膳食成分，适量饮用可以作为膳食的补充。有些饮料添加了一定的矿物质和维生素，适合热天户外活动和运动后饮用。有些饮料只含糖和香精香料，营养价值不高。多数饮料都含有一定量的糖，大量饮用特别是含糖量高的饮料，会在不经意间摄入过多能量，造成体内能量过剩。另外，饮后如不及时漱口刷牙，残留在口腔内的糖会在细菌作用下产生酸性物质，损害牙齿健康。有些人尤其是儿童青少年，每天喝大量含糖的饮料代替喝水，是一种不健康的习惯，应当改正。

三、膳食宝塔及应用

中国居民平衡膳食宝塔是根据中国居民膳食指南，结合中国居民的膳食结构特点设计的。它把平衡膳食的原则转化成各类食物的重量，并以直观的宝塔形式表现出来，便于人们理解和在日常生活中实行。

平衡膳食宝塔(见图 6-1)提出了一个营养上比较理想的膳食模式。它所建议的食物量，特别是奶类和豆类食物的量可能与大多数人当前的实际膳食还有一定距离，对某些贫困地区来讲可能距离还很远，但为了改善中国居民的膳食营养状况，这是不可缺的。

(一) 平衡膳食宝塔概述

平衡膳食宝塔共分五层，包含我们每天应吃的主要食物种类。宝塔各层位置和面积不同，这在一定程度上反映出各类食物在膳食中的地位和应占的比重。谷类食物位居底层，每人每天应吃 250～400g；蔬菜和水果占据第二层，每天应吃 300～500g 和 200～350g；鱼、禽、肉、蛋等动物性食物位于第三层，每天应吃 120～200g(水产品 40～75g，畜禽肉 40～75g，蛋类 40～50g)；奶类和豆类食物合占第四层，每天应吃奶类及奶制品 300g 和豆类及豆制品 25～35g。第五层塔尖是油和盐，每天不超过 30g(其中盐少于 6g，油 25～30g)。此外，每天活动 6000 步。

(二) 平衡膳食宝塔的食物类别

各类食物的组成是根据全国营养调查中居民膳食的实际情况计算的，所以每一类食物的重量不是指某一种具体食物的重量。

1. 谷类

谷类是面粉、大米、玉米粉、小麦、高粱等的总和。它们是膳食中能量的主要来源，在农村中也往往是膳食中蛋白质的主要来源。多种谷类掺着吃比单吃一种好，特别是以玉米或高粱为主要食物时，应当更重视搭配一些其他的谷类或豆类食物。加工的谷类食品如面包、烙饼、切面等应折合成相当的面粉量来计算。

2. 蔬菜和水果

蔬菜和水果经常放在一起，因为它们有许多共性。但蔬菜和水果终究是两类食物，各有优势，不能完全相互替代。尤其是儿童，不可只吃水果不吃蔬菜。蔬菜、水果的重量按市售鲜重计算。一般来说，红、绿、黄色较深的蔬菜和深黄水果含营养素比较丰富，所以应多选用深色蔬菜和水果。

3. 鱼、肉、蛋

鱼、肉、蛋归为一类，主要提供动物性蛋白质和一些重要的矿物质和维生素。但它们彼此间也有明显区别。鱼、虾及其他水产品含脂肪很低，有条件可以多吃一些。这类食物的重量是按购买时的鲜重计算。肉类包含畜肉、禽肉及内脏，重量是按屠宰清洗后的重量来计算。这类食物尤其是猪肉含脂肪较高，所以生活富裕时不应吃过多肉类。蛋类含胆固醇相当高，一般每天不超过一个为好。

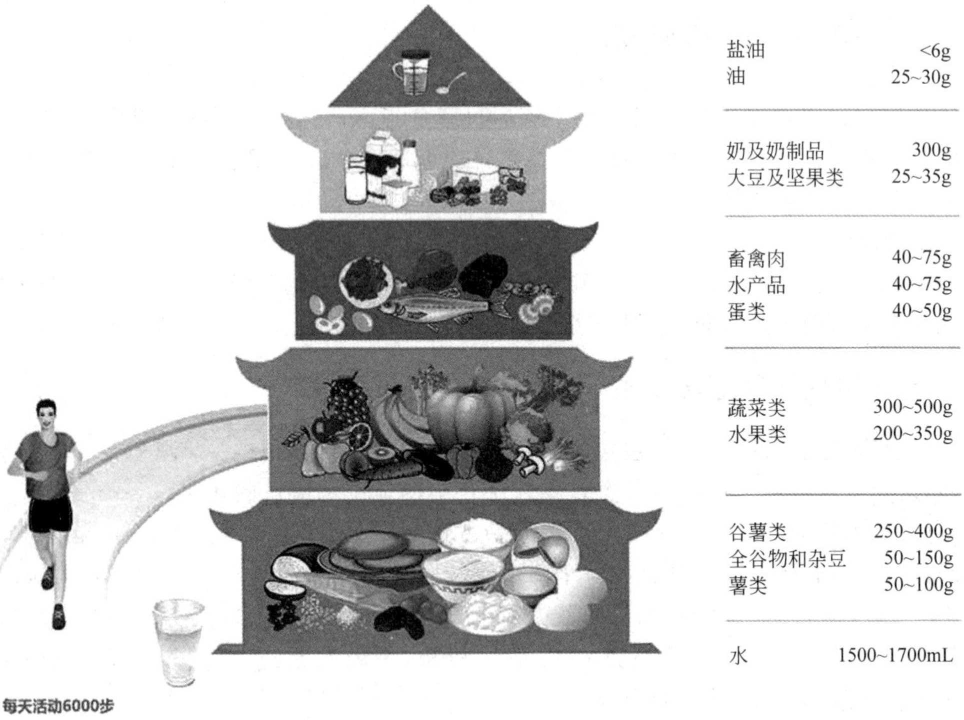

图 6-1 中国居民平衡膳食宝塔(2016)[1]

---

① 中国居民膳食指南[R/OL]. http://dg.cnsoc.org/article/04/8a2389fd5520b4f30155be1475e02741.html. 2017-09-06.

4. 奶类和豆类食物

奶类及奶制品当前主要包含鲜牛奶和奶粉。宝塔建议的100g按蛋白质和钙的含量来折合约相当于鲜奶200g或奶粉28g。中国居民膳食中普遍缺钙,奶类应是首选补钙食物,很难用其他类食物代替。有些人饮奶后有不同程度的肠胃道不适,可以试用酸奶或其他奶制品。豆类及豆制品包括许多品种,宝塔建议的50g是个平均值,根据其提供的蛋白质可折合为大豆40g或豆腐干80g等。

(三)平衡膳食宝塔的应用

1. 确定需要的食物

宝塔建议的每人每日各类食物适宜摄入量范围适用于一般健康成人,应用时要根据个人年龄、性别、身高、体重、劳动强度、季节等情况适当调整。年轻人、劳动强度大的人需要能量高,应适当多吃些主食;年老、活动少的人需要能量少,可少吃些主食。

平衡膳食宝塔建议的各种食物摄入量是一个平均值和比例。每日膳食中应当包含宝塔中的各类食物,各类食物的比例也应基本与膳食宝塔一致。日常生活无须每天都样样照着"宝塔"推荐量吃。例如烧鱼比较麻烦就不一定每天都吃50g鱼,可以改成每周吃2～3次鱼、每次150～200g较为切实可行。重要的是一定要经常遵循宝塔各层各类食物的大体比例。

2. 同类互换,调配丰富多彩的膳食

人们吃多种多样的食物不仅是为了获得均衡的营养,也是为了使饮食更加丰富多彩以满足人们的口味享受。假如人们每天都吃同样的50g肉、40g豆,难免久食生厌,那么合理营养也就无从谈起了。宝塔包含的每一类食物中都有许多品种,虽然每种食物都与另一种不完全相同,但同一类中各种食物所含营养成分往往大体上近似,在膳食中可以互相替换。

应用平衡膳食宝塔应当把营养与美味结合起来,按照同类互换、多种多样的原则调配一日三餐。同类互换就是以粮换粮、以豆换豆、以肉换肉。例如大米可与面粉或杂粮互换,馒头可以和相应的面条、烙饼、面包等互换;大豆可与相当量的豆制品或杂豆类互换;瘦猪肉可与等量的鸡、鸭、牛、羊、兔肉互换;鱼可与虾、蟹等水产品互换;牛奶可与羊奶、酸奶、奶粉和奶酪等互换。

多种多样就是选用品种、形态、颜色、口感多样的食物,变换烹调方法。例如每日吃50g豆类及豆制品,掌握了同类互换多种多样的原则就可以变换出数十种吃法。可以全量互换,全换成相当量的豆浆或豆干,今天喝豆浆、明天吃豆干;也可以分量互换,如1/3换豆浆、1/3换腐竹、1/3换豆腐,早餐喝豆浆、中餐吃凉拌腐竹、晚餐再喝碗酸辣豆腐汤。

3. 要合理分配三餐食量

我国多数地区居民习惯于一天吃三餐。三餐食物量的分配及间隔时间应与作息时间和劳动状况相匹配,一般早、晚餐各占30%,午餐占40%为宜,特殊情况可适当调整。通常上午的工作、学习都比较紧张,营养不足会影响学习和工作效率,所以早餐应当是正正经经的一顿饭。早餐除主食外至少应包括奶、豆、蛋、肉中的一种,并搭配适量蔬菜或水果。

4. 要因地制宜充分利用当地资源

我国幅员辽阔，各地的饮食习惯及物产不尽相同，只有因地制宜充分利用当地资源才能有效地应用平衡膳食宝塔。例如牧区奶类资源丰富，可适当提高奶类摄取量；渔区可适当提高鱼及其他水产品摄取量；农村山区则可利用山羊奶以及花生、瓜子、核桃、榛子等资源。在某些情况下，由于地域、经济或物产所限无法采用同类互换时，也可以暂用豆类代替乳类、肉类；或用蛋类代替鱼、肉；不得已时也可用花生、瓜子、榛子、核桃等干坚果代替肉、鱼、奶等动物性食物。

5. 要养成习惯，长期坚持

膳食对健康的影响是长期的结果。应用平衡膳食宝塔需要自幼养成习惯，并坚持不懈，才能充分体现其对健康的重大促进作用。合理营养是健康的物质基础，而平衡膳食是合理营养的唯一途径。根据膳食指南的原则并参照平衡膳食宝塔的搭配来安排日常饮食是通往健康的光明之路。

知识链接

新鲜卫生的食物

一个健康人一生需要从自然界摄取大约60吨食物、水和饮料。人体一方面从这些饮食中吸收利用本身必需的各种营养素，以满足生长发育和生理功能的需要；另一方面又必须防止其中的有害因素诱发食源性疾病。

食物放置时间过长就会引起变质，可能产生对人体有毒有害的物质。另外，食物中还可能含有或混入各种有害因素，如致病微生物、寄生虫和有毒化学物等。吃新鲜卫生的食物是防止食源性疾病、实现食品安全的根本措施。

正确采购食物是保证食物新鲜卫生的第一关。一般来说，正规的商场和超市、有名的食品企业比较注重产品的质量，也更多地接受政府和消费者的监督，在食品卫生方面具有较大的安全性。购买预包装食品还应当留心查看包装标识，特别应关注生产日期、保质期和生产单位；也要注意食品颜色是否正常，有无酸臭异味，形态是否异常，以便判断食物是否发生了腐败变质。烟熏食品及有些加色食品，可能含有苯并芘或亚硝酸盐等有害成分，不宜多吃。

食物合理储藏可以保持新鲜，避免污染。高温加热能杀灭食物中大部分微生物，延长保存时间；冷藏品温度常为4～8℃，一般不能杀灭微生物，只适于短期储藏；而冻藏温度低至−23～−12℃，可抑止微生物生长，保持食物新鲜，适于长期储藏。

烹调加工过程是保证食物卫生安全的一个重要环节。需要注意保持良好的个人卫生以及食物加工环境和用具的洁净，避免食物烹调时的交叉污染，对动物性食物应当注意加热熟透，蘸、炸、烧烤等烹调方式如使用不当容易产生有害物质，应尽量少用，食物腌制要注意加足食盐，避免高温环境。

有一些动物或植物性食物含有天然毒素，例如河豚、毒草、含氰苷类的苦味果仁和木薯、未成熟或发芽的马铃薯、鲜黄花菜和四季豆等。为了避免误食中毒，一方面需要学会鉴别这些食物，另一方面应了解对不同食物进行浸泡、清洗、加热等去除毒素的具体方法。

四、特定人群的膳食指南

特定人群膳食指南是根据各人群的生理特点及其对膳食营养需要而制定的。特定人群包括孕妇、乳母、婴幼儿、学龄前儿童、儿童青少年和老年人群。其中 6 岁以上各特定人群的膳食指南是在一般人群膳食指南 10 条的基础上进行增补形成的。

（一）婴儿

婴儿是指从出生至一周岁的孩子，这段时期是生长发育最快的一年，一年内体重的增加为出生时的两倍，因此需要在营养上满足其快速生长发育的需求。

母乳是婴儿唯一理想的均衡食物，而且独具免疫物质，有利于婴儿的正常生长发育。母乳喂养也有利于母子双方的亲近和身心健康。提倡、保护和支持母乳喂养是全社会的责任。希望 80%以上的婴儿获得母乳喂养至少在 4 个月以上，最好维持一年。对于患先天性疾病，或母亲因病不能授乳的情况下，应为婴儿选择合适的、各种营养素齐全的、经卫生部门许可出售的配方奶制品或其他同类制品，并根据产品使用说明喂养。

孕妇早在孕期就应做好哺乳的准备，做好乳房的保健，注意营养，保证乳房的正常发育。产后应尽早开奶，母婴同室，坚持喂哺。母乳一般可满足婴儿出生后 4～6 个月的营养需求，但为确保婴儿发育的需要与预防佝偻病的发生，应在出生一个月后，在哺乳的同时，补充安全量的维生素 A 及维生素 D(或鱼肝油)，但应避免过多。

在母乳喂养 4～6 个月至 1 岁断奶之间，是一个长达 6～8 个月的断奶过渡期。此时应在坚持母乳喂养的情况下，有步骤地为婴儿补充辅助食品，以满足其发育需求，保证婴儿的营养，使其顺利地进入幼儿阶段。过早或过迟补充辅助食品都会影响婴儿发育，但任何辅助食物均应在优先充分喂哺母乳的前提下供给。补充断奶过渡食物，应该由少量开始到适量，还应由一种到多种试用，密切注意婴儿食用后的反应，并注意食物与食具的清洁卫生。在通常的情况下，婴儿有可能对一些食物产生过敏反应或不耐受反应，例如皮疹、腹泻等。因此每开始供给孩子一种食物，都应从很少量开始，观察 3 天以上，然后再增加分量，或试用另一种食物。辅助食物往往从谷类，尤以大米、面粉的糊或汤开始，以后逐步添加菜泥、果泥、奶及奶制品、蛋黄、肝末及极碎的肉泥等。这些食物应该加入适量的食用油，但不必加入食盐。

（二）幼儿与学龄前儿童

幼儿与学龄前儿童应每日饮奶，并养成不挑食、不偏食的良好饮食习惯。

1～2 岁的幼儿需要特别呵护。孩子的身体发育迅速，需要吸取许多营养物质，但是他们的胃肠还不够成熟，消化力不强，例如胃的容量只有 250mL 左右，牙齿也正在长，咀嚼能力有限，故应增加餐次，供给富有营养的食物，食物的加工要细又不占太多空间。每日供给奶或相应的奶制品不少于350mL，也注意供给蛋和蛋制品，半肥瘦的禽畜肉、肝类，加工好的豆类以及切细的蔬菜类。有条件的地方，每周给孩子吃一些动物血和海产品类食物。要引导和教育孩子自己进食，每日4～5餐，进餐应该有规律。吃饭时应培养孩子集中精神进食，暂停其他活动。应让孩子每日有一定的户外活动。

3～5岁的孩子有的进入幼儿园，他们活动能力也要大一些，除了上面照料幼儿的原则外，食物的分量要增加，并且逐步让孩子进食一些粗粮类食物，引导孩子养成良好而又卫生的饮食习惯。一部分餐次可以零食的方式提供，例如在午睡后，可以食用小量有营养的食物或汤水。

应该定时测量孩子的身高和体重，并做记录，以了解孩子发育的进度，并注意孩子的血色素是否正常。应该避免在幼年出现过胖情况，如果有这种倾向，可能是因为偏食含脂肪过多的食物，或是运动过少，应在指导下做适当的调整，着重于改变不合适的饮食行为。

成人食物和儿童食物是有区别的，例如酒类绝不是孩子的食物，成人认为可用的“补品”，也不宜列入孩子的食谱。平衡膳食就是对孩子有益的滋补食物。在有条件的地方，可以让孩子和小朋友共同进食，以相互促进食欲。

（三）学龄儿童

学龄儿童是指6～12岁进入小学阶段的孩子。他们独立活动的能力逐步加强，而且可以接受成人的大部分饮食。学龄儿童在饮食上往往被家长误看作是大人，其实他们仍应得到多方面的关心和呵护。

学龄儿童应保证吃好早餐，少吃零食，饮用清淡饮料，控制食糖摄入，重视户外活动。

一般情况下，孩子应合理食用各类食物，取得平衡膳食，男孩的食量不低于父亲，女孩不低于母亲。应该让孩子吃饱和吃好每天的三顿饭，尤其应吃好早餐，食量宜相当于全日量的三分之一。孩子每年的体重约增加2～2.5kg，身高每年可增高4～7.5cm。身高在这一阶段的后期增长快些，故往往直觉地认为他们的身体是瘦长型的。少数孩子饮食量大而运动量少，故应调节饮食和重视户外活动以避免发胖。

《中国居民膳食指南》中，除了不应该饮用酒精饮料外，其余原则也适用于儿童。要引导孩子吃粗细搭配的多种食物，但富含蛋白质的食物如鱼、禽、蛋、肉应该丰富些，奶类及豆类应该充足些，并应避免偏食、挑食等不良习惯。应该引导孩子饮用清淡而充足的饮料，控制含糖饮料和糖果的摄入，养成少吃零食的习惯。吃过多的糖果和甜食易引起龋齿，应注意防止并重视口腔卫生和牙齿的保健。

第三节 学前儿童营养调查与评价

营养调查是运用科学手段来了解个体或群体膳食和营养水平，以此判断其膳食结构是否合理、营养状况是否良好。全面的营养调查一般由膳食调查、体格测量、营养缺乏病的临床检查、营养状况实验室检测四个部分组成。而营养评价就是全面评价这四部分内容，客观地对其目标人群中的营养问题提出解决措施。

儿童正处在生长发育时期，新陈代谢旺盛，每天从膳食中摄取的营养素，除了用于补充物质代谢的消耗外，还要供给儿童生长发育的需要。儿童要达到最佳的生长发育状态，需要平衡的膳食，合理的营养，还需要适当的活动和运动、充足的睡眠，以及有规律的生活。儿童营养状况的评价是指儿童从食物中获得的营养素和能量是否能满足其生理需要，是对学前儿童营养状况达标程度的客观评判，全面系统的学前儿童营养评价，包括营养评价的四个方面，学前儿童营养缺乏病的相关内容在第七章进行详细介绍，以下就其他三个方面进行说明。

一、学前儿童膳食调查

膳食调查是食品营养评价和营养配餐的前提。膳食调查是通过了解个体或群体在短时间内平均每天所吃各种食物的种类和数量，计算出每人每天的各种营养素的平均摄入量，应将其与推荐的营养素供给量标准进行比较，从而评价膳食质量是否能够满足人体需要。运用膳食调查，可了解儿童每日营养素和能量的摄入量，对照中国营养学会推荐的膳食营养素参考摄入量，结合体格发育评价和临床以及实验室检查结果，可较全面地对儿童的营养状况做出评价。在调查过程中需同时了解膳食计划、食物调配、烹饪加工等过程存在的问题，便于以膳食调查为基础对膳食构成进行改进，编制新的符合标准的营养食谱。

（一）膳食调查的目的

膳食调查的目的是通过各种不同的方法对膳食摄入量进行评估，从而了解在一定时期内目标人群膳食摄入状况，以及分析其膳食结构、饮食习惯等，借此来评定其营养需要得到满足的程度。

（二）膳食调查的方法

目前采用的膳食调查的方法有记账法、称重法、回顾询问法、食物频率法等。实际调查时可以选取一种或两种方法合并应用。

1. 记账法

记账法也称查账法，是膳食调查法中最简单易行的方法。具体方法是调查目标单位在某一时间段内（如一个月内）各种食物的发票及账本，查出该段时间内消费的食物种类及数量，再将就餐人数准确统计后，依据上述数据计算出每人每天各种食物的平均摄入量，之后按照食物成分表计算出每人每天各种营养素及能量的摄入量。记账法可随时随地进行，适合饮食账目清晰的机关、学校、军队等集体单位，有利于进行较长时间段的膳食调查。如果食物消耗量随季节变化较大，不同季节内，应多次短期调查，使结果更加可靠。

2. 称重法

称重法是最常用的同时也是比较精确的一种膳食调查方法。具体方法是将目标单位或个人每日食用的各种食物都分别称出生重、烹饪之后称出熟重、计算出生熟的比例，再由实际食入的熟食换算出生食重量，然后根据食物成分表计算出每人每日的能量和各种营养素的摄入量。称重法能较准确地反映出被调查对象的营养摄入情况，但花费力气较大，为了调查更加准确，一般应最少调查 3 天。

3. 回顾询问法

回顾询问法通过问答的方式，由被调查者回顾其最近 24 小时内所吃的食物的种类及数量，再由此估算出其摄入的能量及各种营养素。该方法简单易行，但由于是通过调查对象进行回顾产生的数据，并且只能统计调查对象一日的进餐情况，因此结果不是十分准确，但在客观条件受限，不能进行记账法和称重法的情况下，应用回顾询问法进行调查可对大体情况有初步的了解。

4. 食物频率法

食物频率法是估计被调查者在指定的一段时间内吃某些食物的频率的一种方法，以问卷形式进行膳食调查，以调查个体经常性的食物摄取种类，根据每日、每周、每月甚至每年所食各种食物的次数和食物的种类来评价膳食营养状况。食物频率法的优点是能够迅速得到日常食物摄入种类和摄入量，反映长期营养素摄取模式，可作为研究慢性病与膳食模式关系的依据，缺点是需要对过去的食物进行回忆，对食物份额大小的量化不准确。

二、学前儿童膳食评价

评价学前儿童的食物营养水平即评价从膳食中摄入的营养成分的数量与质量、膳食结构、烹调加工等方面达到合理营养要求的程度。以下从膳食结构评价、膳食营养分析、原料选择分析三个方面进行说明。

（一）膳食结构评价

食物多样化评价，按类别将食物归类排序，并列出每种食物的数量，判断食谱中食物的种类是否包括五大类食物。

食物量与膳食模式的评价，将膳食计划与平衡膳食宝塔的食物量与膳食模式进行比较。

（二）膳食营养分析

膳食营养分析即对从营养膳食配餐中摄入的能量和各种营养素满足学前儿童生长发育需求的程度进行分析，是营养膳食评价的核心。

1. 能量和营养素的摄入量评价

计算平均每人每日营养素摄入量，以中国营养学会制定的《中国居民膳食指南》为标准，将食谱的能量和营养素计算结果与膳食营养素参考摄入量进行比较，计算求得各种营养素的摄取量达到标准的百分程度。评价一般分为三档，即适宜、超标、不足。一般在相差 10%的范围内可认为能量和营养素符合要求，为适宜，否则应相应增加或减少食物品种和数量。具体计算方法与步骤如下。

(1) 从食物成分表中查出每 100g 食物所含营养素的量，算出每种食物所含营养素的量，计算公式为

食物中某种营养素含量＝食物量×可食部分比例×100g 食物中营养素含量/100

(2) 将所用食物中的各种营养素分别累计相加,计算出一日食谱中三种能量营养素及其他营养素的量。

(3) 将计算结果与中国营养学会制定的《中国居民膳食中营养素参考摄入量(DRIs)》中同年龄同性别人群的水平进行比较和评价。

2. 比例指标

比例指标可以直观反映膳食的营养质量。常用指标如下。

(1) 三餐的能量收入分配比例:学前儿童的三餐供能比为早餐占30%,午餐占40%,晚餐占30%。评价时尤其应考虑早餐的能量和蛋白质供应是否达到要求。

(2) 三大营养素的供能比例:合理营养要求不同人群应有不同的热能比例标准。营养素功能比计算应根据蛋白质、脂肪、碳水化合物的能量折算系数,分别计算出三大营养素提供的能量及占总能量的比例。

(3) 蛋白质、脂肪、钙、铁等来源的评价:即优质蛋白比例、动植物脂肪比例、钙及铁的动物性来源等。对于学前儿童来说,其膳食中优质蛋白质要占蛋白质总量的30%~50%为宜,植物性脂肪应占脂肪总量的50%以上,以保证不饱和脂肪酸的摄入。同时应注意膳食中适宜的钙磷比例,以促进钙的吸收与运用,钙磷比例为儿童为2∶1或1∶1,成人为1∶1或1∶2。

(三) 原料选择分析

原料分析需要从多个角度对学前儿童营养配餐选择的烹饪原料进行分析,包括种类、成本、应季性、操作性、适宜程度、烹饪方法等。

原料多样化分析:合格的营养配餐食物种类不能太少,否则很难体现食物的多样性,很难达到营养平衡。原料适用性分析:宜选用对儿童有益智健脑,调养脾胃、益气生精、解毒杀虫、补肾益精作用的原料。益智健脑的食物有蛋黄、芝麻、大豆、核桃、松子、栗子等;调养脾胃、益气生津的食物有粳米、茯苓、山药、芡实、豌豆、黄豆、鲫鱼、猪肚、黄花鱼、山楂、荔枝、葡萄、黑枣、大枣等;解毒杀虫、补肾益精的食物有南瓜子、榧子、乌梅、大蒜、葵花子、牛乳、鸡蛋、淡菜、海参、胡桃仁、黑芝麻、黑木耳、牡蛎肉等。原料食疗养生作用的分析:针对不同人群、不同季节食疗原料的选择情况。原料的应季性分析:包括应季原料、反季节原料的选择情况,价格因素及采购难易程度等。

知识链接

食物营养价值的评价①

食物的营养价值是指食物中所含的各类营养素和能量满足人体营养需要的程度,营养价值的高低不仅取决于食物中所含各类营养素的种类、数量和比例是否合适,还与营养素在人体中被消化利用的程度有关。

---

① 綦翠华,杜慧真. 营养配餐与膳食设计[M]. 济南:山东科学技术出版社,2015.

理想的营养价值高的食物是含有较多的人体必需的营养素和能量，营养素的种类、数量及组成比例等都符合人体的需要，并且能被人体良好消化吸收的食物。

食物营养价值评价指标有：食物中营养素的组成与含量、营养素被人体消化吸收的程度；营养质量指数(INQ)用于对原料或食物中的营养素进行全面评价，是评价食物营养价值的最直观指标；食物的血糖指数(GI)用于衡量碳水化合物对血糖反应的指标，反映人体在使用一定数量的食物后血糖的变化特征，同进食等量葡萄糖相比血糖变化幅度大小；抗氧化能力，食物中具有抗氧化能力的物质包括两大类：具有抗氧化能力的营养素，如维生素A，维生素C，维生素E，微量元素硒、铜、铁、锌等；具有抗氧化能力的植物化学物，如类胡萝卜素、生物类黄酮、番茄红素等。

（四）其他分析

烹饪方法分析、合理营养配餐应体现烹饪方法的多样性，考量对营养素的保护与配餐对象的适应性。口味分析、营养配餐有多款菜品构成其口味，即酸、甜、苦、咸及各种复合口味上要合理搭配，符合配餐对象的要求。可操作性分析：考虑包括菜品烹饪操作难度、厨房情况等。成本分析：进行成本核算，应符合配餐对象的接受程度或配餐定制标准。

三、儿童营养状况的评价

膳食质量的好坏不仅影响婴幼儿的生长发育，也与健康有密切的关系，营养不良的结果不仅仅是患营养缺乏病，也容易患传染病和感染寄生虫。营养不足时，体内脂肪首先减少，更严重时蛋白质也被消耗。因此，如果膳食质量较好，儿童的生长发育状况也较好；膳食质量较差，儿童的生长发育也较差。但是，生长发育较差的儿童并没有明显的营养缺乏体征。血和尿的生化检查结果也可能都正常，所以当儿童出现营养不良体征时，就已经到了严重阶段。因此，婴幼儿的生长情况常被认为是评价儿童营养状况的最好指标。

（一）体格测量

从身体形态和人体测量资料中可以较好地反映营养状况，体格的大小和生长速度是营养状况的灵敏指标。体格测量的数据是评价群体和个体营养状况的有用指标。由于儿童在整个人群中最敏感、最具代表性，测量方法规范，对人群营养状况的反应比较灵敏，所需费用相对较低，其体测测量结果特别是学龄前儿童的体测常被用来评价一个地区人群的营养状况。成年人最常用的体格测量指标是身高、体重、上臂围、腰围、臀围和皮褶厚度等，儿童生长发育测量常用的指标有身高(身长)、体重、坐高、头围、胸围、上臂围等，其中身高、体重、头围和胸围是儿童体格测量的主要指标。其他的临床体检包括儿童头发的光泽、柔软程度，皮肤的弹性及颜色，肌肉的紧张度，牙齿是否整齐、有无龋齿，两腿是否变形，食欲好坏以及对外界的反应等。常用指标及测量方法如下。

1. 身高(身长)

身高(身长)是反映骨骼发育，尤其是钙和蛋白质在体内储备情况的指标。测量身高身长一般在上午10点左右为宜。身高测量时应掌握"三点靠立柱,两点呈水平"的测量姿势要求,即足跟、骶骨部及两肩间区与立柱相接处,躯干自然垂直,头部正直,耳屏上缘于眼眶下缘呈水平位。

2. 体重

体重是一项反映机体营养状况的综合指标。能量的摄取与体重有很大关系,当能量摄取高于热量的消耗,体重增加,反之体重减少,若摄取能量相当于消耗量则维持原来体重。体重测量宜在早上空腹排便后,注意测量体重前不得进行体育活动和体力劳动。

3. 上臂围

上臂围是利用上臂紧张围与上臂松弛围之差表示肌肉发育状况,一般差值越大,说明肌肉发育状况越好,差距越小,说明脂肪发育状况良好。上臂紧张围是测量上臂肱二头肌最大限度收缩时的围度,上臂松弛围是测量上臂肱二头肌最大限度松弛时的围度,测量两个数据时注意卷尺不能移位。

4. 头围

对3岁以下儿童测量头围,头围间接反映颅内容量的大小。测量方法为用拇指将软尺零点固定于头部右侧齐眉弓上缘处,软尺从头部右侧经过枕骨粗隆最高处回到原点,读数时精确到0.1cm,注意测量时软尺应紧贴皮肤,左右对称。

5. 皮褶厚度

皮褶厚度是衡量个体营养状况和肥胖程度较好的指标。皮褶厚度的测量部位有上臂肱三头肌部、肩胛下角部、腹部等,分别代表个体肢体、躯干、腰腹部等部位的皮下脂肪堆积情况,对判断肥胖和营养不良有重要价值。

6. 腰围与臀围

腰围测量选择肋下缘最底部和髂前上脊最高点连线中点为起点,将卷尺水平围绕腰一周。测量读数应在呼气末、吸气未开始时。臀围是臀部向后最突出的部位的水平围度。测量腰围和臀围时需注意被测者需放松身体,保持自然呼吸状态。腰臀比(WHR)可反应内脏脂肪分布情况,是评价肥胖的辅助指标,WHR偏高提示脂肪多分布于上半身或腹部,虽然儿童臀围未发育充分,WHR指标敏感度不高,但是也可以在一定程度上反映其腹腔脂肪积聚程度,尤其对青春中后期区分腹型和外围型肥胖有一定意义[①]。

知识链接

警惕儿童鸡胸[②]

作为家长都渴望自己的孩子健康可爱、聪明伶俐。然而近年来临床发现儿童患鸡

---

① 邬盛鑫,等.儿童青少年体质量指数与腰臀围及腰臀比关系的研究[J].中国学校卫生,2009,30:259-261.

② 梁长爱.警惕儿童鸡胸[J].太原科技,1997,6:26.

胸的人数急剧增多。梁长爱认为其原因有三点：①与先天因素有关，即鸡胸的形成在母体怀孕期内已经开始。②孩子户外活动时间减少。③喂养不当，在饮食上对孩子过分迁就，无度、无时、偏食。预防鸡胸应从母亲怀孕时开始，孕妇应尽可能多在户外活动，坚持合理饮食，多吃蔬菜、水果、牛奶，以保证吸收充足的矿物质和维生素A、维生素B族、维生素C、维生素D，有条件的孕妇从怀孕3～4个月开始应每天服用维生素D。让孩子多在日光下进行活动。从日光中接受紫外线的照射，可使皮肤中的一种物质（麦角固醇）转化成维生素D，并促进钙与磷的吸收，从而供应身体足够的制骨原料。如鸡胸已经形成，让孩子做矫正体操有一定的疗效。长期坚持下去，能够扩展胸廓，使胸部肌肉发达，增强呼吸功能，纠正畸形。活动时间一般在15分钟左右为宜，不要过分疲劳。纠正鸡胸越早越好。必须注意供给孩子足够的营养，防止偏食。不要餐餐肉、鱼、蛋，要配合蔬菜、水果，并且提倡婴儿吃母乳。

（二）体格评价

婴儿的出生体重应在正常范围内，儿童生长发育过程中体格发育，例如身长、体重、头围及胸围等的发育，都应在相应年龄的标准范围内，其中以身长和体重两项指标最为重要，其表示方法有按年龄的身高（H/A）、按年龄的体重（W/A）及按身高的体重（W/H）来衡量儿童的生长发育状况和营养水平。按年龄的身高偏低提示较长期的慢性营养不良，按身高的体重偏低提示较急性的营养不良。世界卫生组织推荐、美国国家卫生统计中心（NCHS）的身高和体重数值，被大多数国家采用，我国目前以此作为评价儿童生长发育状况的参考标准。对于儿童各年龄阶段的体格发育标准，可以随着儿童生活条件和保健工作的改进而有所提高。应当指出，所谓的正常标准数值是统计学上的一个平均数，与平均数相邻接的数字都在正常范围。常用的评价方法有以下几种。

1. 平均值法

对群体的调查结果按性别、年龄分组后，所得的平均值与参考标准直接比较是一个最直接的评价方法，缺点是需要大量的样本量才能使各年龄组有足够的数量进行比较和说明差异。

2. 标准方差法

采用WHO的标准差法（NCHS标准），将所用评价参考数据按平均值加减1个标准方差、加减2个标准方差，分成六个等级范围，评价标准为M±2SD为正常，≤M－2SD为下等，≥M＋2SD为上等。上等及下等视为异常。W/A≤M－2SD为体重低下，H/A≤M＋2SD为发育迟缓，W/H≤M－2SD为消瘦，W/H≥M＋2SD为肥胖、其中SD即标准差，1SD即1个标准差的意思，为统计学中常用概念。

3. 中位数百分比法

调查儿童的身高和体重的数值达到同年龄性别参考标准中位数的百分比，以此来评价儿童生长情况。常用的方法包括Gomez分类法和身高比体重（WT/HT）中位数的百分比评价法。Gomez 分类法如表 6-7 所示，其优点是意义比较明确，容易理解。缺点是不同指标的中位数百分比的升值意义不一样，如按年龄体重中位数 80%与年龄身高中位数 80%含义不同。

表 6-7 Gomesz 分类法

评　　价	参考标准体重中位数（WT/A）	参考标准身高中位数（HT/A）
营养正常	90%～100%	95%～100%
Ⅰ°营养不良	75%～89%	90%～94%
Ⅱ°营养不良	74%～60%	85%～89%
Ⅲ°营养不良	＜60%	＜85%

身高别体重（WT/HT）是评价 10 岁以下儿童超重和肥胖的最好指标，身高别体重（WT/HT）中位数的百分比评价法如表 6-8 所示，相比 Gomez 分类法，是单一指标，临床使用较多。

表 6-8 身高别体重 WT/HT 中位数百分比评价营养状况标准

身高别体重中位（WT/HT）	营养状况
≥120%	肥胖
90%～119%	适宜
80%～89%	轻度营养不良
70%～79%	中度营养不良
≤69%	重度营养不良

4. 体质指数法

体质指数（body mass index，BMI）是评价 18 岁以上成人群体营养状况的常用指标，不仅对反映体型胖瘦程度较为敏感，而且与皮褶厚度、上臂围等营养状况指标相关性也较高。其计算公式为

$$BMI=体重(kg)/[身高(m)]^2$$

WTO 对成人 BMI 分级标准：18.5～24.9 为正常范围，＜18.5 为低体重（营养不良），≥25.0 为超重，肥胖前状态是 25.0～29.9，一级肥胖 30.0～34.9，二级肥胖 35.0～39.9，三级肥胖≥40.0。

中国 BMI 分级标准：国际生命科学学会中国办事处中国肥胖问题工作组，提出对中国成人判断超重和肥胖程度的界限值，BMI＜18.5 为体重过低，18.5～23.9 为体重正常，24.0～27.9 为超重，≥28 为肥胖。

中国肥胖问题工作组进一步提出筛查与评价学龄儿童、青少年超重、肥胖的 BMI 分类标准，见表 6-9。

表 6-9 中国学龄儿童、青少年超重、肥胖筛查 BMI 分类标准[①]

年龄/岁	男超重	男肥胖	女超重	女肥胖
7～	17.4	19.2	17.2	18.9
8～	18.1	20.3	18.1	19.9
9～	18.9	21.4	19.0	21.0
10～	19.6	22.5	20.0	22.1
11～	20.3	23.6	21.1	23.3
12～	21.0	24.7	21.9	24.5
13～	21.9	25.7	22.6	25.6
14～	22.6	26.4	23.0	26.3
15～	23.1	26.9	23.4	26.9
16～	23.5	27.4	23.7	27.4
17～	23.8	27.8	23.8	27.7
18	24.0	28.0	24.0	28.0

（三）实验室检查

在医院，通过分析儿童的体液、排泄物、血液和组织中的各种营养素或营养代谢产物及其他有关成分、血液中酶活性测定，可以了解膳食中的营养素被吸收和利用的情况。例如测定血清中总蛋白、白蛋白的含量，低于正常表示长期蛋白质摄入不足或大量丢失；血清中维生素 A、B 族维生素、维生素 C、维生素 D 和微量元素铁、锌含量等的测定，可以反映体内微量营养素的营养状况；测定血红蛋白、血清铁或血清铁蛋白和红细胞游离原卟啉的含量，可以反映体内铁的营养状态。一次给予大剂量 B 族维生素、维生素 C，然后收集 4 小时尿，测定尿中这些维生素的排出量，如排出量降低，表明体内缺乏这些维生素。评价营养状况的实验室测定方法可分为：测定血液中的营养成分或其标志物水平；测定尿中营养物质成分排出或其代谢产物；测定与营养素有关的血液成分或酶活性的改变；测定血、尿中因营养素不足而出现的异常代谢产物；进行负荷、饱和及同位素实验。营养素状况的实验室检查常用测定样品为血液、尿样等。由于头发长期暴露在外面和经常使用多种洗发/护发产品，通常测定头发中的元素含量并不一定能反映机体营养状况的优劣。实验室检测常用指标列举说明如下。

蛋白质与氨基酸营养水平的评价指标：血清总蛋白、血清白蛋白、血清球蛋白、白蛋白与球蛋白之比、空腹血氨基酸总量与必需氨基酸之比、尿氨酸等。

脂类营养水平的评价指标：血清总脂、血清总胆固醇、游离胆固醇和胆固醇酯、血清高密度脂蛋白胆固醇、血清低密度脂蛋白胆固醇、血清极低密度脂蛋白胆固醇、血清总甘油三酯、血清游离脂肪酸等。

碳水化合物营养水平的评价指标：血清葡萄糖、血浆胰岛素、血浆胰高血糖素、葡萄

---

① 中国肥胖问题工作组. 中国学龄儿童、青少年超重、肥胖筛查体重指数值分类标准[J]. 中华流行病学，2004，25：97-102.

糖耐量实验、尿糖定性、尿糖定量等。

铁营养水平的评价指标：血红蛋白、血浆游离血红蛋白、血清铁蛋白、红细胞游离原卟啉、血清运铁蛋白、血清运铁蛋白饱和度、血清铁、血清铁饱和度、血清总铁结合力、红细胞计数、网织红细胞计数、红细胞压积、平均红细胞体积等。

硒营养水平的评价指标：全血硒、血浆硒、尿硒、全血红细胞谷胱甘肽过氧化物酶等。

锌营养水平的评价指标：血清锌、红细胞锌、白细胞锌、金属硫蛋白、碱性磷酸酶等。

碘营养水平的评价指标：血浆无机碘、血清蛋白结合碘、血清甲状腺素（T_4）、血清游离甲状腺素、血清三碘甲腺原氨酸（T_3）、血清促甲状腺激素、血清甲状腺球蛋白等。

维生素 A 营养水平的评价指标：血浆维生素 A、血清 β-胡萝卜素、相对剂量反应试验、血浆视黄醇结合蛋白。

维生素 D 营养水平的评价指标：血清碱性磷酸酶、血浆 25-OHD_3，血浆 1，25-$(OH)_2D_3$等。

知识链接

儿童发育状况表现

（1）发育良好的儿童

头发应是乌黑、有光泽、柔软，头皮清洁、无结节、不粗糙、有弹性，嘴唇红润、舌鲜红而无舌苔、味觉反应灵敏，牙齿整齐无龋齿（虫牙），肌肉发育坚实并且有紧张力，两腿直、姿态良好，食欲好，吸吮能力强、消化好、大小便正常，对外界反应灵敏，白天活泼敏捷，动作稳健，不易累，晚上睡眠好。

（2）发育不正常的儿童

头发表现为干枯无光泽、秃发，皮肤干燥苍白、脱屑、粗糙，无弹性，多汗，眼、嘴等黏膜缺少血色，有舌苔，出牙晚、牙齿不整齐、易患龋齿（虫牙）、牙龈红肿，肌肉松弛、胸部平窄、腹部突出，皮下脂肪大量消失、失去弹性并有皱褶，骨骼畸形、胸骨凸出、两腿弯曲、膝外翻或内翻，手足冰冷，头部前囟门封闭迟至 2～3 岁，食欲差或消失、常便秘或腹泻、对食物的耐受性也较差，烦躁不安、好哭而哭声无力、精神不振、睡眠不安、容易生病，生病时往往病情严重并且病程较长，容易发生并发症。如果儿童出现这些现象时，就应考虑是否有营养不良或其他影响生长发育的问题。

学习思考

1. 分析比较学前儿童各个时期的营养需求。
2. 试结合学前儿童各个时期喂养方式说明满足各时期营养需求的注意事项。
3. 试论述我国居民的膳食指南和平衡膳食宝塔。
4. 简述膳食调查的目的与方法。
5. 试分析评价一份学前儿童食谱。

第七章 学前儿童喂养与膳食

思维导图

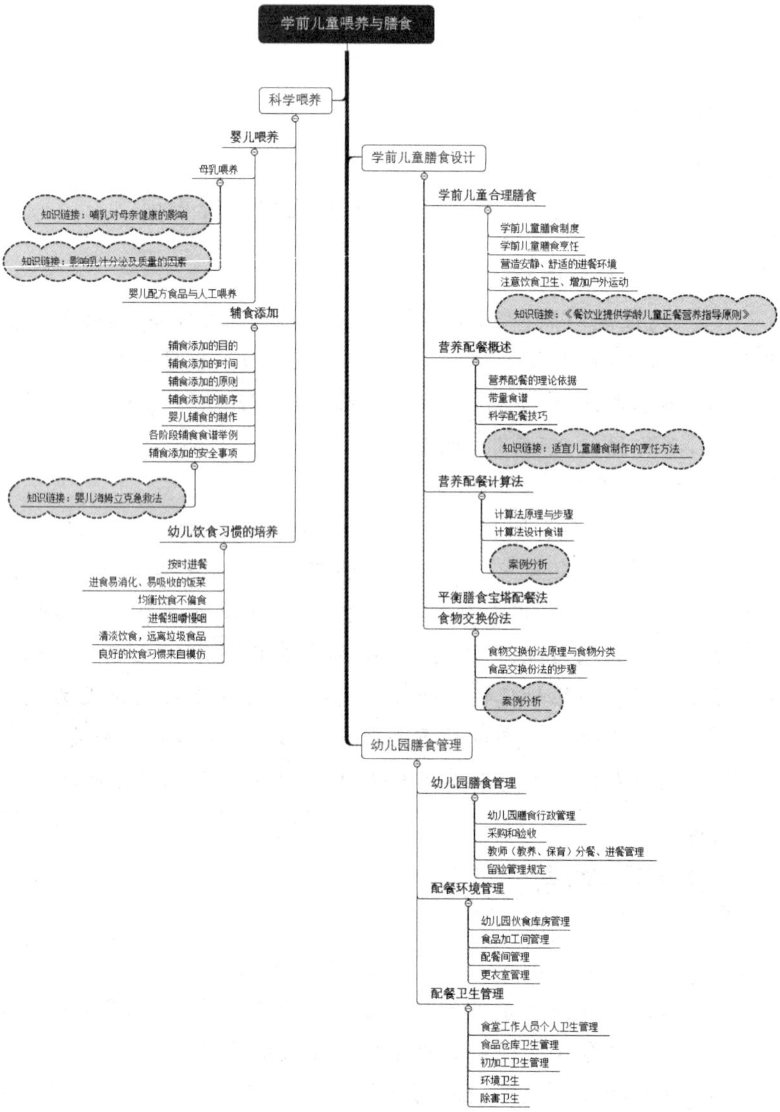

学习目标

1. 了解婴儿喂养的方法，尤其理解母乳喂养的优越性。
2. 学习辅食添加的目的、时间，掌握辅食添加的基本原则与顺序。
3. 了解辅食的制作方法、辅食食谱的定制以及辅食添加过程的注意事项。
4. 了解培养幼儿良好的饮食行为的基本原则。
5. 了解学前儿童合理膳食的基本内容，理解营养配餐的理论依据及配餐技巧。
6. 掌握运用营养配餐计算法和食物交换法为幼儿设计营养食谱。
7. 了解幼儿园膳食管理的基本内容。

第一节 科学喂养

人在生命的第一年中生长的速度比任何其他时期都快，到1岁时体重为出生时的3倍，也是婴儿完成从子宫内到子宫外生活的过渡期。1～3岁时，是幼儿养成良好饮食习惯的关键时期，也是完成从以母乳为营养到以其他食物为营养的过渡期。大量资料证明妊娠期和婴儿早期的营养对婴儿的发育及其以后的生存适应有很重要的作用，婴幼儿期良好的营养是一生体格和智力发育的基础，亦是预防成年后动脉粥样硬化、冠心病等慢性疾病的保证。科学喂养能给婴幼儿提供生长发育所需的能量的营养素，但婴幼儿肠胃功能尚未完善，必须在保证营养需要的同时，结合其生理特点给予科学的喂养。6个月以内的婴儿，母乳是最好的营养来源，母乳喂养以外的其他方法称为人工喂养。

一、婴儿喂养

（一）母乳喂养

母乳是新生儿最理想的天然食品，母乳喂养是新生儿最合理的喂养方式。母乳喂养是人类最原始的喂养方法，也是最科学、最有效的喂养方法。世界卫生组织和儿童基金会提出，鼓励、支持、保护、帮助母乳喂养。母乳喂养不仅是母子之间的相互行为，而且是整个社会的行为，母乳喂养需要全社会的支持。我国为了推动和普及母乳喂养，大力推广爱婴医院和母婴同室。

1. 母乳喂养的优越性

(1) 母乳中的营养成分，能满足出生后6个月内婴儿的营养需要。母乳的营养是任何食物不能比拟的，对于出生6个月以内的婴儿来说，母乳充足时能为婴儿提供所需要的全面营养，仅维生素D和维生素K较少需要额外补充，母乳中所含的各种营养成分最适宜婴儿消化与吸收，其质量随婴儿的生长和需要相应增加。母乳的蛋白质易吸收、必需氨基酸较多、核苷酸对合成代谢和生长有利、脂肪酶有利于脂肪吸收、胆固醇有利于神经组织的形成、富含免疫活性成分和多种可以帮助消化的酶类。母乳含有50%的脂肪，除了供给婴儿身体热量之外，还满足脑部发育所需的脂肪（脑部60%的结构来自于脂肪）；丰富的钙和磷可以使婴儿身体长高。对于早产儿，母乳具有适合早产儿自身特点的营养含量，能够满足不同胎龄早产儿的需要。总之母乳是所有食物中营养最平衡和最优的食物。

(2) 母乳含有保护婴儿的活性免疫物质，可增强婴儿的抗病能力。初乳为新生儿提供大量的母体抗体和免疫活性成分，使婴儿不易患感染性疾病，是其他任何食物都不具有的。婴儿的免疫系统在生后数月中发育并不完全，母乳中含有抵抗疾病的抗体，如免疫球蛋白、溶菌酶、乳铁蛋白、白细胞等，这些成分有助于预防婴儿腹泻、佝偻病、感冒和其他小儿疾病。例如母乳中含有乳铁蛋白，能抑制大肠杆菌的生长，还有直接保护肠黏膜的作用，使婴儿肠黏膜免受细菌侵犯。

(3) 母乳喂养降低婴儿发病率和死亡率。母乳是天然消毒的食物，除患有传染病的母亲外，健康母亲的乳汁是无菌的，乳汁中溶菌酶高、巨噬细胞多，可以直接杀灭各种病原菌，且婴儿直接吸食母乳，乳汁不宜污染，在生命初期至 6 个月龄采用纯母乳喂养，婴儿可避免感染和减低死亡率。母乳喂养是减少婴儿营养不良实际有效的干预措施。母乳喂养的婴儿发育较好，发生感染的机会较少，死亡率比人工喂养的婴儿低。纯母乳喂养的婴儿通常不仅腹泻发生少，而且即使发生对原有的营养状态消极影响也较小。

(4) 母乳喂养时母子双方得到身心方面的满足，能增强母婴感情，有利于婴儿精神发育和智力发育。母乳喂养时母子接触密切，母亲能够及时了解婴儿的冷暖、饥饿、疾病等状态，使婴儿得到更好的照顾；母乳喂养可使婴儿得到更多母爱感受、增强安全感，成长后性格较开朗、易亲近，母乳喂养是性格形成的重要因素之一；母乳喂养过程中，通过每日对婴儿皮肤的接触、爱抚、目光交流、微笑和语言，可增进母婴的感情交流，有助于母亲与婴儿的情绪安定，有益于婴儿的智力发育。

(5) 母乳喂养最经济方便且不易引起过敏，母乳的温度也适合婴儿。我国每年出生约 1600 万婴儿，母乳喂养与人工喂养相比，可节约大量资源，因而母乳喂养方法最方便可行。母乳喂养的婴儿极少发生过敏，也不存在过度喂养的问题。从远期效应来说，母乳喂养的儿童很少发生肥胖症，糖尿病的病发率也比较低。

知识链接

哺乳对母亲健康的影响[①]

大多数对于人类哺乳的研究焦点集中于泌乳质量和奶量以及哺乳对婴儿的影响，而对哺乳过程中乳母本身健康的近期或长期影响的研究较少。但从营养学观点来看，哺乳过程对母亲的影响明显与营养需要量有关，从母体营养需要到乳汁合成以及泌乳的代谢调整过程，涉及母体的每个器官系统。

一、近期影响

产后尽快开奶，用母乳喂养新生儿，由于哺乳过程中婴儿对乳房的不断吸吮，刺激

① 唐仪，郝玲. 妇女儿童营养学[M]. 北京：化学工业出版社，2012.

母体内催产素的分泌而引起子宫收缩，减少发生产后子宫出血的危险，还可促进产后子宫较快地恢复到孕前状态，并可避免乳房肿胀和乳腺炎的发生。

二、长期影响

哺乳期间，乳母分泌乳汁要消耗大量的能量。妊娠期间母体脂肪储存了约23740kcal(99MJ)的能量，母乳喂养中婴儿可有效地消耗妊娠期间储存的这部分能量。来自动物研究的证据表明，哺乳期间钙的吸收率可能增加。对于连续妊娠和哺乳的妇女而言，重新构建人体的钙储存对降低骨质疏松危险性具有重要意义。此外，也有研究结果表明，母乳喂养可以降低母亲乳腺癌和卵巢癌的发生率。

2. 母乳成分

人乳成分和构成上有上百种物质，而且泌乳的不同阶段、不同时间和母亲的营养状况甚至心境都可以影响母乳某些成分的变化。按照世界卫生组织的定义，人乳营养成分随产后不同时间变化分为四个时期，产后4日内为初乳，特点是量少、质稠、略带黄色、蛋白质含量高、脂肪和乳糖含量较少、微量元素及免疫物质含量高，适于早期新生儿的需求；5～10日的乳汁为过渡乳，过渡乳成分介于初乳和成熟乳之间；11天至9个月的乳汁为成熟乳，成熟乳蛋白质低而脂肪高；晚乳指10个月以后的乳汁。各时期乳汁成分见表7-1。

表7-1 各时期人乳成分表 单位：g/L

成　分	初乳	过渡期乳	成熟期乳	晚乳
蛋白质	22.5	15.6	11.5	10.7
脂肪	28.5	43.7	32.6	31.6
糖	75.9	77.4	75.0	74.7
矿物质	3.08	2.41	2.06	2.00
钙	0.33	0.29	0.35	0.28
磷	0.18	0.18	0.15	0.13
钠	0.34	0.19	0.11	0.10
钾	0.28	0.59	0.45	0.48
锰	0.06	0.03	0.05	0.04
氯	0.57	0.58	0.35	0.44

母乳的某些物质比牛乳少，且结构不同。牛乳正常呈白色，而人乳则成淡白色且带浅蓝色，比牛乳稀薄。母乳中的蛋白质含量为0.9～1.3g/100mL，为牛乳所含蛋白质的1/3左右，在构成比例上人乳以乳清蛋白为主，酪蛋白含量相对较少，其比例为6∶4，牛乳恰恰相反，其比例为2∶8。乳清蛋白含有α-乳白蛋白、乳铁蛋白、免疫球蛋白和酶等，是母乳蛋白中最宝贵的成分。乳铁蛋白具有抗菌作用，α-乳白蛋白在合成乳糖方面有关键性的作用，溶菌酶有杀菌作用，这些营养物质都是牛乳所无法比拟的，并且与牛乳不同的是人乳在婴儿胃中在胃酸的作用下形成柔软絮状凝块，可被胃酸及肠道蛋白酶充分分解。人乳中胱氨酸含量为240mg/L，高于牛乳的130mg/L，由于新生儿和早产儿肝、脑组织中胱蛋氨酸酶较低又无法利用其他氨基酸合成，因此胱氨酸是婴儿不同于成人的必需氨基

酸。此外，人乳中促进婴儿大脑及视网膜发育必需的牛氨酸含量较多；人乳中核苷酸近年来被认为是具有潜在的重要生理功能，对免疫功能、肠道菌群和脂类代谢具有良好的影响，当前婴儿配方乳粉内多添加了母乳水平量的核苷酸。

母乳的主要营养特点说明如下。

(1) 母乳含优质蛋白质，母乳中必需氨基酸构成与婴儿体内必需氨基酸构成极为一致，能被婴儿最大限度地利用。此外，母乳含有促进大脑发育的牛磺酸、促进铁吸收的乳铁传递蛋白、预防疾病的溶菌酶、促进组织发育的核苷酸、增强视力的 DHA 等，这些宝贵的营养元素都是奶粉无法仿制的。

(2) 母乳含有分解和缓、容易消化的天然乳糖，对婴儿的大脑发育起着举足轻重的作用，同时它还能促进很多矿物质的吸收，尤其是钙的吸收，它还能够有效地抑制致病菌或病毒在肠道的生长繁殖，有利于婴儿肠道的健康。

(3) 母乳中含丰富的必需脂肪酸和天然的胆固醇，它对于婴儿头两年的成长发育，尤其是大脑和神经系统的发育以及维生素 D 的生成，是必不可少的。缺乏胆固醇和 DHA 会导致成年人心脏和中枢神经系统疾病。

(4) 母乳中的矿物质全面并能满足 6 个月龄以内婴儿的需要，如钙磷比例适宜，加上乳糖促进钙的吸收，可满足婴儿对钙的需要。母乳中其他矿物质齐全，含量可满足婴儿生长发育的需要而又不会增加婴儿肾脏的负担。

(5) 营养良好母亲的乳汁能满足婴儿对维生素的需要。乳母膳食营养充足时，婴儿在前 6 个月内所需要的维生素(除维生素 D)，基本上可以从母乳中得到满足。维生素 D 难以通过乳腺进入乳汁，母乳喂养儿应在出生 2～4 周后补充维生素 D 和晒太阳。

(6) 母乳中丰富的免疫物质可增加婴儿的抗感染能力。

知识链接

影响乳汁分泌及质量的因素①

分娩后，激素水平的改变导致哺乳的启动，雌激素和黄体酮的分泌显著下降而催乳素浓度提高，催乳素使乳腺开始分泌乳汁。影响乳汁分泌的主要因素包括内分泌因素、哺乳期母亲的营养状况以及母亲的情绪状态。

乳汁分泌受两个反射所控制：吸吮反射和下奶反射。泌乳是一个持续过程，产生的容量主要由婴儿需要量来调节。婴儿每天吸吮一次以上，就可持续生乳。大多数乳母的泌乳能力比一个婴儿所需要的乳量要大得多，但是个体之间变化较大，在营养状况良好的人群也是如此。当婴儿停止吸吮或没有乳汁排出时，乳汁的产生可在 24～48 小时内停止。

① 唐仪，郝玲. 妇女儿童营养学[M]. 北京：化学工业出版社，2012.

健康而营养状况良好的乳母，其膳食状况并不会明显影响乳汁中所有的营养素，乳汁中的蛋白质含量比较恒定，也不受膳食蛋白质偶尔减少的影响。但是如果乳母在孕期和哺乳期的蛋白质与能量处于不足或边缘缺乏状态，则乳母的营养状况就会影响乳汁中营养素的分泌水平。乳汁中脂溶性和水溶性维生素的含量，均不同程度地受乳母膳食中维生素摄入量的影响，特别是当母体这些维生素处于缺乏状态时将更加明显。泌乳量少是母亲营养状况不良的一个指征，患营养不良的乳母将会影响乳汁的分泌量和泌乳期的长短。对于营养健康状况较差的乳母，补充营养，特别是增加能量和蛋白质的摄入可增加泌乳量；对于营养状况良好的乳母，如果哺乳期采取节制饮食，也可使母乳量迅速减少。

（二）婴儿配方食品与人工喂养

由于各种原因无法进行母乳喂养，采用其他乳品或代乳品喂养婴儿称为人工喂养。由于不同的动物乳只适合喂养相应动物的幼子，其营养成分与人乳的营养成分相差较大，不能完全满足人类婴儿生长发育的需求，甚至有些乳品不适合直接喂养婴儿。因此，应大力提倡母乳喂养，只有在无法进行母乳喂养的特殊情况下才选择经过科学调配的婴儿配方乳品进行人工喂养。

1. 婴儿配方奶粉

世界各地为婴儿设计的配方食品有不同的背景，分类方法也未完全统一。FAO/WHO联合食品标准委员会制定并推荐的婴儿配方食品国际标准有两类：①婴儿配方食品(infant formula)，主要适用于1～6个月婴儿，能满足其正常营养需要；②较大婴儿配方或后继配方(follow-up formula)，用于出生6个月后的婴儿，并作为其混合食物中的组成部分之一。其他还有依据特殊膳食或生理需要设计的配方，如早产儿配方、为先天性代谢缺陷儿(如苯丙酮尿症)设计的配方、对牛奶过敏或不耐受婴儿设计的大豆蛋白配方等。我国也参照国际标准并结合国情制定了我国婴幼儿食品国家标准(含婴儿配方乳粉)，并根据国际食品法典委员会的相关规定适时进行修订。

大多数婴儿配方奶粉是在牛奶基础上以母乳的构成作为依据模拟研制而成。配方奶粉在一定程度上降低蛋白质总量，以减轻对婴儿的肾脏负荷；调整蛋白质结构，增加乳清蛋白比例，减少酪蛋白比例，以满足婴儿需要并利于消化吸收；脱去饱和脂肪酸，添加富含多种不饱和脂肪酸的植物油，并调配脂肪酸构成比例，使其接近母乳；减少矿物质总量，调整钙磷比例，增加铁、锌等矿物质和维生素A、维生素D等；模拟母乳添加牛磺酸、肉碱、核苷酸、双歧杆菌、二十二碳六烯酸(DHA)、异构化乳糖等成分。

2. 人工喂养

人工喂养所用乳量可根据婴儿的能量需要量进行计算。例如新生儿第一周能量需要量为60kcal/(kg·d)，第二周以后婴儿需要的能量约为95kcal/(kg·d)，再根据喂养乳品每100mL(直接喂养浓度)提供的能量确定一日所需奶量。开始每天分6～8次喂养，较大婴儿可逐渐减少喂养次数。由于婴儿食品营养丰富，容易滋生细菌，配置好后应立即食用，开封后应注意密封低温保存。奶瓶、奶头及其他调配食具每次使用后应注意清洗消毒。

3. 混合喂养

因各种原因母乳不足或不能及时母乳喂养时，在坚持母乳喂养的同时用婴儿配方乳品喂养以补充母乳不足的喂养方法。对于6个月以下，尤其是0～4个月婴儿，混合喂养优于人工喂养。母乳不足仍应坚持按时给婴儿喂奶，婴儿吮吸及时排空乳房，有利于刺激乳汁分泌。如母亲无法按时亲自哺乳，也可用吸奶器提前吸空乳汁，用清洁奶瓶或储奶袋低温储存，按需用奶瓶喂养婴儿，如此不但可以增加婴儿食用母乳数量，也有助于乳母及时排空乳房维持乳汁分泌。混合喂养时应注意婴儿配方乳品补充量以婴儿吃饱为准，具体用量根据婴儿月龄、体重、母乳缺少程度等因人而异。

二、辅食添加

（一）辅食添加的目的

1. 满足婴儿日益增长的营养需求

母乳对于小于6个月的婴儿来说是最佳食品，然而随着婴儿生长发育，母乳提供的能量已无法满足婴儿的需求，比如6个月婴儿每日能量需要量为700～900kcal，而母乳提供的平均能量只能满足婴儿80%的能量需求。此外孕期为婴儿储备的铁在4月龄时已经用尽，婴儿每日铁需求量为6～10mg/d，而母乳每日提供的铁为0.5～1mg左右，而且B族维生素和维生素C也无法满足婴儿生长需要，如果不通过辅食及时补充，婴儿极易发生营养素缺乏。

2. 由奶为主要食物向普通食物过渡，适应婴儿消化系统及心理发育需求

乳类是流质食品，适合无齿及消化能力尚不成熟的初生儿，随着婴儿生长，其消化道酶的分泌逐渐成熟，6个月牙齿逐渐萌出，胃容量也逐渐增大，对食物的质和量也有新的要求，食物应逐渐由流食、半流质逐渐向软食和固体食物过渡，这样有利于婴儿乳牙的萌出和咀嚼功能的训练。在喂养工具上，从奶瓶逐渐改变为小匙、小杯、小碗，有助于婴儿的心理逐渐成熟。辅食添加时应注意，如过早添加淀粉类高碳水化合物的食物（早于4个月），会影响婴儿胃肠道功能发展，且易使婴儿肥胖，而辅食添加太迟（晚于8个月）则会影响婴儿咀嚼和吞咽功能的发展、乳牙的萌出以及日后语言能力的发展。

3. 进入断奶过渡期，为断奶做准备

断奶是喂养方式的一种过渡形式，又称离乳或断乳。断奶是一个很长的过程，是指在不停止母乳喂养的过程中，在相当长的时间内逐渐且有步骤地添加母乳以外的食物，以满足婴儿的发育需要，并将母乳逐渐以其他食物代替，以达到满足婴儿生长发育营养需要的食物喂养转变过程。一般在母乳喂养4～6个月后，婴儿逐渐认识并对母乳以外的事物产生兴趣。由于婴儿消化功能尚未成熟，辅食添加必须逐渐增加品种和数量。

4. 培养婴儿良好的饮食习惯

断奶过渡期正确的辅食添加使婴儿在婴儿期接触、尝试和感受各种成人食物，对日后培养儿童正确的饮食行为有积极的意义，在断奶过渡期进行科学的辅食添加能减少儿童期和成年后挑食、偏食等不良饮食偏好，同时有助于婴幼儿逐步从授食过渡到自食，培养独立的进食习惯。

（二）辅食添加的时间

婴幼儿的营养补充有两个关键时期，一个是出生后6个月内的纯母乳喂养；另一个是6个月至2岁的辅食添加。WTO建议前6个月纯母乳喂养，在6个月后逐渐添加辅食。一般来讲，在6个月前不应给纯母乳喂养儿添加辅食，以保证纯母乳喂养的质量，防止消化不良的发生。我国婴儿喂养添加辅食的建议时间为4～6个月，因婴儿个体差异，开始添加辅食的时间并未有严格规定，但是辅食添加也不应超过6个月龄，否则会导致营养不良的发生。一般婴儿有以下情形或行为时可以考虑添加辅食：婴儿体重增长已达到出生时的2倍；婴儿在吃完250mL奶后不到4小时又有饥饿感；婴儿在24小时内吃奶量达到或超过1000mL；婴儿可以独立坐；婴儿注意到并对成人的食物感兴趣；婴儿月龄达到6个月。

随着婴儿消化机能的成熟和对营养需求的增加，应按时添加各种辅食以补充乳类营养的不足。辅食添加要按照不同月龄婴儿的营养需要和消化能力逐渐进行。在进行辅食添加时，由于婴儿的膳食结构从含有抗感染因子的清洁母乳，扩展到在制作、储存和喂养过程中有可能被污染的食物，喂哺方式也较前复杂，因此操作不当易引发婴儿消化功能紊乱、代谢失调、消化道感染，甚至营养不良。

（三）辅食添加的原则

辅食添加应在婴儿健康，消化功能正常时进行。当天气太热、小儿患病或消化不良时，可延缓添加新的辅食。当小儿病重、不思饮食时，甚至可暂时减少辅食，待其病愈后再逐渐恢复辅食。辅食添加要按照不同月龄婴儿的营养需要和消化能力逐渐进行。因为过早添加不适合婴儿消化的辅食，会造成消化功能紊乱并影响母乳喂养的质量；而过晚添加辅食又会导致营养不良、软弱无力或贫血的发生。有些婴儿因辅食添加过晚会拒食非乳类食品。辅食添加应遵照的原则如下。

1. 由一种到多种，逐步适应

习惯一种食物3～5天后再逐渐增添另一种食物，然后逐渐扩大添加辅食的品种，为避免食物过敏不应同时添加几种新食物。第一种添加的辅食应该是婴儿米粉，米中的蛋白质很少致敏，并且米粉中一般添加了铁、维生素A、维生素D等婴儿生长发育所需的营养成分，故比单一的米粥更能提供婴儿所需营养。对每种新添加的食物，婴儿需要多次尝试才会逐渐接受，因此一种新添加的食物被婴儿拒绝时并不意味着婴儿的偏好，应持续添加。

2. 由稀到稠

从乳类开始到稀米糊，使婴儿逐渐适应辅食的吞咽，再逐渐增稠直到软饭，逐步增加婴儿的吞咽和咀嚼能力。总的来说辅食应由液体到半固体再到固体。

3. 由细到粗

例如增添绿叶蔬菜应从菜汤到菜泥，乳牙萌出后可试食碎菜，以训练婴儿的咀嚼能力。

4. 辅食量从少到多

使婴儿有一个适应过程，例如添加蛋黄，从 1/4 开始 5～7 天后如果无不良反应，可增加到 1/3，逐渐到 1/2，之后逐渐增加到一个。

5. 因人而异

婴儿的生长发育有较大个体差异，这决定了婴儿对食物摄入量的差异，应在婴儿健康、消化功能正常状态下逐渐添加辅食。

（四）辅食添加的顺序

1 个月：可补充维生素 A、维生素 D(量遵照医嘱)，以增强免疫力、防治维生素 A 缺乏和佝偻病的发生。

4 个月：此时婴儿肝脏储存的铁已逐渐耗尽，由于乳类含铁量较低，如不及时补充易发生缺铁性贫血。一般可加蛋黄、鸡血、鸭血、猪血补充铁质。蛋黄先加 1/4、1/3、1/2 到 6 个月逐渐过渡到加 1 个蛋黄。可将蛋黄混合在米汤或牛奶中喂哺。

5～6 个月：孩子体重已增至出生时的 2 倍，其淀粉酶分泌量也有所增加，为满足其生长发育的需要，应添加稀粥(开始 1～2 汤勺，6 个月末增至 3 汤勺。开始时可先将米磨碎再煮)、肉/鱼泥、菜泥、果泥(1 汤勺)等。并开始培养婴儿用勺吃半流质食品的习惯。

7～8 个月：每天可进食 2 次较稠的粥或面片，每次约 1 小碗。并可开始吃馒头、豆腐、整个鸡蛋羹。此时婴儿乳牙已有部分萌出，应及时添加固体食物，可给予面包干、饼干、馒头干等，让其练习摩擦牙床，有助于出牙和提高消化能力。

9～10 个月：可进食肝泥、肉松、肉末、土豆、红薯、豆腐、豆泥，新鲜的碎蔬菜、碎水果。添加时可从 3～5g 起，逐渐加量到每日两次，每次 5～10g。每天可进食稠粥或烂面条 2 小碗。

10 个月：辅食喂养次数较之前要增多，每天可增至 3 次。

11～12 个月：食品可多样化，各种辅食轮流添加。辅食量可从每餐 5～10g，渐加到 15～30g，每日可达 50～100g。辅食烹调要熟一些，以利于婴儿消化吸收，肉类加工不宜煎炒。

表 7-2 举例说明各个阶段可添加的辅食品种及其提供的营养素。

表 7-2　婴儿辅食添加表

月　龄	添加辅食品种	供给的营养素
1～3 个月	鱼肝油(如户外活动多或婴儿配方奶中强化了 AD，则应考虑计算添加计量，避免补充过量)	维生素 A、维生素 D
4～6 个月后	根据婴儿个体情况考虑添加含淀粉及铁的食物，如强化铁的婴儿米粉 菜汁(泥)、果汁(泥) 鱼肝油(户外活动)	能量(训练吞咽功能) 铁、维生素 C、矿物质、维生素 维生素 A、维生素 D

续表

月 龄	添加辅食品种	供给的营养素
7～9 个月后	稀粥、面条、面片、饼干、磨牙棒 蛋黄、肉末、鱼泥、肝泥 菜泥、果泥 鱼肝油(户外活动)	能量(训练咀嚼功能) 蛋白质、矿物质、维生素 维生素 C、矿物质、维生素 维生素 A、维生素 D
10～12 个月后	稠粥、烂饭、磨牙棒、面条、面包、馒头 全蛋、鱼、肉末、动物血 菜叶碎、水果块 鱼肝油(户外活动)	能量 蛋白质、矿物质、维生素 维生素 C、矿物质、维生素 维生素 A、维生素 D

（五）婴儿辅食的制作

制作原则为无菌、不加或少加盐。原料可就地取材，制备前制作者应剪短指甲，以肥皂反复洗手；盛放辅食的器具洗净并用开水烫过；过滤用的纱布用前煮沸消毒。选择新鲜而较成熟的水果、蔬菜、新鲜的肉类。果、菜清洗后用开水烫过。果菜汁宜当天用当天做，以免变质。

1. 汁、水、汤类辅食制作

果汁：将含水分较多的水果洗净切开，挤出果汁即可，视情况可加点温开水。

菜水：蔬菜洗净切碎，放适量水中煮 5～10 分钟，捞出蔬菜留菜水。

胡萝卜汁：胡萝卜洗净切碎用水煮约 20 分钟，以洁净纱布滤去菜渣，可加少量冷调油(如芝麻油、亚麻籽油等)搅匀。

肉汤：用 200g 带骨瘦肉，加适量水煮开，去泡沫，加少许盐，再用小火炖 1 小时。

2. 糊类辅食

鸡蛋土豆糊：土豆洗净煮熟去皮，鸡蛋洗净煮熟去皮取蛋黄，将二者压碎，加适量水调成糊状。

牛奶玉米糊：牛奶煮沸，将 1/5 牛奶量的玉米粉撒入锅中，不断搅拌约煮 10 分钟。

鱼菜米糊：鱼肉、绿叶菜、米等量。米粉置锅中以水搅成糊，烧沸近 10 分钟，鱼、菜择洗净剁成泥投入锅中煮至鱼熟加适量盐搅匀。

3. 泥类辅食制作

水果泥：水果去皮生刮或者去皮切成块状，加适量糖隔水蒸烂后，搅拌成泥。

蔬菜泥：蔬菜洗净切碎，加少许水，略调味，在锅内焖烂。

红枣泥：枣洗净后煮约 20 分钟，去核去皮压成泥。

南瓜泥：南瓜洗净去皮，蒸熟压碎。

苹果胡萝卜泥：果菜各半洗净，苹果去皮去核切碎，胡萝卜煮熟挤压，倒入碎苹果煮烂即可。

肉泥：肉洗净切碎加适量的葱、姜、盐、水混匀蒸熟。

鱼泥：鱼剖洗净加少量盐清蒸，去皮去骨得肉，用勺将鱼肉压烂。

血豆腐泥：将动物血洗净，以少量姜、葱末和盐拌匀蒸熟捣碎。

肝泥：猪肝洗净剖开，去筋膜和脂肪剁成泥放碗中，加适量的盐、酱油和香油搅匀，隔水旺火蒸约25分钟。

蔬菜猪肝泥：猪肝25g、洋葱、西红柿和菠菜叶共30g。猪肝洗净去筋膜后剁成泥。蔬菜择洗净切碎，将肝和菜放入适量肉汤中煮沸加盐搅匀。

4. 羹类辅食制作

鱼菜蛋羹：制作时准备鱼、菠菜、鸡蛋，三种食材比例为1∶1∶2。鱼剖洗净剔除骨刺剁成泥，菠菜择洗净切成碎末置于碗中，鸡蛋洗净磕入碗中加温开水搅匀，加到盛有鱼和菜的碗中加一点盐搅匀，隔水蒸约5分钟。

绿豆羹：绿豆淘洗净，加8倍于绿豆量的水煮5分钟再用小火将豆焖烂，加少量糖、30g琼脂搅匀。

5. 粥类辅助食品

青菜粥：米、菜各半。绿叶菜洗净入沸水中煮软捞出沥水切碎，米洗净加适量水煮烂熟后加入青菜，加适量盐搅匀即成。

鸡肝粥：鸡肝放沸水中煮熟后，换水续煮10分钟捞出去皮压成泥，放回锅中加酱油白糖搅匀烧沸即成。

肉蛋豆腐粥：猪肉20g、鸡蛋半个、豆腐20g、米30g。肉洗净剁为泥，鸡蛋搅打均匀，豆腐洗净压碎。米洗净加适量水煮至八成熟下肉泥煮至肉熟，将豆腐和蛋液倒入锅中，旺火煮至蛋熟下盐搅匀。

6. 面、饭等类辅助食品

海带肉末面：取水发海带中质地软嫩但较肥厚部分切为细末。水锅烧沸下海带改小火煮熟。将挂面掰碎入锅，下肉末共煮至熟。加食盐、香油搅匀。

蛋花鱼菜面：鸡蛋半个、鱼肉25g、绿叶菜25g、龙须面25g、香油、植物油适量。鱼肉去刺压成泥，蔬菜洗净切碎。水锅烧沸后，下掰碎的挂面煮至将熟，放入鱼肉煮熟，搅打蛋液，淋入锅中，投入青菜煮熟。

肉松饭：胡萝卜洗净切末、鸡脯肉洗净剁成泥。油锅烧热投入胡萝卜末、鸡肉末炒熟，向锅中加适量白米饭炒匀。

（六）各阶段辅食食谱举例

6个月至2岁左右的婴幼儿可逐步尝试不同质感的食物（见表7-3），可根据婴幼儿实际咀嚼能力发展的情况逐步调整食物的质感。

表7-3 婴儿年龄与食物质感①

年　龄	食　物
6个月	稀滑的糊
7～8个月	稠糊和泥蓉状食物

① 香港卫生署. 6～24个月婴幼儿1日饮食全攻略[R/OL]. http://www.fhs.gov.hk/english/health_info/child/14732.pdf,2017-10-05.

续表

年龄	食物
9～11 个月	有颗粒的泥蓉状食物，如菜肉粥
1 岁～1 岁半	软饭、切碎的肉和菜
1 岁半～2 岁	略为切碎的家常饭菜

6 个月宝宝的主食依然是母乳，建议最初每天只添加一次辅食，每次一种食物，逐步进行辅食添加的适应，过渡到 7～8 个月后可以规律地变换种类添加辅食，逐步每日两餐辅食，9～12 个月的午餐与晚餐可配合家庭食谱进行准备，1～2 岁时应逐渐过渡到三餐加两点食谱，并且在保证食物可被婴幼儿咀嚼消化吸收的同时其质感也应逐步向成人食物过渡。各阶段婴儿辅食食谱举例如表 7-4 所示。

表 7-4 各阶段婴儿辅食食谱举例

	7～8 个月	9～12 个月	1～2 岁
早餐	按需喂养母乳或配方奶	按需喂养母乳或配方奶	各种谷类面包＋奶类
上午茶点			水果片＋奶酪片
午餐	各种米类米糊＋蔬菜泥/水果泥	（配合家庭食谱）各种肉末蔬菜粥＋软饭	（配合家庭食谱）各类蔬菜肉粒拌饭＋汤
茶点	水果泥/蓉	奶酪片/婴儿饼干＋水果粒	婴儿饼干/迷你三明治＋时令水果
晚餐	各种口味蔬菜肉泥粥	（配合家庭食谱）各种蔬菜碎肉面	（配合家庭食谱）包子/饺子/馅饼＋蔬菜肉粥

注：午晚餐后可配食少量水果。

（七）辅食添加的安全事项

1. 辅食添加过程注意食物过敏反应

食物过敏是指身体对某些食物不正常的免疫反应，可能在进食后的数小时内出现，可表现为嘴角出现发红、皮疹、脱皮、皮肤瘙痒、口舌麻木，身体出现风疹块（荨麻疹）、湿疹恶化，眼、舌、脸和嘴唇的肿胀，腹痛、腹泻、恶心、呕吐等过敏症状。常见易致敏食物包括奶类和乳制品、蛋、鱼、豆类、花生、虾等甲壳类海产、坚果仁等，因此 1 岁内不建议添加上述食品。另外，草莓、芒果、猕猴桃、杨桃等水果也可引发过敏反应甚至引起哮喘，儿童食物过敏往往是过敏性哮喘的主要诱因之一。因此，辅食添加过程要注意每次新添加一种食物，观察有无过敏，使婴幼儿逐步适应多种食物。

2. 正确喂养，降低窒息风险

窒息是指人体的呼吸过程由于某种原因受阻或异常导致全身各器官组织缺氧和二氧化碳滞留引起的组织细胞代谢障碍、功能紊乱和形态结构损伤的病理状态。母乳喂养的婴儿可由于母亲哺乳姿势不正确造成鼻口堵塞或奶汁呛入气管造成窒息，因此无论是母乳喂养还是人工喂养，都要注意喂养姿势，控制奶水流出速度，随时观察婴儿情况，喂奶后及时排出胃内气体。

婴儿开始添加辅食后通过学习咀嚼一直到 3 岁左右才能完全学会吞固体的食物，辅食喂养中可因食物误入气管导致幼儿窒息，因此合理处理食物以及安全的喂养方式能帮幼儿降低进食时窒息的风险。避免给予幼儿致窒息高风险食品，包括各种无法充分咀嚼、与呼吸道宽度相同的食物、易产生碎屑的食物，例如坚果、整粒葡萄、整粒小番茄、整粒樱桃、整粒龙眼、小块水果、爆米花、软糖、硬糖、果冻等。同时还应该注意带籽的水果应先去籽；多鼓励和培养幼儿自主进食，提供婴幼儿自主进食的食物应为易咀嚼的条块状，方便婴幼儿抓握、咀嚼和吞咽；幼儿吃饭不专心也可能增加风险，避免在幼儿玩耍、奔跑、哭泣、大笑的时候喂食；幼儿应该坐在餐椅上进食，边吃边玩会使腹部压力变高，造成胃排空的速率变慢，增加胃酸逆流机会，胃酸逆流会影响食道的吞咽功能，容易造成食物卡住或吐出来；幼儿进食时，家长需要时刻在旁监护，鼓励幼儿多咀嚼，避免仓促进食。

知识链接

婴儿海姆立克急救法

海姆立克急救法(Heimlich Maneuver)又名“海氏急救法”。是美国医师亨利·海姆力克(Henry J. Heimlich)1974年发明的一套利用肺部残留气体，形成气流冲出异物的急救方法。此方法至少救活了10万生命，《世界名人录》称海姆立克为“世界上拯救生命最多的人”。海姆立克急救法是全世界抢救气管异物患者的标准方法。

海姆立克急救法分为成人与婴幼儿两种版本，对于3岁以下婴幼儿，发生窒息后先使用“5次拍背法”，即救护人立刻将幼儿抱起，一只手捏住孩子颧骨两侧，手臂贴着幼儿前胸，另一只手托住其后颈部，使其脸朝下趴在救护人膝盖上，小婴儿可面向下将其身体扶于救护员的前臂上，在孩子背部两肩胛骨之间拍击5次，并观察孩子是否将异物吐出(见图7-1)。如果异物还没出来，可以使用“5次压胸法”，即把孩子翻过来，面对救护者，救护者以两手的中指或食指，放在患儿胸廓下和脐上的腹部，快速向上重击压迫1～5次，但要刚中带柔。随时观察是否有异物排出(见图7-2)。两种方法都是在婴幼儿的头低于胸的情况下完成的。

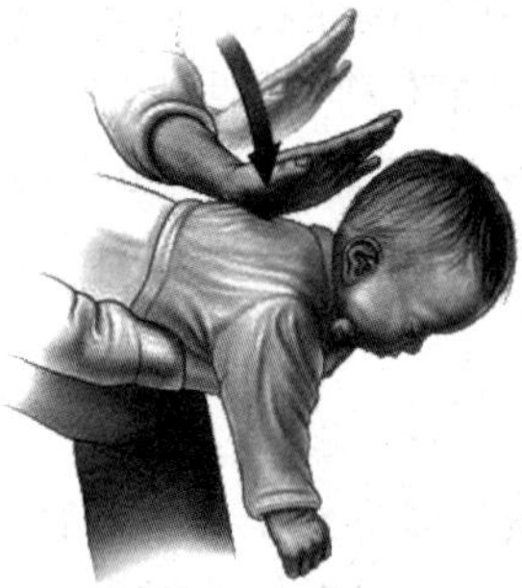

图 7-1①

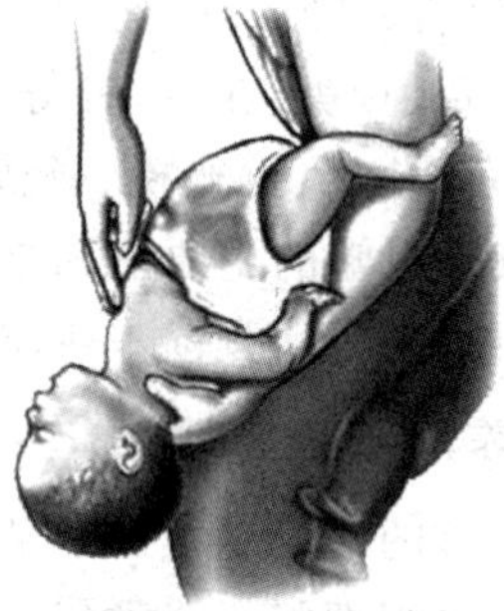

图 7-2②

①② Choking Rescue Procedure (Heimlich Maneuver)—Baby (Younger Than 1 Year)[R/OL]. https://www.webmd.com/first-aid/tc/choking-rescue-procedure-heimlich-maneuver-baby-younger-than-1-year. 2017-10-05.

三、幼儿饮食习惯的培养

婴儿出生6个月后由于母乳中免疫物质减少而自身免疫系统发育尚未完善，出生后6个月到3岁是幼儿易病多病时期，也是提高婴幼儿免疫力的关键时期，因此，在这个时期培养幼儿规律的饮食习惯，有助于强化其免疫能力。

（一）按时进餐

婴幼儿进餐时间没有规律是导致其暴食、偏食、爱吃零食的重要原因之一。未按时进食早餐会影响幼儿思考水平和集中能力的发展，未按时进食午餐则易导致晚餐暴食，从而造成婴幼儿肥胖，并且睡前饱食会增加晚间婴幼儿肠胃负担，影响其睡眠，使免疫力下降，同时影响身体发展。因此，保证婴幼儿按时就餐是添加辅食后培养婴幼儿良好习惯的首要任务。

（二）进食易消化、易吸收的饭菜

不易咀嚼的饭菜易使婴幼儿其失去对食物本身及进食的兴趣，同时由于增加婴幼儿肠胃负担且营养无法充分吸收，影响身体发育并导致免疫力下降。因此，婴幼儿的饭菜应以易消化吸收为主，同时保证每餐餐量均衡，避免一次过度进食。

（三）均衡饮食不偏食

每种食物的营养成分不尽相同，即使相同成分的食物由于其食物来源不同营养素也有差别，例如瘦肉、鸡蛋、豆腐等均含有蛋白质，但不同食物来源的蛋白质含量及组成蛋白质的氨基酸也不尽相同。因此每餐均衡饮食，并且在营养配餐中交替让婴幼儿摄取各种食物，才能保证婴幼儿营养均衡，促进其身体的发展和免疫力的提升。

（四）进餐细嚼慢咽

唾液中包含了血浆中的各种成分，以及10多种酶和近10种维生素、多种矿物质、有机酸和激素。唾液中含有淀粉酶，能够将食物中的淀粉分解成麦芽糖，可以让食物在口腔中就进入消化过程。唾液中含有溶菌酶与分泌型免疫蛋白球A等抗菌成分，可以抑制或消灭溶血性链球菌、伤寒杆菌、大肠杆菌和葡萄球菌等，从而预防牙龈、口腔及咽喉发炎。婴幼儿乳牙未齐，喜欢将食物含在嘴里囫囵吞下去。因此，婴幼儿进食时需要提醒其细嚼慢咽，养成充分咀嚼的习惯。另外，在长牙之后可适当提供一些婴幼儿可以手拿的食物，例如切好的苹果、煮熟的胡萝卜条、磨牙饼干等，提高婴幼儿自主进食和充分咀嚼的能力。

（五）清淡饮食，远离垃圾食品

1岁内的婴儿辅食中不加盐、糖，少油，幼儿食物也宜以清淡为主，远离碳酸饮料、甜食和油炸食品，过量甜食妨碍儿童骨钙形成，碳酸饮料中的糖和碳酸也对儿童骨钙沉积有不利影响。另外10岁以内不要食用腌制食品，一是腌制品(咸鱼、咸肉、咸菜等)含盐量太高；二是腌制品中含有大量的亚硝酸盐，它和黄曲霉素、苯丙芘是世界上公认的三大致癌物质。

(六) 良好的饮食习惯来自模仿

幼儿的饮食习惯是在家庭饮食习惯的影响下逐步形成的，父母对不同食物的态度、接纳方式和食用频率影响儿童对多种食物的尝试与均衡营养的吸收。进入幼儿园等集体生活后，其他幼儿和教师对食物的态度也会对幼儿的饮食习惯产生影响。因此成人以身作则食用多种食物、尝试不同食物和烹饪方法、学习并使用营养知识搭配膳食，对儿童饮食习惯的形成也有深远影响。

第二节　学前儿童膳食设计

儿童处于不断生长发育的阶段，对营养素的需求量较大，但其消化功能尚未完全成熟，易发生各种营养紊乱。如果膳食搭配不合理导致营养过剩或不足，将会影响儿童的生长发育和健康，充足均衡的营养是儿童饮食的基本原则。

一、学前儿童合理膳食

学龄前儿童已经完成从奶类食物为主到谷类食物为主的过渡，食物种类与成人食物种类逐渐接近，合理科学地安排学前儿童一日膳食能够为儿童的生长发育提供充足均衡的营养。

(一) 学前儿童膳食制度

成人一般每日三餐较为合理，两餐间隔过长会引起高度饥饿而消耗机体自身储备的营养素，而过短则影响食欲和消化。幼儿由于消化器官及功能尚未发育完善，胃容量较小，两餐间隔时间不宜超过4小时，一日可进食5～6次，故3岁儿童可酌情使用三餐三点制，学龄前儿童宜采取三餐两点制供给食物，学龄儿童逐渐过渡到与成人相同的一日三餐的模式。早餐8:00提供全日能量和营养素的30%，以满足早晨和上午丰富的活动消耗；午餐12:00提供全日能量和营养素的40%(其中包含下午15:00的下午餐点)，午餐搭配丰富，下午餐点低能量以免影响晚餐进食；18:00晚餐提供全日能量和营养素的30%(其中包含晚上20:00的水果和牛奶)，晚餐以清淡为主，避免影响睡眠。正确选择餐间餐点的种类和数量，应以有利于能量补充又不影响正餐的食欲和食量为原则；纯糖和纯油脂食物不宜多吃，巧克力、糖果、含糖饮料、冰激凌等摄入过多是幼儿食欲下降的重要原因，食糖过多还易引起龋齿，特别在餐前要禁食；每天足量饮水，不宜以果汁代替白水，以保证身体对水的需求。

（二）学前儿童膳食烹饪

为符合学前儿童的消化功能发展，其膳食的烹饪宜多采用蒸、煮、炖等方式，食物质地应从婴幼儿食物的碎烂过渡为细嫩、软熟，应避免质地粗硬的食品和刺激性、油腻的食品。软饭逐渐转变为普通米饭、面条及包点。肉类食物可加工成肉糜后制作成肉糕或肉饼，或加工成细小的肉丁食用；蔬菜要切碎、煮软。每天的食物要更换品种及烹饪方法，一周内不应重复，并尽量注意色、香、味的搭配。也可将牛奶或奶粉调匀后加入馒头、面包或其他糕点中，用酸奶拌水果蔬菜色拉等保证膳食中钙的供给。

（三）营造安静、舒适的进餐环境

环境嘈杂尤其是吃饭时观看电视或进行游戏会转移幼儿的注意力，当幼儿情绪兴奋或紧张时，食物中枢被抑制，影响食欲和食物的消化吸收；同时，就餐时应保持良好的情绪，婴幼儿情绪不良时会使消化液分泌减少，降低食欲。另外，进餐时应有固定的场所，有适于幼儿身体特点的桌椅和餐具等，培养幼儿良好的进餐习惯。

（四）注意饮食卫生、增加户外运动

幼儿抵抗力差，容易感染疾病，因此幼儿的饮食卫生需特别注意，例如餐前便后及时洗手、不吃不洁的食物，少吃生冷的食物、瓜果应洗净食用、吃动物性食物应彻底煮熟煮透等，从小培养幼儿良好的卫生习惯。同时，适量的运动对幼儿的体能、智能的发展与维持能量平衡都有积极的促进作用，并且能促进幼儿体内维生素 D 的合成，因此应鼓励并多提供幼儿户外活动的机会。

知识链接

《餐饮业提供学龄儿童正餐营养指导原则》[①]

随着社会和经济的快速发展，餐饮社会化程度明显提高，学龄儿童在外就餐比例大幅增加。研究数据表明，在外就餐很可能摄入更多的能量、脂肪、添加糖和钠，而膳食纤维、维生素和多种微量营养素摄入较低，与儿童和成人的超重、肥胖以及糖尿病等慢性疾病发生有一定相关，需要给予正确引导。

为了帮助餐饮业提供营养健康的儿童套餐，实现“健康中国 2030”的目标，中国营养学会联合北京市营养源研究所、中国烹饪协会成立专门项目工作组，参考美国、澳大利亚等 24 个国家和地区餐饮企业的儿童餐标准，结合中国儿童就餐现状，组织编写了“餐饮业提供学龄儿童正餐营养指导原则”。对餐饮业提供学龄儿童正餐的基本要求、食物种类及营养素供给量做了明确规定。

---

① 餐饮业提供学龄儿童正餐营养指导原则编制说明[R/OL]. http：//www. cnsoc. org/upload/contents/2017/07/20170709074207_61646. pdf，2017-10-05.

二、营养配餐概述

营养配餐指按配餐对象的合理营养需求设计其一餐或一日乃至多日的营养餐，即使其饮食中的营养素种类齐全、数量合理、比例适当，既能满足配餐对象的营养需求，又不至营养过剩。营养配餐的核心是两个平衡，即营养素与人体需求平衡和各营养素之间比例的平衡。

（一）营养配餐的理论依据

1. 中国居民膳食指南、平衡膳食宝塔与各个时期学龄前儿童膳食指南、儿童平衡膳食宝塔

略。（请参考相关资料）

2. 中国居民每日营养素参考摄入量（DRIs）

人体需要的各种营养素需要从食物中获得，必须科学地安排每日膳食以提供数量质量适宜的营养素。世界上很多国家的营养学家通过研究提出了人体每日营养素供给量标准，中国营养学会参考先进国家的经验并根据我国居民的膳食结构特点制定了《中国居民膳食营养素参考摄入量（DRIs）》（见本书附录）。

中国居民膳食营养素参考摄入量（DRIs）是每日平均膳食营养摄入量的一组参考值，包括平均摄入量（EAR）、推荐摄入量（RNI）、适宜摄入量（AI）、可耐受最高摄入量（UL）四项内容。DRIs是营养配餐中能量和主要营养素需要量的确定依据，其中的推荐摄入量（RNI）是个体营养素摄入水平的参考值，是健康个体膳食摄入营养素的目标。营养配餐时，首先需要以各营养素推荐摄入量（RNI）为依据确定需要量，制定食谱之后还要以此为依据评价食谱的制定是否合理。如果与RNI相差不超过10%，说明食谱合理可用，否则需要加以调整。

3. 食物成分表

食物成分表是营养配餐工作中非常重要的工具书。做好配餐工作的前提是了解和掌握食物的营养成分。中国疾病预防控制中心营养与食品安全所于2004年出版的新的食物成分表中对757种食物的营养成分进行了说明，包括能量、蛋白质、脂肪、宏观营养素、维生素、矿物质等。本书附录中收入了部分食物成分表内容。

4. 营养平衡理论

膳食中三大产能营养素必须保持一定比例，才能保证膳食平衡。蛋白质、脂肪、碳水化合物质量比接近1∶1∶4，三者功能比例为蛋白质占10%～15%，脂肪占20%～30%，碳水化合物占55%～65%。膳食中优质蛋白质与一般蛋白质保持一定比例，应占蛋白质总量的1/2至2/3，其中动物性蛋白质占1/3。饱和脂肪酸、单不饱和脂肪酸和多不饱和脂肪酸之间也要保持平衡。

（二）带量食谱

带量食谱即在配餐食谱的基础上，在菜品旁边注名每种食材的用量。合理的膳食计划要靠配餐食谱来完成，在带量食谱中反映出计划中各种食物的每周用量，采购员按食谱的要求购买食品，炊事员按照食谱上规定的配餐和原料的数量制作主食和各种菜品，最终保证膳食计划的落实，使儿童从三餐餐饮中得到应有的营养素。表7-5为3岁男童一日带量食谱范例。

表7-5 3岁男童一日带量食谱范例

餐点	食 谱	带 量
早餐	山药红枣粥	粳米32g、山药15g、红枣10g
	鸡蛋面饼	面粉48g、鸡蛋43g、葱花5g
	五香豆腐干	豆腐干17g、香菜6g
午餐	大米小豆饭	大米52g、小豆8g
	起司地瓜烧	面粉54g、熟地瓜泥40g、干酪7g
	罗宋汤	牛肉19g、土豆10g、胡萝卜15g、卷心菜10g
	肉末菠菜	猪肉26g、菠菜35g
午点	水果拼盘	芒果40g、香蕉40g、蜜瓜45g、苹果40g
晚餐	什锦面	挂面49g、鸡蛋14g、生菜6g、西红柿7g、香菇6g、金针菇8g、虾皮6g
	果仁粥	大米31g、花生20g、核桃仁15g
	拌腐竹黄瓜丝	腐竹6g、黄瓜15g
	干豆角烧肉	瘦猪肉17g、干豆角30g、红椒20g

（三）科学配餐技巧

科学分配餐食是在配餐的过程中，不但要根据菜肴的质量要求和属性配餐，而且要根据烹饪原料的营养特点，选料合理、营养搭配，满足用餐者的生理需要，达到合理营养的目的。通过科学配餐可以完善菜肴的营养价值，保证材料的质量，并突出菜肴的色香味形。科学配餐需掌握的技巧如下。

（1）主副搭配。主食是膳食中主要能量来源的食物，例如我国居民的主食是米、面，辅以杂粮和薯类等。副食是用于更新修补机体组织、调节生理功能、补充主食中营养不足的食物，例如肉类、鱼虾类、蛋类、乳类、菌藻类、蔬菜类和水果类等。主食和副食之间要进行合理搭配，从而保证各种营养素的供应充足。

（2）荤素搭配。动物性食物又称荤食，植物性食物又称素食，荤素搭配有利于食物原料营养素之间相互取长补短、促进食物营养均衡和肠胃消化吸收。

（3）粗细搭配。食谱设计时应注意粗粮与细粮结合搭配。

（4）酸碱平衡。人体体液的pH值为7.35～7.45，呈弱碱性。按摄取食物对体液pH值影响程度的不同分为酸性食物和碱性食物。酸性食物常见有谷类、肉类、蛋类、鱼虾类等；碱性食物主要是蔬菜水果类、奶类和豆制品。在正常情况下，两大类食物的摄取基本上保持平衡状态，暂时的食物摄取酸碱不平衡由体内的酸碱平衡自稳定系统自动调整；但若长期饮食的酸碱不平衡，尤其是成酸性食物长期摄入过多时，体液呈酸性，易患各种疾病。因此，膳食搭配时需注意成酸性食物和成碱性食物的适当搭配，控制酸性食物的摄取比例，保持人体适宜的酸碱度。

知识链接

适宜儿童膳食制作的烹饪方法①

烹饪方法的不同对食物中的营养素有不同影响，在儿童食谱的设计中应考虑不同烹饪加工方法对食物的影响，从而选择适合儿童的膳食制作方法，并依据不同烹饪方法对营养素的影响进行穿插使用。

适宜儿童膳食制作的烹饪方法有：炒、爆、熘、煎、贴、蒸、炖、焖、煨、煮、烧、涮、氽等。不适宜儿童膳食制作的烹饪方法有：炸、烤、熏。

烹饪时应注意以下问题：不宜过早放盐，否则影响菜肴的成熟时间，并形成较多菜汁，造成维生素和矿物质的流失。干炒（干煸、煸炒）造成的营养素损失较大，除维生素外蛋白质受热变性，影响消化，降低营养吸收率，应避免在儿童膳食制作中使用。在蒸饪过程中，原料与水蒸气处于密闭的环境中，原料在饱和水蒸气下成熟，所以可溶性物质的损失较少，但由于长时间烹饪易导致维生素C分解。涮、氽是将汤或水用大火烧开烹饪的方法，所用原料体积较小，在较短时间内加热就能成熟，所以食材中可溶性营养物质损失较少。但涮后汤中油脂多、嘌呤较高，且随时间加长亚硝酸含量上升，故涮汤不宜饮用。

三、营养配餐计算法

计算法是最早采用的一种食谱编制方法，虽然步骤较多、烦琐费时、效率较差，但结果较精确，逻辑性强，营养指标更加符合配餐对象的需要，尤其适合个体配餐。计算法是食谱编制最常见的方法，也是其他各种方法的基础。对于初学者来说，计算法是必须掌握的编制方法。

（一）计算法原理与步骤

计算法是在确定配餐对象能量需要的基础上，通过对产能营养素的计算，将能量进行餐次、营养素的合理分配，进而根据主食副食营养含量确定种类和数量，之后参照平衡膳食宝塔，决定蔬菜水果的品种和数量以及油盐的数量，最后将食物变成食谱。具体步骤如下。

第一步，了解配餐对象，确定年龄、性别、生理状况、健康状况、饮食习惯等基本信息。

第二步，检索中国居民膳食营养素参考摄入量，确定配餐对象每日能量和三大营养素

① 李荣，孙录国，肖涛. 烹饪营养学[M]. 北京：人民出版社，2016.

供给量。

第三步，确定每日主食的种类和需求量。

第四步，确定每日动物性食物和大豆类副食的种类和需求量。

第五步，确定每日蔬菜和水果的种类和需要量。

第六步，确定每日食用油和其他主要调味品的种类和需求量。

第七步，根据配餐对象的营养素需要，对上述选择的食物的营养素供给量进行调整。

第八步，分配至一日三餐，形成完整的食谱。

（二）计算法设计食谱

1. 确定能量

（1）查表法确定配餐对象每日的能量需要，通过查询中国居民膳食营养素参考摄入量(DRIs)表后即可得到全日需要能量数值。表 7-6 罗列出婴幼儿不同年龄、性别每日膳食能力需求数值，依据幼儿年龄与性别，可从该表中确定每日膳食中热能供给量。

表 7-6　婴幼儿每日膳食中热能供给量　　单位：kcal

	出生～6 个月	6～12 个月	1 岁～	2 岁～	3 岁～	4 岁～	5 岁～	6 岁～
男	90kcal/kg	80kcal/kg	900	1100	1250	1300	1400	1600
女			800	1000	1200	1250	1300	1450

（2）三餐能量分配。一般三餐能量分配比例为早餐 30%，午餐 40%，晚餐 30%，计算每餐能量，对于幼儿来说，午餐 40%的供能中包括下午餐点供能 5%～10%。

（3）计算三类产能营养素每餐提供的能量。蛋白质供能比为 10%～15%，脂肪供能比为 20%～30%，碳水化合物供能比为55%～65%。由于儿童身体生长发育对优质蛋白质需求较高，因此为儿童配餐时，蛋白质供能以上线 15%进行计算，脂肪与碳水化合物取中间值，分别是脂肪供能 25%，碳水化合物供能 60%。

（4）分别计算三类产能营养素每餐需要量。三大产能营养素的生热系数分别为蛋白质 4kcal/g，脂肪 9kcal/g，碳水化合物 4kcal/g，根据全日能量需要量，结合三大产能营养素的功能比例以及生热系数，可计算出全日蛋白质、脂肪、碳水化合物的需要量。

2. 确定主食品种与数量

主食品种与数量的确定依据碳水化合物的需求量确定。这种计算方法所导致的食谱中的某些食物所提供的碳水化合物没有被计算在内，若使用精确计算法可将所差的部分进行校正。

3. 确定副食品种与数量

副食品种数量的确定从计算提供优质蛋白质的副食品着手，为简化计算过程乳类不计入算数过程。计算中扣掉主食已经提供的蛋白质含量，确定动物性食物及豆类食品的种类及数量，最后进行蔬菜水果和奶类等的设计。副食品种数量计算的具体步骤如下。

（1）计算主食中蛋白质的量。

（2）副食蛋白质质量＝所需蛋白质总量－主食蛋白质的含量。

(3) 副食蛋白质 2/3 由动物性食物供给，1/3 由大豆制品提供。

(4) 计算各类动物性食物、豆制品的供给量。

(5) 设计蔬菜的品种数量：由于蔬菜水果提供的能量很少，不能从能量角度进行计算，需按照平衡膳食宝塔来确定每日供给。蔬菜每日 300～500g，水果 200～400g 为成人蔬菜水果需要量；幼儿的蔬菜每日供给量为 200～250g，水果每日供给量为 150～300g。

4. 确定烹调油、食盐、主要调味品

(1) 烹调油的确定：烹饪用油应以植物油为主，有一定量的动物性脂肪摄入，由于动物性食物中含有大量的动物性脂肪，因此烹饪应选择植物油。按平衡膳食宝塔，幼儿每日摄入量为 25～30g，成人摄入量为 20g 最多不超过 40g，每日选择植物油种类在两种以上有利于多种不饱含脂肪酸的摄取，并应依据动物性原料的用量进行适当地减少。也可依照食物成分表，查表计算每日摄入各种食物提供的脂肪含量，将需要的脂肪总含量减去食物中提供的脂肪量，即为每日烹饪用油的供应量。

(2) 食盐确定：按照中国居民平衡膳食宝塔每人每天食盐使用量为 6g，特殊人群适当调整。

(3) 依据菜肴确定主要调味品。

案例分析

用计算法为一位 5 岁男童设计一日三餐带量食谱。

一、确定能量

(一) 根据表 7-6 可知 5 岁男童每日膳食中的能量需求为 1400kcal，按照三餐能量分配比例(早餐占 30%，中餐占 40%，晚餐占 30%)，从而可计算出三餐的需要量为

早餐：1400×30%＝420(kcal)

中餐：1400×40%＝560(kcal)

晚餐：1400×30%＝420(kcal)

(二) 能量的主要来源为蛋白质、脂肪、碳水化合物，三者供能比例适当，蛋白质为 15%，脂肪为 25%，碳水化合物为 60%，则可计算出 3 岁男童在三餐中，三大供能营养素所占的比例为

早餐与晚餐：

蛋白质：　420×15%＝63(kcal)

脂肪：　420×25%＝105(kcal)

碳水化合物：　420×60%＝252(kcal)

午餐：

蛋白质：　560×15%＝84(kcal)

脂肪：　560×25%＝140(kcal)

碳水化合物：　560×60%＝336(kcal)

由此可知每一餐中蛋白质、脂肪、碳水化合物所供给的能量：(单位：kcal)

	蛋白质	脂肪	碳水化合物
早	63	105	252
中	84	140	336
晚	63	105	252

（三）蛋白质的产能系数是4kcal/g，脂肪的产能系数是9kcal/g，碳水化合物的产能系数是4kcal/g，则计算出三大产能营养素的每餐需要量如下。

早餐与晚餐：

蛋白质：　　63÷4＝15.75(g)≈16(g)

脂肪：　　105÷9＝11.667(g)≈12(g)

碳水化合物：252÷4＝63(g)

午餐：

蛋白质：　　84÷4＝21(g)

脂肪：　　140÷9＝15.556(g)≈16(g)

碳水化合物：336÷4＝84(g)

得出每一餐所需蛋白质、脂肪、碳水化合物的克数：(单位：g)

	蛋白质	脂肪	碳水化合物
早	16	12	63
中	21	16	84
晚	16	12	63

二、食谱制定

（一）确定三餐主食的品种和数量

(1) 计算得知早餐含有碳水化合物63g，计划以小米粥和烧饼为主食，各提供50%的碳水化合物，确定小米和富强粉的量。

查食物成分表可知，小米含有碳水化合物73.5%，富强粉含有碳水化合物75.9%，则

需要小米的量：　63×50%÷73.5%≈43(g)

需要富强粉的量：63×50%÷75.9%≈42(g)

	食　谱	带　量
早餐	主食：小米粥、五香烧饼	小米43g 富强粉42g

(2) 计算得知午餐含有碳水化合物84g，计划以大米和馒头为主食，各提供50%的碳水化合物，确定籼米和富强粉的量。

查食物成分表可知，籼米含有碳水化合物77.5%，富强粉含有碳水化合物75.9%，则

需要籼米的量：　84×50%÷77.5%≈54(g)

需要富强粉的量：84×50%÷75.9%≈55(g)

	食　　谱	带　　量
午餐	主食：大米饭、馒头	籼米 54g 富强粉 55g

(3) 计算得知晚餐含有碳水化合物 63g，计划以挂面和包子为主食，各提供 50% 的碳水化合物，确定挂面和富强粉的量。

查食物成分表可知，挂面含有碳水化合物 74.4%，富强粉含有碳水化合物 75.9%，则

需要挂面的量：　$63\times50\%\div74.4\%\approx42(g)$

需要富强粉的量：$63\times50\%\div75.9\%\approx42(g)$

	食　　谱	带　　量
晚餐	主食：鸡蛋菠菜挂面、白菜猪肉包子	挂面 42g 富强粉 42g

(二) 确定副食的品种和数量

(1) 早餐

① 计算主食中蛋白质的量。

查食物成分表可知，富强粉含有蛋白质 10.3%，小米含有蛋白质 9%，则

富强粉中蛋白质的量：$42\times10.3\%\approx4.33(g)$

小米中蛋白质的量：　$43\times9\%=3.87(g)$

② 计算副食中蛋白质的量。

之前计算得知，早餐蛋白质需要量为 16g。则

副食蛋白质质量为：$16-4.33-3.87=7.8(g)$

③ 根据副食蛋白质 2/3 由动物性食物提供，1/3 由大豆制品提供，则

动物性食物蛋白质供给：$7.8\times\frac{2}{3}=5.2(g)$

大豆制品蛋白质供给：　$7.8\times\frac{1}{3}=2.6(g)$

④ 早餐计划香肠和鸡蛋各提供 50% 的动物性蛋白质，豆制品为豆浆，则由上述计算可知，香肠提供的蛋白质的量为 2.6g，鸡蛋为 2.6g，豆浆为 2.6g。

查食物成分表可知，香肠含有蛋白质 24.1%，鸡蛋含有蛋白质 12.8%，豆浆含有蛋白质 1.8%，则

早餐中香肠质量为：$2.6\div24.1\%\approx11(g)$

鸡蛋质量为：$2.6\div12.8\%\approx20(g)$

豆浆质量为：$2.6\div1.8\%\approx144(g)$

	食　　谱	带　　量
早餐	主食：小米粥 五香烧饼 副食：香肠 鸡蛋羹 豆浆	小米 43g 富强粉 42g 香肠 11g 鸡蛋 20g 豆浆 144g

(2) 午餐

① 计算主食中蛋白质的量。

查食物成分表可知,富强粉含有蛋白质10.3%,籼米含有蛋白质7.9%,则

富强粉中蛋白质的量:55×10.3%=5.665(g)

籼米中蛋白质的量: 54×7.9%=4.266(g)

② 计算副食中蛋白质的量。

由之前计算得知,午餐蛋白质需要量是21g,则

副食蛋白质质量=21-5.665-4.266=11.069(g)

③ 根据副食蛋白质2/3由动物性食物提供,1/3由大豆制品提供,则

动物性食物蛋白质供给:$11.069\times\frac{2}{3}\approx7.38$(g)

大豆制品蛋白质供给: $11.069\times\frac{1}{3}\approx3.69$(g)

④ 午餐计划提供动物性食物为鲈鱼、虾皮、猪肝,而豆制品为豆腐和腐竹。

根据上述计算,拟定鲈鱼提供的蛋白质的量为3g,虾皮为1.38g,猪肝为3g,豆腐为1g,腐竹为2.69g。

查食物成分表可知,鲈鱼含有蛋白质18.6%,虾皮含有蛋白质30.7%,猪肝含有蛋白质19.3%,豆腐含有蛋白质8.1%,腐竹含有蛋白质44.6%,则

午餐中鲈鱼的质量:3÷18.6%=16(g)(食用质量)

虾皮的质量:1.38÷30.7%≈4.5(g)

猪肝的质量:3÷19.3%≈16(g)

豆腐的质量:1÷8.1%≈12(g)

腐竹的质量:2.69÷44.6%≈6(g)

⑤ 按照膳食平衡宝塔,幼儿每日需要蔬菜量200~250g,午餐拟定提供110g蔬菜,则按照主料、配料分别确定食谱中其他的配菜种类与数量如下。

黄瓜丝15g,香菇20g,黑木耳20g,茄子40g,香菜10g,小葱5g。

⑥ 按照膳食平衡宝塔,幼儿每日需要水果量150~300g,午餐(或下午餐点)拟定提供90g水果,则

香蕉35g,苹果35g,菠萝20g。

	食谱	带量
午餐	主食:大米饭	籼米54g
	馒头	富强粉55g
	副食:拌腐竹黄瓜丝	腐竹6g、黄瓜丝15g、香菜末2g、小葱1g
	清蒸鲈鱼	鲈鱼32g、豆腐12g、虾皮4.5g、香菜8g、小葱2g
	香菇炒猪肝	猪肝16g、香菇20g、黑木耳20g、小葱1g
	炒茄子	茄子40g 、小葱1g
	餐点:水果沙拉	香蕉35g、苹果35g、菠萝20g、酸奶少许

(3) 晚餐

① 计算主食中蛋白质的量。

查食物成分表可知，富强粉含有蛋白质10.3%，挂面含有蛋白质10.1%，则

富强粉中蛋白质的量：42×10.3%=4.326(g)

挂面中蛋白质的量：　42×10.1%=4.242(g)

② 计算副食中蛋白质的量。

计算得知，晚餐蛋白质需要量是16g，则

副食蛋白质质量：16-4.326-4.242=7.432(g)

③ 根据副食蛋白质2/3由动物性食物提供，1/3由大豆制品提供。则

动物性食物蛋白质供给：$7.432\times\frac{2}{3}\approx5(g)$

大豆制品蛋白质供给：　$7.432\times\frac{1}{3}\approx2.5(g)$

④ 晚餐计划提供动物性食物为鸡蛋、猪肉、鸡肉，而豆制品为黄豆。

根据上述计算，拟定鸡蛋提供的蛋白质的量为1g，猪肉为2g，鸡肉为1g，黄豆2.5g。

查食物成分表可知，鸡蛋含有蛋白质12.8%，猪肉含蛋白质13.2%，鸡肉为19.3%，黄豆为35.1%。则

晚餐中鸡蛋的质量：1÷12.8%≈8(g)

猪肉的质量：2÷13.2%≈15(g)

鸡肉的质量：1÷19.3%≈5(g)

黄豆的质量：2.5÷35.1%≈7(g)

⑤ 按照膳食平衡宝塔，幼儿每日需要蔬菜量200～250g，午餐拟定提供110g蔬菜，晚餐拟定提供130g蔬菜，一日蔬菜提供量为240g。晚餐按照主料、配料分别确定食谱中其他的配菜种类与数量如下。

菠菜20g，白菜30g，山药15g，胡萝卜15g，鲜香菇15g，芹菜20g，洋葱10g，鲜姜5g。

⑥ 按照膳食平衡宝塔，幼儿每日需要水果量150～300g，午餐/下午餐点拟定提供90g水果，晚餐拟定提供90g水果，一日水果提供量为180g，则晚餐水果安排如下。

葡萄30g，鸭梨20g，橙子40g。

	食　谱	带　量
晚餐	主食：鸡蛋菠菜挂面 白菜猪肉包子 副食：五彩鸡丁 牛奶 餐点：水果拼盘	挂面42g、鸡蛋8g、黄豆7g、菠菜20g、 猪肉15g、富强粉42g、白菜30g、鲜姜3g 鸡肉5g、山药15g、胡萝卜15g、鲜香菇15g、 芹菜20g、洋葱10g、鲜姜2g 牛奶250g 葡萄30g，鸭梨20g，橙子40g

（三）烹调油、食盐、主要调味品的确定

（1）烹调油的确定：按平衡膳食宝塔推荐，幼儿每日摄入烹调油25～30g，每日烹饪油种类选择两种以上的植物油。考虑到食谱中动物性食物的脂肪含量，本次食谱设计拟选取茶籽油和花生油，烹饪用油总量控制在20g以下。

（2）食盐确定：1～3岁幼儿一日食盐添加量在1.5g左右，按照菜谱菜肴烹饪适度分配。

（3）依据烹饪菜肴，确定主要调味品。

四、平衡膳食宝塔配餐法

当缺乏个体配餐对象资料或为群体配餐不要求精确时，可用平衡膳食宝塔法快速地进行营养食谱的设计，平衡膳食宝塔配餐法的特点是快捷简单，但准确性略差，较为粗略，也可用作膳食结构评价。在上述计算法的案例分析中，蔬菜水果种类和数量的确定方法即使用了平衡膳食宝塔配餐方法。该方法是根据配餐对象的能量需要，参考平衡膳食宝塔，大概确定配餐对象的一日或一餐各类食物需要量。依据平衡膳食宝塔法编制食谱的步骤如下。

1. 确定配餐对象的能量需要量

不同年龄阶段膳食宝塔中建议的每人每日各类食物适宜摄入量范围适用于同一阶段的健康人群，建议数值是一个平均计算，在实际应用时应根据个人年龄、性别、身高、体重强度、季节等情况适当调整。

2. 根据能量水平确定食物需要

略。

3. 食物同类互换，调配丰富多彩的膳食

应用膳食宝塔可把营养与美味结合起来，按同类互换、多种多样的原则调配一日三餐。

4. 学龄前儿童一日食物建议

建议每日供给200～300mL牛奶(不宜超过600mL)，1个鸡蛋，100g无骨鱼、禽、瘦肉以及适量豆制品，200～250g蔬菜和150～300g应季水果，谷类每日180～260g。建议每周进食1次富含铁和维生素A的猪肝和富含铁的猪血，每周进食1次富含碘、锌的海产品。

五、食物交换份法

（一）食物交换份法原理与食物分类

食物交换份法是将已计算好所含营养素相似的常用物品进行互换，通过交换达到营养平衡的配餐方法。本配餐方法是按日常食物营养素的分布情况分类，按照每类食物的常用量确定一份适当的食物质量，列出每份食物中三大产能营养素及能量的含量。食品交换份的概念是以不同的能量单位作为基础，一般将每份食物能力单位定为377kJ

(90kcal)，计算出每类食物中相同能量单位不同食物的相应重量，并以表格的形式列出供配餐使用(见表 7-7)，按每份食物的等值交换表选择食物。在食谱编制时，需要根据就餐者的年龄、性别、劳动强度等条件，按三大产能营养素的供得比例，计算出各类食物的交换份，选配食物即可达成营养合理的膳食要求。食物交换份法根据所含类似营养素的量，将食物分为四大类。

第一类：含碳水化合物较丰富的谷薯类食物，谷类包括米、面、杂粮等；薯类，包括马铃薯、甘薯、木薯等薯类食物，主要提供的营养素有碳水化合物、蛋白质、膳食纤维、B 族维生素。

第二类：含维生素矿物质和膳食纤维丰富的蔬菜水果类，包括鲜豆、根茎、叶菜、茄果及各类新鲜水果。

第三类：含优质蛋白质丰富的肉蛋类和豆乳类，包括鱼、虾、禽肉、畜肉、蛋、奶类及其制品、豆及豆类制品，其中蛋白质、脂肪、矿物质等营养素。

第四类：纯能量食物，包括植物油等油脂、淀粉类食物、纯糖、坚果类食物等，这些食物主要提供能量，植物油还可以提供维生素 E 和必需脂肪酸。

将食物分类后列出各类食物每个交换份的重量、能量以及所含有的主要营养素的量，然后按类列出的各种食物每个交换份的重量，以及供交换各类食物使用的交换份数和实际食物的重量，供编制食谱配餐选用。各类食物的等值交换表详见表 7-7 至表 7-14。食物交换算法简单易行、广泛用于食谱设计，但食物交换算法不如计算法精确。

表 7-7 一份交换食品的产能营养素含量(377kJ/90kcal)(标准份)

组 别	食品类别	每份重量/g	E/(kJ/kcal)	Pr/g	Fat/g	CHO/g	主要营养素
谷薯组	谷薯类	25	377/90	2.0	—	20.0	碳水化合物、膳食纤维
蔬果组	蔬菜类	500	377/90	5.0	—	17.0	矿物质、维生素、膳食纤维
	水果类	200	377/90	1.0	—	21.0	
肉蛋豆乳组	豆类	25	377/90	9.0	4.0	4.0	蛋白质
	乳类	160	377/90	5.0	5.0	6.0	
	肉蛋类	50	377/90	9.0	6.0	—	
能量类	坚果类	15	377/90	4.0	7.0	2.0	脂肪、蛋白质
	油脂类	10	377/90	—	10.0	—	脂肪
	精致糖	22	377/90	0	0	22	碳水化合物

注：E 代表能量，Pr 代表蛋白质，Fat 代表脂肪，CHO 代表碳水化合物。

表 7-8 谷薯类食品的能量等值交换份

分 类	重量/g	食 品
糕点	20	饼干、蛋糕、江米条、麻花、桃酥、油条、油饼
米	25	大米、小米、糯米、薏米、米粉
面	25	面粉、各种挂面、龙须面、通心粉
杂粮	25	高粱米、玉米、燕麦、莜麦、荞麦
杂豆	25	绿豆、红豆、芸豆、干豌豆、蚕豆
面食	35	馒头、面包、花卷、窝窝头、烧饼、烙饼、切面

续表

分类	重量/g	食品
鲜品	100	马铃薯、红薯、白薯
	150	湿粉皮
	200	鲜玉米(中等大小,含棒心)
其他熟食	75	燕米饭、熟面条

注:一个标准份是25g。

表7-9 蔬菜类食品的能量等值交换份

分类	重量/g	食品
叶菜类	500	大白菜、圆白菜、菠菜、油菜、韭菜、茴香、茼蒿、空心菜、苋菜、芹菜、莴笋、鲜蘑、海带、新鲜雪里蕻
瓜茄类	500	西葫芦、番茄、冬瓜、苦瓜、黄瓜、茄子、丝瓜
薹、花类	350	倭瓜、南瓜
	300	菜花、西兰花、绿豆芽
根茎类	400	白萝卜、青椒、茭白、冬笋
	250	鲜豇豆、扁豆、洋葱
	200	胡萝卜、蒜苗
	150	山药、荸荠、藕、凉薯
	100	慈姑、百合、芋头
鲜豆类	75	毛豆、鲜豌豆

注:一个标准份是500g。

表7-10 水果类食品的能量等值交换份

重量/g	食品
150	柿子、香蕉、鲜荔枝
200	梨、桃、苹果、橘子、橙子、柚子、猕猴桃、李子、杏
250	葡萄
300	草莓
500	西瓜

注:一个标准份是200g。

表7-11 豆乳类食品的能量等值交换份

重量/g	食品
20	腐竹
25	大豆、大豆粉
50	豆腐丝、豆腐干、油豆腐
100	豆腐
150	嫩豆腐
400	豆浆

注:一个标准份是100g(豆腐)。

表7-12 肉蛋类食品的能量等值交换份

分类	重量/g	食品
畜肉类	20	热火腿、香肠
	25	肥瘦猪肉
	35	熟叉烧肉、午餐肉、熟酱牛肉、熟酱鸭、大肉肠
	50	瘦猪、牛、羊肉、鸡肉、鸭肉、鹅肉
	100	兔肉
蛋类	60	鸡蛋(1枚、大、含壳)、鸭蛋、松花蛋、鹌鹑蛋(4枚)

续表

分 类	重量/g	食 品
鱼虾类	80	草鱼、带鱼、鲤鱼、甲鱼、比目鱼、大黄花、黑鲢、鲫鱼、对虾、青虾、鲜贝
	300	水发海参

注：一个标准份是50g(生肉)。

表 7-13 奶类食品的能量等值交换份

重量/g	食 品
20	全脂奶粉
25	奶酪、脱脂奶粉
130	无糖酸奶
160	牛奶、羊奶

注：一个标准份是160g(牛奶)。

表 7-14 纯热能食品的能量等值交换

重量/g	食 品
10	各种植物油和动物油
15	核桃仁、花生仁、南瓜子、葵花子、西瓜子、松子仁、杏仁、黑芝麻、芝麻酱
22	白糖、红糖

注：一个标准份是10g(植物油)。

（二）食品交换份法的步骤

第一步，确定配餐对象的依据需求的能量，方法同计算法。

第二步，计算配餐对象每日或每餐的需要食品交换份总数。

第三步，将食品交换份总数分配到各大类食物中：一般各类食物交换法的分配通常蔬果类、肉蛋类、豆乳类、油脂类的交换份数比较固定，不同能量需求者的交换份数的变化主要在谷薯类的份上。

第四步，根据平衡膳食的要求，确定各大类具体的食物的种类与交换份。

第五步，根据各类食物的交换份具体选择食物种类，确定供给量。

第六步，编制一日或一周食谱。也可依据食品交换份法的食物交换份表，改变食物种类与数量，进行重新编排后，将通过计算法设计的一日食谱设计为一周食谱。

案例分析

用食物交换份法为一位5岁男童设计一日带量食谱。

1. 确定能量与食品交换份数

根据表7-6可知5岁男童每日膳食中的能量需求为1400kcal。

$$1400\div 90\approx 16(\text{份})$$

2. 参照平衡膳食宝塔编制食谱

谷薯类占8个交换份；蔬菜水果占1个交换份；肉蛋类占3个交换份；豆类占0.5个交换份；乳类占1.5个交换份；油脂类占2个交换份。

具体食物选择：按各类食物的标准换算份计算，谷类200g，蔬菜300g(适当增加数量)，水果200g(适当增加数量)，鸡蛋2个，瘦肉50g，豆腐100g，牛奶250g，植物油20g。

3. 编制食谱

早餐：牛奶(250g)，葱花卷(面粉 50g，青菜 20g)

午餐：大米饭(大米 75g)，鸡蛋炒菠菜(鸡蛋 2 个，菠菜 80g)，肉丝炒豆芽(肉丝 25g，豆芽 100g)

加餐：苹果 100g

晚餐：肉丝青菜面条(肉丝 25g，青菜 50g，挂面 75g)，番茄烩豆腐(番茄 50g，豆腐 100g)

加餐：橘子 100g

全天烹饪植物油 20g

第三节　幼儿园膳食管理

儿童是国家的未来和明天。我国自新中国成立初期就出台了规范幼儿园的规章制度，使幼儿园的各个方面有法可依，有规章制度可循。从新中国成立到现在，法规几经修订，每一次修订都会针对社会发展的需要增补新的内容。幼儿园的管理以及膳食卫生，都必须严格依据国家的《幼儿园工作规程》和《托儿所、幼儿园卫生保健制度》来执行，以保障儿童的权利，促进其茁壮成长。根据国家出台的相关制度，各幼儿园结合自身的具体条件制定了膳食管理方案，以下综合多家幼儿园膳食管理方案，从幼儿园膳食行政管理、配餐环境管理、配餐卫生管理三个方面对幼儿园膳食管理原则进行说明。

一、幼儿园膳食管理

(一) 幼儿园膳食行政管理

幼儿伙食应由专人负责，并实行民主管理，建立伙委会(园领导、炊事人员、保健人员、保教人员及家长代表)，定期召开(每月至少召开一次)，不断改进工作，提高膳食质量。严格执行《食品卫生法》，每周末组织食堂人员学习《中华人民共和国食品卫生法》及《食堂实施细则》。炊事人员及保健人员每周制定幼儿食谱，食物的调配力求做到平衡，主副食品种多样，定期计算幼儿进食量和营养素摄取量，并准确掌握幼儿出勤人数，做到每人每天按人按量供应主食。伙食费用专款专用，精打细算，计划开支。每月结算并公布账目，全年盈亏不超过 2%。严格区分幼儿与职工(包括炊事员)伙食。炊管人员定期召开业务会议，虚心听取群众意见，提高烹调技术，讲究科学烹调(如蔬菜要先洗后切等)。炊管人员定期开展学习活动，学习新的烹饪技术和卫生知识。严格执行幼儿的作息制度，按时送饭菜到班，两餐间隔不少于三个半小时。

(二) 采购和验收

主副食品采购由专人负责。严格按食谱及实际需要量采购，及时供应食堂一切需用物品。保证食堂从正规渠道进货，按国家有关规定索取生产者卫生许可证。物品准数交专人验收后入库，当面签字，单据及时报销，不合格的食品坚决退换。严格落实由管理员、组长、采购员对食品质量进行验收，严格把关。在采购过程中，不得给个人购买食品。每批原辅料检验合格证书或化验单，肉禽类原料必须有兽医卫生检验合格证。采购定型包装食品的标识要完整，有品名、产地、厂名、生产日期、批号或者代号、规格、配方、主要成分、保质期、使用方法等。采购的食品必须有中文标识。搞好本岗卫生，购买容器干净，把好卫生关。

（三）教师（教养、保育）分餐、进餐管理

教师分餐前用肥皂、流动水洗手保持清洁。幼儿主、副食、汤不能离开餐车。分发主食应用食品夹取放。认真统计本班每餐就餐人数。做好进餐前的准备，保持进餐环境安静、舒适，尽力创造一个轻松、愉快的气氛。吃饭前后半小时不做剧烈活动。合理地分发饭菜，掌握每个幼儿的进食量。进餐时间不少于 20 分钟。对食欲不好的幼儿要做具体分析，对体弱幼儿要区别对待。饭菜夏季注意凉爽，冬季注意保温，熟食要注意防尘。2 岁以上幼儿独立进餐，4 岁以上幼儿用筷子。饭后擦嘴，3 岁以上幼儿饭后漱口。注意纠正幼儿不良的饮食习惯。

（四）留验管理规定

食堂有专人负责三餐的留验。有专门的器具盛放留验食品。生熟食分开存放，有明显的标识。吃过的食品包装袋要保留一天，当天的食品要留验一天。冷藏存放 24 小时，以备检查。留验器具盛放食品前严格进行 TD 浸泡消毒。

二、配餐环境管理

（一）幼儿园伙食库房管理

库房由专人保管，物品摆放整齐，室内整洁通风，有防虫、防鼠措施。严格出入库制度，双人双锁，管理员、班长双人进库领料，出入库手续健全，建立账目，及时核对，账物相符，每日清账，月末结账。库房内不存放鲜鱼、瓜果蔬菜。每月定期盘点，防止物品、食品腐烂变质，虫蛀等现象发生。库房管理人员每日小扫，每周彻底清扫一次。非库房管理人员不得随便入库。

（二）食品加工间管理

加工间设有防鼠、防蝇、排烟排气装置，每次卫生扫除时清扫。紫外线灯每天中午消毒 1 小时 30 分钟，防蝇灯每天亮灯驱蝇。食堂用具每天蒸汽消毒，踏水池每天早晨更换消毒水。厨房整洁，厨具、刀板、器皿生熟分开。熟食器皿加盖有防尘、防蝇设备，保证使用。做好本岗卫生环境，定人定物。厨房包括库房，要做到四无（无蚊、无蝇、无蟑螂、无老鼠）。每周大扫、每日小扫，物品摆放整齐，地面无积水。生熟食品、成品、半成品分开。工作人员工作时应穿戴整洁的工作衣帽，保持个人卫生。面食摆放入屉时，要有距离，以免

粘在一起。所有餐具、用具要有明显标志，并分类存放，不得混用。餐具一天一消毒。按要求合理使用机器，有问题及时反映，安全操作，杜绝意外事故发生，机器用后刷洗干净，每周消毒1次。升降机(若有)每周五清洗消毒一次。非加工间工作人员禁止进入加工间。如有特殊情况，进入加工间要穿工作服。

(三) 配餐间管理

配餐间应密闭，有洗手消毒水池，空气消毒装置。分餐前应检查菜品的色香味形是否正常，菜品中是否混有异物。如发现异常情况及时处理。食品的容器，夹取食品的用具在使用后应及时清洗消毒，密闭保存。

(四) 更衣室管理

更衣室由班长专人负责管理。服装与鞋按位置摆放整齐。每天下班后，紫外线消毒1次，每次40分钟。工作服、鞋、帽应保持整洁，勤洗、勤换，每次清洗消毒。上卫生间换下工作服。保持更衣室的清洁、干燥。

三、配餐卫生管理

(一) 食堂工作人员个人卫生管理

食堂工作人员要定期检查身体，合格后方可上岗。凡患有传染性疾病，如痢疾、伤寒、病毒性肝炎性消化道传染病、肺结核、化脓性或渗出性皮肤病的人员，不能从事接触食品工作。食堂工作人员要穿戴好工作服后方可上岗(工作服包括大褂、裤子、帽子、胶鞋)。工作时不得戴耳环、戒指，以免操作时落入食品中，造成污染。如厕前换下工作服，如厕后要用肥皂洗手。食堂人员必须保持手的清洁，勤洗手、勤剪指甲。养成良好的卫生习惯，勤洗澡，不吸烟。禁止对着食品打喷嚏、擤鼻涕，用勺直接尝食品。接触食品要用工具夹。工作前要洗手，工作服每人两套、帽每人两顶、鞋每人一双，保持整洁，勤洗、勤换，隔日清洗，每次清洗用TD消毒粉溶液浸泡5分钟以上。

(二) 食品仓库卫生管理

食品仓库专用并设有防鼠、防蝇、防潮、防霉、通风的设施。食品应分类、分架、隔墙隔地存放，各类食品有明显标志，有异味或易吸潮食品应密封保存或分库存放，易腐食品要及时冷藏、冷冻保存。食品进、出仓库应专人验收、登记，做到勤进勤出，先进后出，定期检查清仓，防止食品过期、变质、霉变、生虫，及时将不符合卫生要求的食品清理出库。食品成品、半成品及食品原料应分开存放，食品不得与杂品、有毒有害、个人物品等物品混放。食品仓库应经常开窗通风，定期清扫，保持干燥和整洁。

(三) 初加工卫生管理

每月食堂管理员按幼儿人数订购副食量。做到当天进原料当天加工。在指定地点，初加工间择菜。各种食品原料在使用前必须浸泡、清洗干净。蔬菜应当与肉类、水产品类分池清洗。蛋在用前先用清水浸泡 20 分钟后，用温水清洗，将消毒残液冲净方可加工。菜加工的温度应不低于 70℃。牛奶、豆浆一定要煮沸，煮沸后 20 分钟停水，煮沸过程中不加开水。加工菜的过程中，菜块大小要适合幼儿，一般长、宽、厚在 1cm 以下，豆腐块不大于 2cm，咸淡程度适合幼儿年龄特征。

（四）环境卫生

垃圾筒放在操作间外，加盖，每日一清。初加工后，立即清扫操作间，不留死角。

（五）除害卫生

操作间及库房门应设立高 50cm、表面光滑、门框及底部严密的防鼠板。发现老鼠、蟑螂及其他有害害虫应及时杀灭。发现鼠洞、蟑螂滋生穴应及时投药、清理，并用硬质材料进行封堵。

学习思考

1. 简述母乳喂养的优越性。
2. 简述辅食添加的原则与顺序。
3. 试为 1 岁幼儿制定辅食食谱。
4. 试使用计算法为 4 岁女童设计营养食谱。
5. 试使用食品交换法为 3 岁男童设计营养食谱。
6. 简述幼儿园膳食管理的内容。

第八章 学前儿童常见营养疾病与预防

思维导图

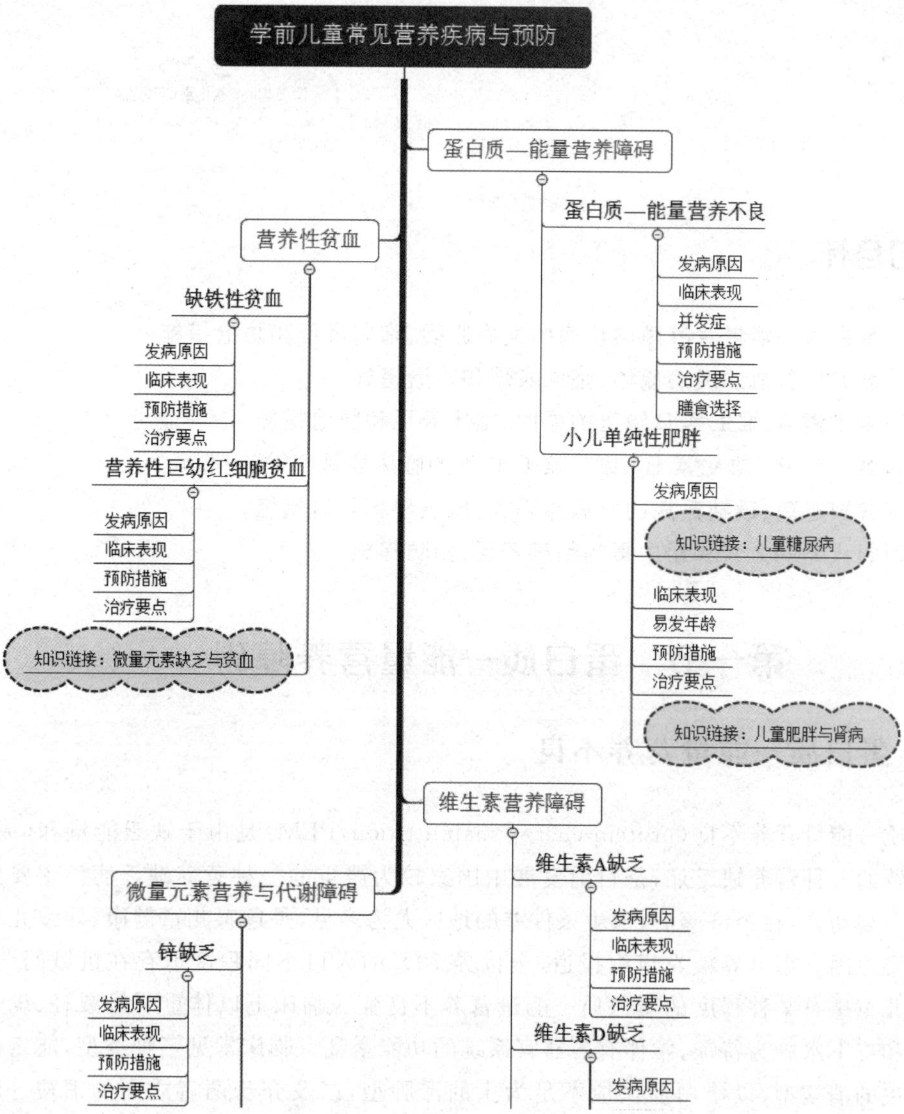

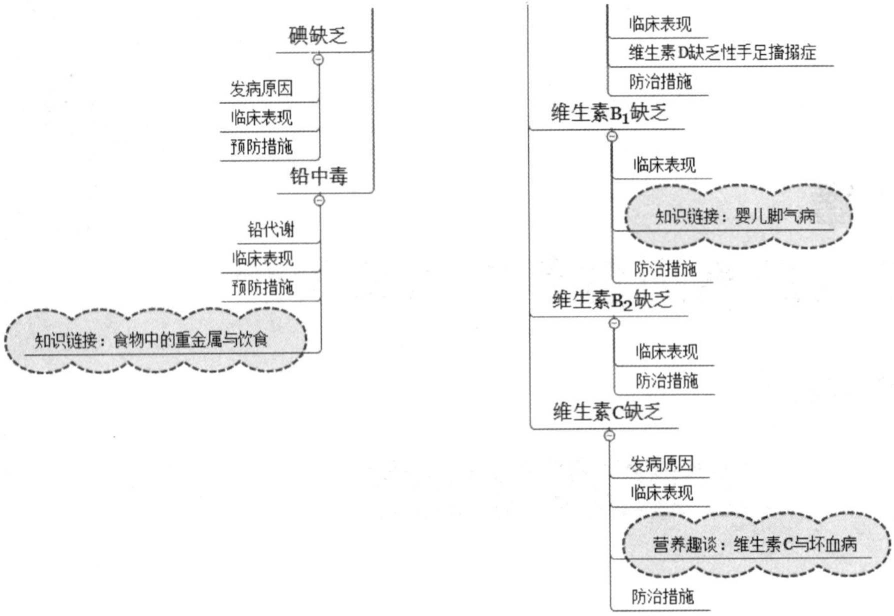

学习目标

1. 学习蛋白质—能量营养障碍疾病的发病原因、临床表现和防治措施。
2. 学习营养性贫血的发病原因、临床表现和防治措施。
3. 学习维生素 A、维生素 D 缺乏的原因、临床表现和防治措施。
4. 学习维生素 B_1、维生素 B_2、维生素 C 缺乏的临床表现和防治措施。
5. 学习锌缺乏病、碘缺乏病的发病原因、临床表现和防治措施。
6. 学习铅代谢的方式和铅中毒的临床表现、预防措施。

第一节 蛋白质—能量营养障碍

一、蛋白质—能量营养不良

蛋白质—能量营养不良(protein-energy malnutrition，PEM)是由于缺乏能量和(或)蛋白质所致的一种营养缺乏症，是目前发展中国家较为严重的一种营养缺乏病。主要见于 3 岁以下婴幼儿，在经济落后、卫生条件差的地区尤为多见，是危害儿童健康、导致儿童死亡的主要原因。据世界粮农组织报道，全世界 70%的人口不同程度地存在饥饿问题，约有 4 亿儿童患有某种程度的蛋白质—能量营养不良症。临床上以体重明显减轻、皮下脂肪减少和皮下水肿为特征，常伴有各器官系统的功能紊乱。临床常见三种类型，能量供应不足为主的消瘦型、以蛋白质供应不足为主的浮肿型，以及介于两者之间的消瘦—浮肿型。

（一）发病原因

摄入不足与喂养不当。儿童处于生长发育阶段，对营养素尤其是蛋白质的需求量相对较多，喂养不当是导致营养不良的重要原因。例如母乳不足而未及时添加其他富含蛋白质的食品、奶粉配制过稀、突然停奶而未及时添加辅食、长期以淀粉类食物喂养等。较大儿童的营养不良多为婴儿期营养不良的继续，或因不良的饮食习惯，如偏食挑食、吃零食过多、不吃早餐等引起。

消化吸收不良。消化吸收障碍如消化系统解剖功能上的异常（唇腭裂、幽门梗阻等）、迁延性腹泻、过敏性肠炎、肠吸收不良综合征等，均可因影响食物的消化和吸收而引起蛋白质—能量营养不良。

需要量增加。急慢性传染病的恢复期、生长发育快速阶段等均可因需要增加而造成营养相对缺乏。糖尿病、大量蛋白尿、发热性疟疾、甲状腺功能亢进、恶性肿瘤等均可使营养素的消耗量增多而导致营养不足。

（二）临床表现

体重不增是营养不良的早期表现。伴随营养失调加重，体重逐渐下降，患儿表现为消瘦、皮下脂肪逐渐减少以至消失、皮肤干燥苍白、皮肤逐渐失去弹性、额部出现皱纹、肌张力逐渐降低、肌肉松弛等。皮下脂肪消耗的顺序依次是腹部、躯干、臀部、四肢、最后为面颊。皮下脂肪厚度是判断营养不良程度的重要指标之一。常见伴随并发症有营养性贫血、锌缺乏、维生素缺乏性营养不良（尤以维生素 A 和维生素 D 缺乏最为常见），且由于免疫功能低下易患各种感染等。

（三）并发症

营养性小细胞性贫血最为常见，与缺乏铁、叶酸、维生素 B_{12}、蛋白质等造血原料有关。各种维生素缺乏，最常见为维生素 A 缺乏，也可同时伴有维生素 B 族、维生素 C、维生素 D 不足。由于免疫功能低下，易患各种感染，如上呼吸道感染、鹅口疮、肺炎、结核病、中耳炎、尿路感染等，尤其婴儿腹泻常迁延不愈，加重营养不良，形成恶性循环。

（四）预防措施

预后取决于营养不良的发生年龄、持续时间及程度，以发病年龄最为重要。年龄越小远期影响越大，尤其是认知能力和抽象思维能力易发生缺陷。预防应注意以下几点。

合理喂养，大力提倡母乳喂养，对母乳不足或不以母乳喂养者应及时给予指导，采用混合喂养或人工喂养并及时添加辅助食品，纠正偏食、挑食、吃零食的不良习惯。儿童早餐要吃饱，午餐应保证供给充足的能量和蛋白质。合理安排生活作息制度，坚持户外运动，保证充足睡眠，纠正不良的卫生习惯。预防传染病和先天畸形，按时进行预防接种，对患有唇裂、腭裂及幽门狭窄者、先天畸形者应及时手术治疗。推广应用生长发育监测图，定期测量体重，并将体重数值标在生长发育监测图上，如发现体重增长缓慢或不增，应尽快查明原因，及时予以纠正。

（五）治疗要点

治疗原则是积极处理各种危及生命的并发症，祛除病因，调整饮食，促进消化功能。

处理危及生命的并发症：严重营养不良常发生危及生命的并发症，如腹泻导致的严重脱水和电解质紊乱、酸中毒、休克、肾衰竭、自发性低血糖、继发感染、真菌感染及维生素A缺乏所致的眼部损害等。

祛除病因：积极治疗原发病因，根治各种消耗性疾病，改进喂养方法。

调整饮食：营养不良患儿的消化道因长期摄入过少，已适应低营养的摄入，过快增加摄食量易出现消化不良、腹泻等症状，因而饮食调整应根据消化能力和病情逐渐完成。水肿型患儿应重点而逐步纠正蛋白质不足。消瘦型患儿应首先提供充足的热量，纠正脱水、水电解质失调、感染、维生素和矿物质缺乏等并发症。饮食中的热量与蛋白质应逐步少量增加，过早给予高蛋白食物可引起腹胀和肝脏肿大，同时应注意食物中应含有丰富的维生素和微量元素。

促进消化：目的是改善消化功能，可给予B族维生素和胃蛋白酶、胰酶等药物以助消化，中药参苓、白术散能调整脾胃功能、改善食欲，针灸、推拿、抚触、捏脊等也有一定疗效。

其他治疗：病情严重、伴明显低蛋白血症或严重贫血者可考虑成分输血。此外，充足的睡眠、适当的户外运动、纠正不良的饮食习惯和良好的护理是康复的重要保证。

（六）膳食选择

消瘦型、浮肿型、消瘦—浮肿型蛋白质—能量营养不良的饮食治疗都应补充各类维生素及矿物质，逐步小心地添加蛋白质。饮食治疗期间不可食用油炸、辛辣、刺激及过于坚硬的食物，中、重度营养不良患儿多数不能耐受全脂乳，所以膳食开始阶段不要提供全脂饮食。营养不良幼儿各阶段的治疗食谱如表8-1所示。

表8-1 营养不良幼儿各阶段的治疗食谱

	第一阶段	第二阶段	第三阶段	最高点	恢复期
蛋白质	豆浆、脱脂乳	豆浆、半脱脂乳、鱼、蛋	豆浆、全脂乳、鱼、蛋	豆浆、全脂乳、鱼、蛋、肝末、肉末	同前
脂肪	豆浆、脱脂乳内少量脂肪	豆浆、脱脂乳内少量脂肪、少量植物油	全职乳内脂肪	全职乳内脂肪、植物油	植物油递减
碳水化合物	米汤、稀米糊、少量糖	粥、糕饼	粥、糕饼	粥、糕饼、烂饭	同前
维生素矿物质	菜汁、水果汁	菜汁、水果汁	浓菜汁、浓水果汁	蔬菜、水果	蔬菜、水果

消瘦型可在开始时用静脉注射或口服葡萄糖，同时给予维生素B_1，逐渐在膳食中加入脱脂奶，之后可用较浓的或固体脱脂奶。待机体适应乳制品之后，可增加其他高质量蛋白质及充足的热量，以便机体有效利用蛋白质中的氮。

浮肿型可在开始时给少量的脱脂奶观察其耐受性，一周后加入混合膳食治疗，开始供给1g/kg体重蛋白质，之后逐步提高至2～4g/kg体重蛋白质。膳食中应供给充足的碳水化合物及热量以节约蛋白质，改善低体重状态。

二、小儿单纯性肥胖

小儿单纯性肥胖(obesity)是由于长期能量摄入超过人体的消耗,使体内脂肪过度聚集、体重超过一定范围的一种营养障碍性疾病。超过同性别、同身高参照人群均值的20%即可称为小儿单纯性肥胖。小儿单纯性肥胖症在我国呈逐渐增多的趋势,不仅影响儿童时期的健康,并且儿童期肥胖可延续至成人,易引起高血压、糖尿病、冠心病、胆石症、痛风等疾病,对本病的防治应引起社会及家庭的重视。

(一) 发病原因

单纯性肥胖人口占肥胖人口的95%~97%,不伴有明显的内分泌和代谢性疾病。

单纯性肥胖是由于能量摄入过多,摄入的营养超过机体代谢需要时,多余的能量便转化为脂肪储存体内导致肥胖。活动量过少或缺乏适当的体育锻炼是发生肥胖症的重要因素,即使摄食不多也可引起肥胖。肥胖儿童大多不喜爱运动,形成恶性循环;肥胖有高度的遗传性,目前认为肥胖的家族性与多基因遗传相关。肥胖双亲的后代发生肥胖者高达70%~80%,双亲之一肥胖者后代肥胖的发生率为40%~50%,双亲正常的后代发生肥胖者仅10%~14%;其他原因例如进食过快、饱食中枢和饥饿中枢调节失衡、精神创伤以及心理异常等因素亦可导致儿童过量进食。

知识链接

儿童糖尿病①

儿童糖尿病是一种严重影响儿童健康的全身代谢性疾病,与肥胖密切相关,并有明显的家族遗传倾向。2008年糖尿病日的主题是"糖尿病和儿童青少年",并呼吁"社区保健机构、糖尿病教育者、患儿父母或监护人加入援助儿童糖尿病行列",目标是"不让任何一个儿童死于糖尿病",可见儿童糖尿病已经引起社会广泛关注。糖尿病发病率随着生活水平的提高急速上升,普及糖尿病知识,加强肥胖儿的管理已成为当务之急。我们应该大力开展卫生宣教工作,包括糖尿病知识、健康生活方式及科学营养知识的普及,对青少年定期进行健康检查,筛查糖尿病。尽力做到早期发现,正确分型,及时治疗,定期随访,监测血糖。

(二) 临床表现

肥胖可发生于任何年龄,但最常见于婴儿期、5~6岁和青春期。患儿食欲旺盛且喜吃甜食和高脂肪食物,明显肥胖儿童常有疲劳感,用力时气短腿痛。严重肥胖儿童由于脂肪过度堆积,限制了胸廓和膈肌运动,使肺通气量不足、呼吸浅快,故肺泡换气量减少,造

① 王树朋,钱华,王大路.备受关注的儿童糖尿病[J].中国实用医药.2010,7:269-270.

成低氧血症、气急、发绀、红细胞增多、心脏扩大或出现充血性心力衰竭、甚至死亡，称为肥胖一换氧不良综合征。

体格检查可见患儿皮下脂肪丰满，分布均匀，腹部膨隆下垂，严重肥胖者可因局部皮下脂肪过多，使胸腹、臀部及大腿皮肤出现皮纹；体重过重导致两下肢负荷过重，可致膝外翻和扁平足。肥胖儿性发育常较早，故最终身高常远低于正常儿童，由于怕被讥笑而不愿与人交往，故常有心理上的障碍，如自卑、胆怯、孤独等。

（三）易发年龄

引起肥胖的原因为脂肪细胞数目增多或体积增大。人体脂肪细胞数量的增多主要是在出生前3个月、出生后第1年和11～13岁三个阶段，若肥胖发生在这三个时期，即可引起脂肪细胞数目增多性肥胖，治疗较困难且易复发；而不在以上三个脂肪细胞增殖期发生的肥胖，仅脂肪细胞体积增大而数目正常，治疗易奏效。

小儿有两个发胖的高峰时期，一个是脂肪组织发育最旺盛的时期——即乳儿期，是指胎儿在母体内从第30周起到出生后1周岁，这个时期是人体中脂肪细胞增殖的敏感期，其肥胖特点是脂肪细胞分裂增快，细胞数目增多且增大，增多的脂肪细胞数目是永久性的，称为增生性肥胖。这一特点增加了幼儿成年后肥胖的可能性。另一个时期是青春前期到青春期这一时期，肥胖是以脂肪细胞肥大为主，有少量脂肪细胞增殖。

早期的肥胖都可以持续到成年，研究表明，学龄前儿童中取决于年龄组的不同，有42%～63%的学龄前肥胖儿童成为成年肥胖者。研究发现，学龄前肥胖儿童成为成年肥胖者的危险性是同龄不肥胖者的2～2.6倍，是同龄瘦身材儿童的3.9～6.5倍。因此，处于这两个时期的儿童需注意饮食及生活方式，避免发胖，发现有发胖的趋势时应尽早采取措施进行控制。

（四）预防措施

孕妇在妊娠后期要适当减少摄入脂肪类食物，防止胎儿体重增加过重。注意儿童膳食营养，坚持适量运动，注意儿童心理健康。在脂肪数量增多的三个时期尤其应注意儿童均衡膳食，控制摄入总量，避免脂肪细胞数目增多性肥胖的发生。同时，应积极宣传肥胖儿不是健康儿的观点，使家长摈弃“越胖越健康”的陈旧观念。父母双方有肥胖者，应定期监测小儿体重，以免小儿发生肥胖症。

（五）治疗要点

肥胖症的治疗原则是减少产热能性食物的摄入和增加机体对热能的消耗，使体内脂肪不断减少，体重逐渐下降，饮食疗法和运动疗法是两项最主要的措施。

1. 饮食疗法

由于儿童处于身体发育阶段，而肥胖治疗是一个长期过程，故应采用低脂肪、低糖类和高蛋白食谱。低脂饮食可迫使机体消耗自身的脂肪储备，但也会使蛋白质分解供能，故需同时提供优质蛋白质。糖类分解成葡萄糖后会强烈刺激胰岛素分泌，促进脂肪合成，故需适当限制糖类摄取。食物的体积影响患儿饱腹感的产生，应鼓励幼儿多吃体积大而热能低的蔬菜类食品，同时蔬菜中的纤维素还可减少糖类的吸收和胰岛素的分泌、促进胆固醇排泄、促进通便作用。胡萝卜、萝卜、青菜、黄瓜、番茄、莴苣、竹笋等均可选择。良好的饮食习惯对减肥具有重要作用，应避免晚餐过饱、不吃夜宵、不吃零食、少吃多餐、减慢进食速度、细嚼慢咽等。

2. 运动疗法

适当的运动能促使脂肪分解，减少胰岛素分泌，使脂肪合成减少，蛋白质合成增加，促进肌肉发育。肥胖儿童常因动作笨拙和活动后易疲劳而不愿锻炼，应鼓励和选择儿童喜欢的有效易坚持的有氧运动，每天至少坚持运动 30 分钟。活动量以运动后轻松欢快、不感到疲劳为原则，运动要循序渐进。运动后疲惫不堪、心慌气促、食欲大增等提示活动过度。

知识链接

儿童肥胖与肾病

随着人们生活环境和饮食习惯的改变，全世界儿童及成人肥胖症的发病率逐年递增。许多家长认为孩子处在生长发育时期，需要进食较多的高蛋白、高油脂、高热量的食品。很多孩子吃成了小胖子，甚至出现三高：高血压、高血脂、高血糖，而孩子的肾脏体积本身相对较小，这无疑增加了肾脏代谢的负担，严重者还会造成肾损伤。

肾脏疾病在儿童期如果没有得到早期诊断和正确治疗，一些患者到了成人期，就有可能出现肾功能影响。因此，日常生活中要尽量按膳食金字塔搭配孩子的饮食，即谷类最多、蔬菜水果其次、适量的蛋白质、少许油脂等。特别需要指出的是，由于盐具有很强的亲水性，进食 1g 盐可增加 100mL 的体液量，体液量的增加可以引起血压的增高，长期持续的高血压可造成肾损伤。所以，不能让孩子进食过咸的食物，孩子的饮食一定要清淡。

第二节　营养性贫血

贫血是儿童时期常见的一种病症，是指末梢血液中单位容积内红细胞数、血红蛋白量均低于正常或其中一项明显低于正常。根据世界卫生组织的标准，6 个月至 6 岁儿童的血红蛋白低于每分升 11g，6～14 岁儿童血红蛋白低于每分升 12g 就可诊断为贫血。引起贫血的因素有很多，由于骨髓造血功能不良所导致的再生障碍性贫血；由于红细胞异常或膜的缺陷或血红蛋白结构异常而导致的溶血性贫血；由凝血性疾病或外伤、肿瘤、结核、支气管扩张、消化性溃疡等非出凝血性疾病所致的失血性贫血；与饮食有密切关系的贫血属于营养性贫血等。血液中的红细胞和血红蛋白的生成需要许多营养素原料，当由于各种原因原料不足时发生营养性贫血。营养性贫血是儿童时期的常见病，不仅影响儿童的生长发育，还是各种感染性疾病的诱因。

一、缺铁性贫血

缺铁性贫血(iron deficiency anemia，IDA)是由于体内铁缺乏导致血红蛋白合成减少，临床上以小细胞低色素性贫血、血清铁蛋白减少和铁剂治疗有效为特点的贫血症。本病以婴幼儿发病率最高，严重危害小儿健康，是我国重点防治的小儿常见病之一。

(一) 发病原因

先天储铁不足。胎儿从母体获取的铁主要在胎儿期最后3个月完成，故早产、双胎、多胎、胎儿失血和孕母严重缺铁等均使胎儿储铁减少。

摄入量不足是缺铁性贫血的主要原因。人乳、牛乳、谷物中含铁量均低，但母乳中的铁吸收率可高达50%～70%，牛羊奶中铁的含量比人乳低且吸收率仅在10%～30%，故母乳喂养的幼儿缺铁性贫血的发生率要低于吃牛、羊奶者。另外，未及时添加含铁较多的辅食是发生缺铁性贫血的另一常见原因。

生长发育因素。婴儿期生长发育较快，5个月和1岁时体重分别为出生时的2倍和3倍，伴随体重增加，血容量也增加较快，1岁时血循环中的血红蛋白增加2倍。正常婴儿从母体获得的铁只够4～6个月的需要，如果未及时添加含铁丰富的食物，易导致缺铁。

铁的吸收障碍。食物搭配不合理可影响铁的吸收。慢性腹泻不仅导致铁吸收不良，同时导致铁排泄的增加。

铁丢失过多。正常婴儿每天排泄铁量比成人多，每毫升血元含铁0.25mg，长期慢性失血可致缺铁，如肠息肉、膈疝、钩虫病等可致慢性失血，用不经加热处理的鲜牛奶喂养的婴儿可因对牛奶过敏而致肠出血。

(二) 临床表现

任何年龄均可发病，多在6～12个月初发，6个月至3岁最多见。发病缓慢，临床表现随病情轻重而有所不同。

一般的表现为皮肤、黏膜逐渐苍白，以唇、口腔黏膜及甲床较明显。易疲乏，不爱活动，年长儿可诉头晕、眼前发黑、耳鸣等；髓外造血表现肝、脾可清度肿大，年龄越小、病程越久、贫血越重，肝脾肿大越明显；消化系统症状为食欲减退，有少数异食癖(嗜食泥土、墙皮、煤渣等)，可有呕吐、腹泻，可出现口腔炎、舌炎或舌乳头萎缩，重者可出现萎缩性胃炎或吸收不良综合征；神经系统症状表现为烦躁不安或萎靡不振，精神不集中，记忆力减退，智力发育大多低于同龄儿；心血管系统症状为明显贫血时心率增快，严重者心脏扩大甚至发生心力衰竭；其他症状包括因细胞免疫功能降低而合并感染，因上皮组织异常而出现反甲等。

(三) 预防措施

积极进行宣传工作，使社会尤其使家长普遍认识到缺铁对儿童的危害性，这对预防缺铁性贫血极为重要。主要预防措施包括：提倡母乳喂养，因为母乳中铁的吸收利用率较高。做好喂养指导，无论是母乳或人工喂养的婴儿，均应从 6 个月起及时添加含铁丰富且铁吸收率高的辅食；应注意膳食合理搭配，选择含铁量高且容易吸收的食物；选择维生素 C 高的食物与高铁食物同食——维生素 C 可将三价铁还原为二价铁，促进铁的吸收效果；避免食物中草酸、植酸、磷酸等抑制植物中非血红素铁的吸收；避免食用过分精制的谷物，以减少食物中各种微量元素的损失等。婴幼儿食品，如谷类制品、牛奶制品等，应加入适量铁剂加以强化。对早产儿，尤其是非常低体重的早产儿应自 2 个月左右给予铁剂预防。

（四）治疗要点

缺铁性贫血的主要治疗原则为祛除病因和补充铁剂。

一般治疗应加强护理，保证充足睡眠，避免感染。如伴有感染者，应积极控制感染；重度贫血者，注意保护心脏功能。根据患儿消化能力适当增加含铁丰富的食物，注意饮食的合理搭配，以增加铁的吸收。

祛除病因，饮食不当者，应纠正不合理的饮食习惯和食物组成，有偏食习惯者应予以纠正。如有慢性失血性疾病和钩虫病肠道畸形等应予以及时治疗。

铁剂治疗，口服铁剂对治疗缺铁性贫血有特效。由于二价铁盐易被吸收，故临床上选用二价铁盐制剂。口服铁剂的剂量为每日元素铁 4～6mg/kg，分三次于两餐之间口服，一次量不应超过元素铁 1.5～2mg/kg。为减少胃肠副反应，可从小剂量开始在 2 天左右加至足量，同时服用维生素 C 可增加铁的吸收。注意避免牛奶、茶、咖啡等与铁剂同服，影响铁的吸收。

一般不必输红细胞，输注红细胞的适应证是贫血严重尤其发生心力衰竭者，合并感染者，急需外科手术者。

二、营养性巨幼红细胞贫血

营养性巨幼红细胞贫血（nutritional megaloblastic anemia）是由于维生素 B_{12} 或（和）叶酸缺乏所致的一种大细胞性贫血。缺乏叶酸和维生素 B_{12} 可引起红细胞在成熟过程中 DNA 的合成发生障碍，因而产生营养巨幼红细胞贫血。主要临床特点是贫血、神经精神症状、红细胞的胞体变大、骨髓中出现巨幼细胞，用维生素 B_{12} 或（和）盐酸治疗有效。本病以 6 个月至 2 岁多见，起病缓慢。

（一）发病原因

摄入量不足为主要发病原因。母乳中维生素 B_{12} 含量较低，当哺乳的母亲由于各种原因在膳食中缺乏动物性食物时，其乳汁中维生素 B_{12} 的含量更低；牛奶及奶制品加热后叶酸破坏较多，羊乳中叶酸含量很低；幼儿饮食中缺乏肉类、动物肝、肾、蔬菜等可致维生素 B_{12} 和叶酸缺乏。因此，单纯母乳喂养而未及时添加辅食的婴儿、人工喂养不当、严重偏食的婴幼儿等，均可因叶酸和维生素 B_{12} 缺乏导致巨幼红细胞贫血。

需要量增加导致营养性巨幼红细胞贫血。婴儿生长发育较快,对叶酸与维生素 B_{12} 的需要量也相应增加;严重感染者由于维生素 B_{12} 的消耗量增加,从而需要量增加。

吸收和运输障碍导致营养性巨幼红细胞贫血。食物中的维生素 B_{12} 必须与胃底部壁细胞分泌的糖蛋白结合成复合物才能由末端回肠黏膜吸收,进入血液循环后再与转钴蛋白结合运送到肝脏,这一过程中运输受到阻碍则影响维生素 B_{12} 的吸收。慢性腹泻影响叶酸吸收,先天性叶酸代谢障碍,如小肠吸收叶酸缺陷、叶酸转运功能障碍等也可致叶酸缺乏。

(二)临床表现

一般表现多呈虚胖或颜面轻度浮肿,毛发纤细、稀疏、黄色,严重者皮肤有出血点或瘀斑。贫血表现为皮肤常呈现蜡黄色,睑结膜、口唇、指甲等部位苍白,偶伴有轻度黄疸,疲乏无力,常伴有肝、脾肿大,可出现烦躁不安易怒等症状。维生素 B_{12} 缺乏者表现为表情呆滞、目光发呆、对周围反应迟钝、嗜睡、不认亲人、少哭不笑、智力动作发育落后甚至退步。叶酸缺乏不会发生神经系统症状,但可能导致神经异常。消化系统症状常出现较早,如厌食、恶心、呕吐、腹泻和舌炎等。

(三)预防措施

合理喂养,妊娠后期应补充叶酸,每次 5mg,每日两次。提倡母乳喂养,改善哺乳期乳母的营养,多食用富含叶酸及维生素 B_{12} 的食物,不提倡纯素食模式。婴儿应及时添加辅食,注意饮食均衡,改变不良饮食习惯,多食新鲜蔬菜、水果、瓜豆类、肉类、动物肝脏及肾脏等食物。预防感染,预防肠道感染,及时治疗肠道疾病,减少不利于叶酸与维生素 B_{12} 吸收的因素。

(四)治疗要点

一般治疗,应注意营养和休息,及时添加辅食,加强护理,防止感染;还要对引起维生素 B_{12} 和叶酸缺乏的原因予以去除。有精神神经症状者以维生素 B_{12} 治疗为主;叶酸治疗一般口服剂量为每次 5mg,每日三次,同时口服维生素 C 有利于叶酸吸收。

知识链接

微量元素缺乏与贫血[①]

1. 铜缺乏与贫血

铜是一种人体必需的微量元素,它可以组成含铜的酶和一些金属蛋白,促进铁在小肠的吸收;铜蓝蛋白就是一种重要的含铜蛋白,铜蓝蛋白可以促进血红蛋白的合成。

① 王静敏,刘秀平,张怡. 儿童营养与保健[M]. 西安:第四军医大学出版社,2013.

铜缺乏时，含铜酶的活力降低，铜蓝蛋白含量下降，可造成贫血。确诊缺铜性贫血，可检查血浆铜蓝蛋白、血清铜、红细胞铜、尿铜、发铜等。治疗应针对病因从饮食中供给足量的铜，纠正营养不良，治疗易引起铜缺乏的慢性疾病等。早产的婴儿易发生铜缺乏，可用铜加强奶粉辅助喂养。

2. 锌与贫血

人体内将近 400 多种酶的活性与锌有关，锌缺乏时红细胞合成会受到影响，从而导致贫血。

3. 其他微量元素

钴是一种稀有的金属元素，是维生素 B_{12} 的组成部分，钴缺乏会引起维生素 B_{12} 缺乏而导致贫血。此外，其他微量元素如锰、钼、硒、铬、锗、矾缺乏时都可能导致贫血，维生素 C、维生素 E 以及有些 B 族维生素缺乏时也会引起贫血。因此，幼儿应从小培养良好的饮食习惯，不挑食、不偏食，保证营养均衡，避免发生营养素缺乏引起的贫血。

第三节 维生素营养障碍

一、维生素 A 缺乏

维生素 A 缺乏的临床表现，除了皮肤黏膜改变，如毛囊角化、角膜软化等外，还可影响视网膜上视紫红质更新，从而引起夜盲症，并且在皮肤和视网膜显现之前出现免疫功能损伤，导致易感性上升，这种“亚临床状态维生素 A 缺乏”现象日益引起人们的重视。

（一）发病原因

1. 原发性因素

由于维生素 A 和类胡萝卜素很难通过胎盘进入胎儿体内，因此新生儿血清和肝脏中的维生素 A 水平明显低于母体，如在出生后不能得到补充，极易出现维生素 A 缺乏病。另外，血浆中视黄醇结合蛋白水平低下导致血浆维生素 A 下降，而新生儿血浆是黄醇结合蛋白只有成人的一半左右，青春期之后才逐步达到成人水平，因此维生素 A 缺乏在 4 岁以下的儿童中的发生率远高于成人。

2. 消化吸收影响因素

维生素 A 为脂溶性维生素，其与胡萝卜素在小肠的消化吸收依靠胆盐协助，膳食中的脂肪含量与二者吸收效果密切相关。膳食中脂肪含量过低，胰腺炎或胆石症引起胆汁和胰岛胰腺酶分泌减少，或其他一些消化道疾病如急性肠炎、粥样腹泻等造成胃肠功能紊乱等都会影响维生素 A 和胡萝卜素的消化与吸收。

3. 储存利用影响因素

影响肝脏功能的疾病会影响维生素 A 在体内的储存量，消耗性传染病如儿童麻疹、猩红热、肺炎和结核病等会使体内的维生素 A 储存消耗殆尽，由于食欲不振或消化功能紊乱，维生素 A 摄入量明显减少，从而导致维生素 A 缺乏病的发生。

（二）临床表现

1. 眼部表现

眼部症状和体征是维生素 A 缺乏病的早期表现：①维生素 A 又名视黄醇，是构成视觉细胞中感受弱光的视紫红质的组成成分，与暗视觉有关，若维生素 A 充足，则视紫红质的再生迅速而完全，故暗适应恢复时间短；若维生素 A 不足，则视紫红质再生慢而不完全，故暗适应恢复时间延长，严重时可产生夜盲症。夜盲或暗中视物不清为婴幼儿维生素 A 缺乏最早出现的症状，由于婴幼儿不会表述，常不被重视。②维生素 A 对上皮细胞的细胞膜有稳定作用，维持上皮细胞的形态完整和功能健全，维生素 A 缺乏初期上皮组织干燥，形成过度角化变性和腺体分泌减少，这种变化累积全身上皮组织，最早受影响的是结膜和角膜，出现干眼症表现，眼结膜角膜干燥、失去光泽、自觉痒感、泪少；继而角膜发生干燥、混浊、软化、自觉畏光、眼痛、常用手揉搓眼部导致感染，严重时可导致失明。严重表现多见小年龄儿童罹患消耗性感染性疾病如麻疹、疟疾之后等，多为双侧同时发病。

2. 皮肤表现

表现为干燥、易脱屑、有痒感，逐渐上皮角化增生、汗液减少、角化物填充毛囊形成毛囊丘疹，触摸皮肤有粗砂样感觉。毛囊角化引起毛发干燥、失去光泽、易脱落、手指脚趾甲变脆、易折、多纹等。

3. 生长发育障碍

维生素 A 缺乏，会影响儿童的生长发育，主要是骨骼系统的生长发育，表现为长骨增长迟滞，身高落后，牙齿釉质易剥落，失去光泽，易发生龋齿。

4. 易感性增高

维生素 A 缺乏早期或亚临床状态缺乏时，可致免疫力功能低下，表现为消化道和呼吸道感染疾病发生率增高且易迁延不愈。

5. 其他表现

维生素 A 有促进肝脏中储存铁释放入血后的转运、使其正常被红细胞摄入利用的功能，因此维生素 A 缺乏时可伴贫血，表现类似于缺铁性贫血：血红蛋白、红细胞比容和血清铁水平降低，血清铁蛋白正常，肝脏和骨髓储存铁反而增加。同时，维生素 A 缺乏能使泌尿器官的上皮发生角化脱屑，使钙化物以此为中心病灶不断沉淀而形成尿道结石。

（三）预防措施

注意膳食营养平衡，经常食用富含维生素 A 的动物性食物和深色蔬菜。孕妇和乳母尤其应多食上述食物，以保证新生儿和乳儿有充足的维生素 A 摄入。母乳喂养优于人工喂养，人工喂养婴儿应尽量选择维生素 A 强化乳方，每日推荐供应量婴幼儿为 0.4mg 视黄醇当量（RE），5 岁以上儿童为 0.75mg，少年和成人为 0.8mg，孕妇为 1mg，乳母为 1.2mg（1U 维生素 A＝0.3μgRE＝6μg β-胡萝卜素）。维生素 A 缺乏高发地区可采取每隔半年给予一次口服维生素 A 的预防措施，大于 1 岁的儿童每次 66mgRE（200kU），6～

12个月的婴儿每次33mgRE(100kU),小于6个月的婴儿,每次17mgRE(50kU)。感染性疾病如麻疹、疟疾、结核病等以及慢性消耗性疾病的患儿,应及早补充维生素A制剂;有慢性腹泻等维生素A吸收不良者可短期肌肉注射维生素A,数日后改口服。采用大量维生素A作为预防措施时应避免过量,造成中毒。

(四) 治疗要点

调整饮食祛除病因,为儿童提供富含维生素A的动物性食物及含胡萝卜素较多的深色蔬菜,或提供维生素A强化食品,此外应重视原发病的治疗。维生素A制剂治疗,轻症维生素A缺乏可每日口服维生素A制剂7.25～15mg(25～50kU),分2～3次服用,两天后减为每天口服1.5mg(4.5kU)。如患有慢性腹泻或肠道吸收障碍者可采用深部肌肉注AD注射剂,待病情好转后改为口服。经维生素A治疗后临床症状好转迅速,夜盲症2～3天后明显改善,干眼症3～5天内消失,结膜干燥和毕脱斑1～2周后消失,皮肤过度角化需1～2个月方可痊愈。眼局部治疗,对比较严重的维生素A缺乏病患者可结合眼部局部治疗以减轻结膜和角膜干燥不适。

二、维生素D缺乏

营养性维生素D缺乏佝偻病(rickets of vitamin D deficiency)是由于儿童体内维生素D不足时钙磷代谢紊乱,产生一种以骨骼病变为特征的,全身慢性营养性疾病。骨软化症为其典型表现。婴幼儿特别是小婴儿是高危人群,北方佝偻病患病率高于南方。

(一) 发病原因

围产期维生素D不足,母亲妊娠期,特别是妊娠后期维生素D营养不足,如母亲严重营养不良、肝肾疾病、慢性腹泻、婴儿早产与双胎均可使婴儿体内维生素D储存不足。日照不足,紫外线不能透过玻璃窗,而婴幼儿长时间停留室内活动使内源性维生素D生成不足。其他因素如建筑遮挡、空气污染及冬季日照短、紫外线弱等气候因素也可影响内源性维生素D的生成。生长速度较快需要量增加,婴幼儿早期生长速度快,尤其早产与双胎婴儿由于体内维生素D储存不足,比一般婴儿更易发生佝偻病。食物中补充维生素不足,天然食物中含维生素D少,婴儿纯母乳喂养户外活动少时易患佝偻病。疾病影响,胃肠道或肝胆疾病影响维生素D吸收,如婴儿肝炎综合征、慢性腹泻等。

(二) 临床表现

多见于婴幼儿特别是小婴儿,主要表现为生长最快部位的骨骼改变,并可影响肌肉发育及神经兴奋性的改变。因年龄不同,临床表现有所不同。佝偻病的骨骼改变常在维生素D缺乏数月后出现。本病在临床上的分期如下。

初期,多见6个月以内特别是3个月以内的小婴儿,多表现为神经兴奋性增高,如易激惹、烦躁、汗多刺激头皮而摇头等,但这些症状仅作为临床早期诊断的参考依据,此时期无骨骼病变。活动期出现甲状腺功能亢进和钙、磷代谢失常的典型骨骼改变。6个月龄以内婴儿的佝偻病以颅骨改变为主,前囟边缘软、颅骨薄,压迫枕骨顶骨有乒乓球样感觉。6个月龄后颅骨软化消失,病情仍然进展,7~8个月出现"方盒样"头型,头围较正常增大。骨骺端因骨样组织堆积而膨大,沿肋骨方向于肋骨与肋软骨交界处可扪及圆形隆起,从上至下如串珠样突起,以第7~10肋骨最为明显,称佝偻病串珠。1岁左右儿童可见胸骨和临近软骨向前凸起,形成"鸡胸样畸形"。由于骨质软化与肌肉松弛,儿童开始站立与行走后双下肢负重,可出现膝内翻(O形)、膝外翻(X形)或"K"形样下肢畸形。恢复期,经治疗或日光照射后临床症状和体征逐渐减轻或消失,血钙、血磷逐渐恢复正常。后遗症期,常见于2岁以后儿童,由于婴幼儿期严重佝偻病残留不同程度的骨骼畸形,无任何其他临床症状。

(三) 维生素D缺乏性手足搐搦症

维生素D缺乏性手足搐搦症(tetany of vitamin D deficiency)是维生素D缺乏性佝偻病的伴发症之一。目前由于预防维生素D缺乏工作的普遍开展,本症已较少发生。主要表现为惊厥、喉痉挛和手足搐搦,并有程度不等的活动期佝偻病的表现。

1. 隐匿性

血清钙多在1.75~1.88mmol/L,无典型发作症状,但可通过刺激神经肌肉引起面神经反射、腓反射、陶瑟征等体征。①面神经反射,以手指指尖或叩诊锤骤击患儿颧弓与口角间的面颊部,引起眼睑和口角冲动,为面神经症阳性,新生儿期可呈假阳性反应。②腓反射,以叩诊锤骤击膝下外侧腓骨小头上腓神经处,引起足向外侧收缩者为腓反射阳性。③陶瑟征,血压袖带包裹上臂使血压维持在收缩压与舒张压之间,5分钟之内该手臂出现痉挛症状,属陶瑟征阳性。

2. 典型发作症状

血清钙低于1.75mmol/L时可出现惊厥、喉痉挛和手足搐搦,以无热惊厥最为常见。①惊厥多为突发四肢抽动,两眼上窜,面肌颤动,神志不清,发作时间可短至数秒钟或长达数分钟以上,发作时间长者可伴口周发绀,发作停止后意识恢复,精神萎靡入睡,醒后活泼如常,发作次数可数日1次或1日数次,一般不发热,症状较轻者发作时仅有短暂的眼球上窜和面肌抽动,神志清楚。②手足搐搦见于较大婴儿、幼儿,表现为突发手足痉挛成弓状,双手呈腕部屈曲状,手指伸直拇指内收掌心强直痉挛,足部踝关节伸直,足趾同时向下弯曲。③喉痉挛婴儿多见,表现为喉部肌肉及声门突发痉挛,呼吸困难,有时候突然发生窒息、严重缺氧甚至死亡。

(四) 防治措施

营养型的生素D缺乏性佝偻病是自限性疾病,一旦婴幼儿有足够的时间户外活动可以自愈。有研究证实日光照射和生理剂量的维生素D(400U),可治疗佝偻病,因此确保儿童每月获得维生素D(400U)是预防和治疗的关键。

1. 围产期

孕母应多户外活动,实用富含钙、磷、维生素D以及其他营养素的食物,妊娠后期适量补充维生素 D(800U/d)有助于胎儿储存充足的维生素 D,满足出生后一段时间内的生长发育需要。

2. 婴幼儿期

预防关键在于日光浴与适量维生素 D 的补充。出生 1 月后可让婴儿坚持户外活动,冬季亦注意保证每日 1～2 小时户外活动时间。研究显示每周让母乳喂养的婴儿户外活动 2 小时,仅暴露面部和手部,可维持婴儿血 25-OHD_3 浓度在正常范围的低值。早产儿、低出生体重儿、双胎儿出生后一周开始补充维生素 D 800U/d,3 个月后改预防量;足月儿出生后 2 周开始补充维生素 D 每日 400U,补充至 2 岁。夏季阳光充足,保证上午和傍晚户外活动可暂停或减量服用维生素 D,一般不加服钙剂,但乳类摄入不足和营养欠佳时可适当补充微量营养素和钙剂。

三、维生素 B_1 缺乏

(一) 临床表现

维生素 B_1 缺乏的临床表现包括下面几个方面:一般临床症状常有乏力、萎靡、食欲不振、呕吐、腹泻或便秘、腹痛、腹胀、体重减轻、生长发育停滞等表现。神经系统症状包括烦躁不安、哭声嘶哑、失声,进而反应迟钝、淡漠或突然惊厥、昏迷。患儿还可表现为无力,背颈及四肢肌张力低下、神经反射消失、感觉迟钝。周围神经炎时,表现为知觉过敏、麻木、呈袜套感,症状呈对称性向上蔓延。心血管症状,可突发性心力衰竭,表现为烦躁不安、尖叫、呛咳、气促、出冷汗、发绀、心率快、心音低钝、心脏扩大、全身发绀,肝急剧增大等。先天性脚气病表现,若母亲维生素 B_1 缺乏,新生儿可患此病,表现为哭声无力、萎靡、吸吮乏力、水肿、嗜睡等,哺喂健康人乳或牛乳后症状消失。

知识链接

婴儿脚气病①

多发生于 2～5 个月龄的婴儿,且多是维生素 B_1 缺乏的母乳喂养的乳儿。其发病突然,病情急。初期食欲缺乏、呕吐、兴奋、心跳快、呼吸急促和困难,严重时身体可出现青紫水肿、心脏扩大、心力衰竭、强直性痉挛,常在症状出现 1～2 天突然死亡。

(二) 防治措施

维生素 B_1 缺乏症预防的主要方法是少吃精白米、精白面,多吃标准面粉或大米,均衡饮食,这对孕母与乳母尤为重要,婴儿应注意及时添加辅食。我国目前婴儿脚气病也很少见,应注意预防轻度维生素 B_1 缺乏症,出现相关症状时可给予维生素 B_1 做治疗性诊断。

① 唐仪,郝玲. 妇女儿童营养学[M]. 北京:化学工业出版社,2012.

四、维生素 B_2 缺乏

（一）临床表现

口角炎，口角湿润、发白、糜烂、出现裂缝，裂缝表皮脱落形成溃疡，呈黄色结痂，张口易出血；唇炎，上下唇边缘呈鲜红色，唇部裂缝增多，口张大时裂缝出血；舌炎，舌面光滑、鲜艳洋红色，早期舌乳头肥大，后期萎缩、消失、变平，疼痛，味觉减退；眼部症状，结膜呈血管增生性炎症，并形成环角膜炎，严重者可呈角膜炎、虹膜炎；脂溢性皮炎，多见于鼻唇交界处、鼻翼、耳后、眉间等处，皮脂溢出后结痂，黄白色脱屑。

（二）防治措施

多吃富含维生素 B_2 的食物，如肝、蛋、猪肉、牛肉及新鲜蔬菜等，必要时补充维生素 B_2 治疗相应症状，可每日口服维生素 B_2 三次，每次 5mg，两周左右症状可消失。

五、维生素 C 缺乏

维生素缺乏症(vitamin C deficiency)又称坏血病(scurvy)，是由于人体长期缺乏维生素 C 所引起的全身性疾病，以成骨障碍和出血倾向为主要表现。

（一）发病原因

摄入不足为主要发病原因。母乳中含有 227～400μmol/L(40～70mg/dL)维生素，因此母乳喂养的婴儿一般不易得病，如乳母饮食中长期缺乏维生素 C 造成母乳中维生素 C 含量不足也可使婴儿患病。牛乳中的维生素 C 含量只有人乳的 1/4，且煮沸后易破坏殆尽。维生素 C 主要存在于新鲜水果和绿叶蔬菜中，长时间加热、遇碱或铜离子存在等均可造成维生素 C 的破坏。谷物中维生素 C 含量很少，因而单纯以谷物制品喂养和未及时添加水果蔬菜的婴幼儿也可造成维生素 C 缺乏。吸收障碍也可造成维生素 C 缺乏，长期消化道功能紊乱可影响维生素 C 的吸收和利用。需要量增加造成维生素 C 缺乏，在生长发育加速期，发热性疾病以及创伤愈合时维生素 C 需要量增加，若摄入不足便可发生缺乏症。

（二）临床表现

维生素 C 是强有力的还原剂，参与并调节体内一系列氧化还原反应和羟化反应，例如将 Fe^{3+} 还原成 Fe^{2+}、加速铁吸收、参与叶酸转变为四氢叶酸促进红细胞成熟、协助赖氨酸脯氨酸羟化促使胶原纤维合成等。维生素 C 还有抗基因突变和降低胆固醇的作用，并且参与肾上腺皮质激素免疫球蛋白和神经递质如去甲肾上腺素的合成。当婴幼儿维生素 C 缺乏时出现免疫力低下、应激能力差、易感染、伤口愈合慢等。婴儿出生后体内储存的维生素 C 主要供出生后 3 个月内使用，维生素 C 缺乏多见于 6 个月到 2 岁婴幼儿，表现为起病缓慢，前先有体重减轻、食欲不振、四肢乏力、烦躁不安等，之后出现典型的临床症状。

临床表现为出血症状。毛细血管管壁的胶原纤维减少导致脆性增加，表现为出现皮肤瘀斑，起初仅见于毛囊周围及牙龈处，随病情进展肌肉、内脏、黏膜也可出血，可表现为鼻出血、血尿、黑粪、关节腔内和颅内出血等。牙龈炎，除牙龈出血、肿胀，可发生牙龈溃疡合并感染、牙齿生长障碍等。其他症状包括创伤愈合减慢，由于抵抗力低下常合并感染、营养不良和其他维生素缺乏症。

长时间严重的维生素C缺乏还可导致骨骼变化。维生素C缺乏导致胶原纤维合成障碍时，软骨的固化受阻，但钙盐在软骨基质内继续沉着，致临时钙化带增厚。骨骺端骨质脆弱，易发生骨膜下出血。干骺脱位、分离或骨骺嵌入，如果病变在膝、踝关节附近可见关节肿胀但不发红，两大腿外展、小腿内弯，患肢呈固定位置、不愿意动或被抱起，呈假性瘫痪；若发生在肋骨和肋软骨交界处，则患处明显突出、变尖、排列如串珠、在凸起内侧可触及凹陷，需与佝偻病串珠相鉴别，后者圆钝，内侧无凹陷。因肋骨移动时疼痛，故小儿呼吸浅速。

营养趣谈

维生素C与坏血病①

对于坏血病的历史描述可以追溯到公元前1550年，它是人类最古老的疾病之一，但是一直到1911年才确定它是因为缺乏营养而产生的。维生素C与坏血病有一段很长的历史渊源。

大约在公元前450年，古希腊的医学之父希波克拉底在其著作中叙述了坏血病的综合症状，提到牙床溃烂、牙齿脱落、全身血肿、关节疼痛等。

15—16世纪，坏血病曾波及整个欧洲，在荒年及长途旅行中使其变得更为严重。18世纪中叶，坏血病更加疯狂地席卷了整个欧洲大陆，英法等国航海业也因而处于瘫痪状态，坏血病在长期困战的陆军士兵、长期缺乏食物的社区、被围困的城市、监狱犯人和劳工营中也普遍存在。然而在15世纪中国明朝的郑和多次率领船队下西洋的事迹记载中，并无发现有大量船员因长期航行而染上坏血病致死，这与当时郑和船队备有蔬菜和水果有关，也可见蔬菜和水果内的物质(后来发现是维生素C)对防治坏血病有很大的帮助。

直到18世纪末，英国海军医官詹姆斯·林德(James Lind)在航海船上给病情严重的病人每天吃两个橘子和一个柠檬，6天之后病人病情好转。林德医生1753年出版了《坏血病大全》(*A Treatise on Scurvy*)一书，他用柠檬汁战胜了坏血病，挽救了成千上万人的生命。然而从柠檬汁中提取这种物质，科学家们却花了100多年的时间。

1928年匈牙利生化学家Szent-Gyorgyi成功地分离出纯粹的维生素C，并因为维生素C和人体内氧化反应的研究获得1937年的诺贝尔医学奖，并决定将维生素C命名为抗坏血酸(ascorbic acid)。1933年瑞士化学家Reichstein发明了维生素C的工业

① 张科生. 维生素C发现之旅：揭秘我们为什么生病[M]. 南京：东南大学出版社，2012.

生产法，由此维生素C才真正登上了历史舞台。

1959年美国生化学家Burns发现人类和灵长类动物会得坏血病，是因为他们的肝脏中缺乏一种酶，而这种酶是将葡萄糖转化为维生素C的四种必要酶之一。因此人必须从食物中摄取维生素C，才能推持健康。

（三）防治措施

正常儿童每天维生素C供给量为婴儿40mg，学前儿童40～50mg，学龄儿童65～90mg，早产儿每日100mg。患病时维生素C消耗较大，应及时补充；孕妇、乳母应多吃富含维生素C的新鲜水果和蔬菜，鼓励母乳喂养，人工喂养婴幼儿应及时添加富含维生素C的辅食或补充维生素C制剂。

对于已患维生素C缺乏的幼儿应依据患病程度大量补充维生素C，连续治疗2～3周，治疗期间保持口腔清洁、预防感染，并适当补充其他维生素，保持安静少动，防止骨折及骨骺脱位。

第四节　微量元素营养与代谢障碍

一、锌缺乏

锌为人体必需微量元素之一，主要存在于骨骼、牙齿、毛发、皮肤、肝脏和肌肉中，是100多种酶的关键组成部分，参与DNA、RNA和蛋白质的合成。人体缺锌的主要表现为食欲不振、味觉减退、生长发育减慢、免疫功能低下，青春期缺锌可致性成熟障碍。

（一）发病原因

摄入不足为主要发病原因，动性食物不仅含锌丰富，而且利于吸收，坚果类含锌也较多，其他植物性食物含锌较少，故素食者容易缺锌。吸收障碍也可导致体内锌不足，各种原因所致的腹泻皆可妨碍锌的吸收。谷类食物中大量植酸和粗纤维均可与锌结合而妨碍其吸收。牛乳含锌量与母乳相似，但牛乳锌的吸收率为39%，远低于母乳锌吸收率65%，故长期纯牛乳喂养也可缺锌。需要量增加可导致锌缺乏，在生长发育迅速阶段的婴幼儿、组织修复过程中、营养不良恢复期等状态下，机体对锌需要量增多，补充不及时可发生锌缺乏。丢失过多导致锌缺乏，例如反复出血、溶血、大面积烧伤、慢性肝脏疾病、蛋白尿等均因锌丢失过多而导致锌缺乏。

（二）临床表现

正常人体含锌2～2.5g，缺锌可影响核酸和蛋白质的合成及其他生理功能。

临床表现为消化功能减退，缺锌影响味蕾细胞更新和唾液磷酸酶的活性，使舌黏膜增生、角化不全，以致味觉敏感度下降，发生食欲不振、厌食、异食癖；生长发育落后，缺锌可妨碍生长激素轴功能以及性腺轴的成熟，表现为生长发育迟缓、体格矮小、性发育延迟和性腺功能减退；免疫功能降低，缺锌可导致T淋巴细胞功能损伤而容易发生感染；智力发育延迟，缺锌可使脑DNA和蛋白质合成障碍，脑内谷氨酸浓度降低，从而引起智力发育迟缓；其他症状包括脱发、皮肤粗糙、皮炎、地图舌、反复口腔溃疡、伤口愈合延迟、视黄醛结合蛋白减少而出现夜盲、贫血等。

（三）预防措施

元素锌推荐摄入量为6个月以下2.0mg，6个月至1岁3.5mg，1～4岁4.0mg，4～6岁5.5mg。提倡母乳喂养，坚持平衡膳食是预防的主要措施。杜绝挑食、偏食、吃零食等不良饮食习惯，对可能发生缺锌情况的特殊儿童，如早产儿、人工喂养儿童、营养不良儿童、有长期腹泻史的儿童等均应适当补锌。

（四）治疗要点

针对病因治疗原发病；饮食治疗，鼓励多食富含锌的动物性食物，如肝、鱼、瘦肉、禽蛋、牡蛎等。母乳初乳含锌丰富，应大力提倡尽早开奶、母乳喂养；补充锌剂，锌剂毒性较小，但剂量过大可引起胃部不适、恶心、呕吐、腹泻等消化道刺激症状，甚至脱水和电解质紊乱。锌中毒可干扰铜代谢，引起低铜血症、贫血、中性粒细胞减少、肝细胞中细胞色素氧化酶活力降低等中毒表现。因此锌剂补充要适量，避免发生中毒。

二、碘缺乏

碘为人体必需的微量元素之一，体内含量为2.5mg，主要存在于甲状腺内，是甲状腺素和三点甲状腺原氨酸合成的底物。全球约有38%的人生活在碘缺乏地区，碘缺乏可导致碘缺乏病(iodine deficiency disorders，IDD)，以前我国是全球IDD发病最严重的国家之一。

（一）发病原因

食物和饮水中缺碘是导致碘缺乏病的根本原因，缺碘使甲状腺素合成障碍，影响体格生长和脑发育。

（二）临床表现

缺碘的主要危害是影响脑发育，导致儿童智力损害和体格发育障碍，表现为以智力障碍为主要特征的精神—神经—甲状腺合成不足，可引起甲状腺功能低下。胎儿期缺碘可致流产、死胎、早产和先天畸形；新生儿期可表现为甲状腺功能低下。胎儿期和婴儿期严重缺碘可造成克汀病，又称地方性呆小症。儿童和青春期缺碘则引起地方性甲状腺肿、甲状腺功能低下、智力低下等，伴有体格生长落后。

（三）预防措施

IDD是一种可以预防的造成智力、精神发育和脑损伤的疾病。食盐加碘是预防IDD

最有效的措施。我国自 20 世纪 90 年代实施全民食盐加碘干预措施以来，现已成为世界上碘营养适宜的国家。碘化盐即将可溶性碘化物按(1∶50000)～(1∶20000)比例加入食盐，我国碘化盐中添加剂为 KIO_3，推广碘化盐可使广大人群特别是小儿免受缺碘所带来的危害。补碘后最为常见的并发症是碘性甲状腺功能亢进，故补碘需适宜。

三、铅中毒

铅中毒是由于铅进入人体过多而引起的多系统、多器官损伤的中毒性疾病。引起小儿铅中毒的原因较多，主要有工业污染、含铅汽油的废气污染、学习用具和玩具的油漆污染、食物污染等。铅中毒根据病因分为急性中毒和慢性铅中毒，根据病情可分为轻、中、重度铅中毒。小儿急性铅中毒少见，而慢性铅中毒多见于 2～3 岁儿童，由于无典型临床表现与发展的隐匿性易被忽视。根据国内调查，我国城市儿童血铅含量＞100μg/L 安全界限的占调查人数的 51.6%，说明我国城市儿童铅中毒的状况比较严重。

（一）铅代谢

1. 铅的吸收

①肠道吸收途径，肠道是非职业性铅暴露时铅吸收的主要途径，铅通过主动转运和被动扩散两种方式由小肠吸收入血，铅与钙、铁、锌等在肠道吸收过程中用同一部位的转运蛋白，因此提高食物中的钙、铁、锌含量，可有效降低铅在肠道的吸收。②呼吸道吸收途径，空气中的铅经呼吸道吸入肺内，再通过肺毛细血管吸收入血，常见于职业性铅暴露者。③皮肤吸收途径，铅经皮肤吸收的量极少。

2. 铅在体内分布

铅在体内分布为血液、软组织和骨骼三种模式，血液和软组织为交换池，骨组织为储存池，交换池中的铅在 25～35 天转移到储存池中，储存池中的铅与交换池中的铅维持着动态平衡。血液中铅的半衰期为 25～35 天，软组织中铅的半衰期为 30～40 天，骨骼内的铅半衰期约为 10 年，因此血铅水平只能反映近一个月的铅暴露情况，骨铅水平才能反映较长时间的慢性铅暴露情况。①血铅。参与血液循环的铅 99%以上存在于红细胞，仅有不足 1%存在于血浆中，红细胞内、外的铅水平维系着动态平衡。②软组织铅。铅有少量分布在肝、肾、脾、脑、肌肉等器官中，脑组织是铅的重要靶器官，由于软组织中相对含有较多高活性的可移动铅，导致儿童铅中毒时机体反应强烈。③骨铅。骨组织中容纳了 90%以上的铅，骨铅的积蓄始于胎儿时期，并随着年龄的增长而逐渐增多，积蓄可持续约 50 年。在感染、创伤、服用酸性药物等使体液偏酸等情况下，骨内不溶解的正磷酸铅转化成可溶性的磷酸氧铅移动入血，使血铅浓度急剧上升引起中毒；当食物缺钙、血钙降低、体内排钙增加时，铅随钙入血，也可导致血铅上升。

3. 铅的排泄

铅通过三条途径排出体外，约 2/3 经肾脏随小便排出，约 1/3 通过胆汁分泌排入肠腔后随大便排出，另有极少量的铅通过头发及指甲脱落排出体外。通过补充锌、硒等微量元素能起到将铅排出体外的作用，有利于铅中毒症状的恢复。

4. 儿童铅代谢特点

无论经呼吸道或消化道，幼儿吸收铅高于成人，消化道是儿童吸收铅的主要途径：①儿童消化道对铅的吸收率达 42%～53%。②儿童有较多的手—口动作。③儿童单位体重摄入食物较成人多，通过食物单位体重摄入的铅量相对较高。④儿童胃排空较成人快，胃排空后铅的吸收率大幅增加。而儿童经呼吸道吸入铅较成人多，原因是：①铅多聚集在距离地面 1m 左右的大气中，而儿童的呼吸带为距地面 75～100cm。②儿童对氧需求量大，单位体重的通气量远高于成人。③铅在儿童呼吸道的吸收率比成人高 1.6～2.7 倍。与铅吸收相比，儿童铅排泄率仅有 66%，仍有约 1/3 的铅。成人每天最大排铅量为 500μg，而 1 岁左右的幼儿每天排铅量仅相当于成人的 1/17。儿童储存池中的铅流动性较成人大，骨铅易向血液和软组织中移动，因而内源性铅暴露的概率和程度均较高。

（二）临床表现

急性铅中毒的临床表现为口内有金属味，流涎、恶心、呕吐、呕吐物中可有奶块状物质，腹痛、出汗、烦躁、拒食，重症者可突然顽固性喷射性呕吐、呼吸心率增快、血压升高、共济失调、惊厥、昏迷。

慢性铅中毒可无明显临床表现，也可有记忆力差、失眠、头昏、头痛、自制力差、易冲动、攻击行为、多动症、学习困难、贫血视、网膜点彩、体能下降、厌食、偏食、呕吐、异食癖、腹痛或阵发性腹绞痛、腹泻、高血压、指(趾)端麻木、癫痫、肝大、黄疸等。

（三）预防措施

注意儿童的日常卫生，培养儿童养成勤洗手的良好习惯，特别注意在进食前一定要洗手；常给幼儿剪指甲，因为指甲缝是特别容易藏匿铅尘的部位。儿童应定时进餐，空腹时铅在肠道的吸收率可数倍增加，保证儿童的日常膳食中含有足量的钙、铁、锌等营养物质对铅吸收有拮抗作用，以及高蛋白质食物，蛋白质与铅结合成可溶性络合物，有助于身体排铅。儿童应少食某些含铅较高的食物，如松花蛋、爆米花等；油脂可加速铅的吸收，饮食中应注意控制油脂含量。

注意家庭、幼儿园等幼儿生活卫生，经常用湿布清洗地板，用湿布擦桌面和窗台，食品和奶瓶、奶嘴要加罩；位于交通繁忙的马路附近或铅作业工业区附近的家庭和幼儿园等，应经常及时清洁儿童能触及的部位的灰尘；经常清洗儿童的玩具和其他一些有可能被孩子放到口中的物品。为幼儿选择空气清新的生活、游戏环境，不要带儿童到汽车流量大的马路和铅作业工厂附近玩耍；直接从事铅作业劳动的工人，下班前必须按规定洗澡，更衣后才能回家；以煤为燃料的家庭应尽量多开窗透气；家庭装修尽可能选择无铅或低铅的环保材料。

注意生活日常防治接触铅，某些地方自来水水管材料中含铅量较高，每日早上用自来水时应将水龙头打开 3～5 分钟，将之前可能遭到铅污染的水放掉，不可将放掉的自来水用来烹食和为小孩调奶；城市中水质不佳的区域，可以加装带有除铅功能的滤水器，以将米自水中可能的铅污染去除；注意玩具与学习用品的选购，加强对学习用品生产及销售的管理，生产厂家应向家庭和学校提供质量检测检验证明等。

知识链接

食物中的重金属与饮食

重金属包括金、银、铜、铁、铅等，它们不能被生物降解，却能在食物链的生物放大作用下，成千百倍地富集，最后进入人体，积累过多则会危害健康。

镉、铅这两种重金属也可通过食物链富集在动物内脏。镉中毒主要损害肾脏、骨骼和消化系统。铅中毒主要是慢性损害作用。儿童对铅非常敏感，可损害大脑神经系统发育，影响儿童的智力与行为，临床可以表现为生长发育迟缓、贫血、免疫力低下，注意力不集中、运动失调、多动、易冲动，侵袭性增强和智商下降等。所以每月动物内脏食用控制在2～3次，每次25g左右即可。膨化食品、油条、粉丝等食品加工的过程中，可能添加了含有铝的明矾，长期大量进入人体造成的铝中毒一般不易察觉，因此危害比较大。因此儿童尤其不宜经常食用膨化、油炸等食品。

学习思考

1. 简述小儿单纯性肥胖的易发年龄阶段与预防措施。
2. 简述两种营养性贫血的发病原因与预防措施。
3. 试论述各种维生素缺乏疾病的临床表现。
4. 简述如何在儿童日常生活中预防铅中毒。

拓展学习

网络资源拓展

- 《儿童合理营养(上)(下)》，包括儿童对基本营养素的需求与母乳喂养相关知识讲解，来自央视网中国公开课

  网站：http://opencla.cctv.com/2015/11/06/VIDE1446791575024494.shtml
- 《中国居民膳食指南(2016)》动画版，共七集，来自中国营养协会官网

  网站：http://www.cnsoc.org/content/details_208_22553.html
- “吃得好，不够！要吃得对！”系列讲座，分享均衡饮食的要点同时配有答疑视频，来自网易公开课

  网站：http://open.163.com/special/openclass/youthpedia10.html
- “儿童餐营养搭配有门道儿”，介绍儿童时期营养需求特点与营养配餐需求，来自央视网地方视频

  网站：http://news.cctv.com/2016/09/23/VIDEHWvw6zjYj1sW7pdMsUIa160923.html
- 200卡路里食物一览，网易公开课

网站：http：//open. 163. com/movie/2016/11/O/E/MC4E0EV6B_MC4E0OMOE. html

- 儿童癌症，美国爱荷华州立大学《营养健康与癌症预防》系列公开课，介绍儿童癌症中的营养不良诊断与治疗，来自网易公开课，国际名校公开课专题

网站：http：//open. 163. com/movie/2012/10/D/S/M8KB8IANT_M8KQLQCDS. html

- 免费的午餐，从发生在阳山县东山小学二十几名留守儿童的故事看农村留守儿童生存与营养现状，来自央视网纪录片

网站：http：//tv. cntv. cn/video/VSET100172577922/d6d33b10f38547abbeeb4ad283b6d8f6

文献资源拓展

- 杨春. 中国 6～13 岁儿童和孕妇维生素 A 营养状况分析[D]. 北京：中国疾病预防控制中心，2016.
- 范晓波，康昭海，吴仕元，等. 孕期营养认知及饮食行为调查分析[J]. 中国医药导报，2011，8(14)：150-152.
- 张虹. 平衡膳食改善学前儿童营养对比研究[J]. 临床和实验医学杂志，2009，8(05)：85-86.
- 谢应琴. 全日制幼儿园营养膳食现状及措施研究[J]. 泸州职业技术学院学报，2013(04)：62-65.
- 刘永芳，陈立，龚敏，等. 维生素 A 复合其他微量营养素对 3～6 岁儿童营养状况的影响[J]. 第二军医大学学报，2013，34(08)：828-834.
- 范铁欧. 中国居民营养素日常摄入量的研究[D]. 济南：山东大学，2010.
- 芮溧. 以幼儿园为中心的学龄前儿童肥胖营养干预及效果评价研究[D]. 成都：四川大学，2006.
- 雷霞. 幼儿园膳食营养科学化管理的探索[J]. 现代教育科学(小学教师)，2015，(04)：158.
- 王雄. 幼儿园膳食的合理搭配与营养均衡[J]. 吉林教育，2016(08)：27.
- 尹建玲. 谈谈平衡膳食和幼儿园儿童集体营养状况的改善[J]. 学周刊，2016，(06)：128.
- 李惠. 关于加强幼儿园营养膳食管理的意见[J]. 中国医药指南，2016，14(11)：293.
- 陈燕容，刘言，薛红妹，等. 钙、奶及奶制品摄入量与超重肥胖的关系[J]. 卫生研究，2016，45(03)：402-408.
- 雷庆龄，戴碧涛，宪莹，等. 儿童营养性缺铁性贫血的危险因素分析[J]. 中国当代儿科杂志，2014，16(01)：16-19.
- 郭俊斐，何更生. 中国儿童营养不良干预措施和实施经验[J]. 中国儿童保健杂志，2015，23(07)：724-726.
- 盛晓阳. 中国儿童维生素 D、钙营养的流行病学资料[J]. 中国实用儿科杂志，2012，27(03)：180-182.

- 邵洁. 儿童维生素 D、钙营养与骨健康　儿童维生素 D、钙营养与营养性维生素 D 缺乏性佝偻病判定与评价现状[J]. 中国实用儿科杂志，2012，27(03)：161-165.
- 周建烈，荫士安. 补充较大剂量维生素 D 的营养风险与健康效果的研究进展[J]. 卫生研究，2013，42(01)：155-161.
- 韦晓霞. 试论矿物质缺乏与儿童营养性疾病的关系[J]. 中外医学研究，2013，11(13)：111-112.

参考文献

[1] 李荣,孙录国,肖涛.烹饪营养学[M].济南：山东人民出版社,2016.

[2] 唐仪,郝玲.妇女儿童营养学[M].北京：化学工业出版社,2012.

[3] 葛可佑.中国营养师培训教材[M].北京：人民卫生出版社,2007.

[4] 王静敏,刘秀平,张怡.儿童营养与保健[M].西安：第四军医大学出版社,2013.

[5] 綦翠华,杜慧真.营养配餐与膳食设计[M].济南：山东科学技术出版社,2015.

[6] 孙建琴.营养与膳食[M].上海：复旦大学出版社,2016.

[7] 吴圣楣,贲晓明,蔡威.新生儿营养学[M].北京：人民卫生出版社,2003.

[8] 冯峰.特殊人群营养[M].北京：人民卫生出版社,2016.

[9] 曾明,陈娟,郑建祥.营养与健康[M].兰州：兰州大学出版社,2013.

[10] 王慕狄.儿科学[M].5版.北京：人民卫生出版社,2000.

[11] 陈慰峰.医学免疫学[M].3版.北京：人民卫生出版社,2000.

[12] Frances Sizer, Ellie Whitney. Nutrition: Concepts and Controversies[M]. 13th edition. Calif: Wadsworth, 2013.

[13] 塞泽尔.营养学：概念与争论[M].王希成,译.8版.北京：清华大学出版社,2004.

[14] 孙长灏.营养与食品卫生学[M].7版.北京：人民卫生出版社,2012.

[15] 郝玲.营养流行病学[M].李竹,译.北京：人民卫生出版社,2006.

[16] 杨月欣.中国食物成分表[M].北京：北京大学出版社,2010.

[17] 崔玉涛.图解家庭育儿[M].北京：东方出版社,2014.

[18] 张思莱.张思莱育儿微访谈[M].北京：中国妇女出版社,2014.

[19] 邓泽元.食品营养学[M].北京：中国农业出版社,2016.

[20] 陈均.营养与膳食[M].北京：科学出版社,2007.

[21] 李凤林.食品营养学[M].北京：化学工业出版社,2009.

[22] 刘琦.营养与膳食指导[M].北京：人民卫生出版社,2008.

[23] 教育部基础教育司.幼儿园教育指导纲要(试行)解读[M].南京：江苏教育出版社,2002.

[24] 中国营养学会.中国居民营养素膳食推荐摄入量速查手册(2013)版[M].北京：中国标准出版社,2014.

[25] 中国营养学会.中国居民膳食指南[M].北京：人民卫生出版社,2016.

[26] 胡敏予.食品安全与人体健康[M].北京：化学工业出版社,2013.

[27] 常翠青.运动与营养[M].北京：新华出版社,2009.

[28] 托尼·史密斯.人体：人体结构、功能与疾病图解[M].香港：星岛出版社,2001.

[29] B. A. 鲍曼,R. M. 拉塞尔.现代营养学[M].8版.北京：化学工业出版社,2004.

[30] 彭妮·劳·黛纳.婴幼儿的发展与活动计划[M].北京：北京师范大学出版社,2010.

附录1 中国居民膳食营养参考摄入量

附表1 能量和蛋白质RNIs及脂肪供能比(2000年)

年 龄	能 量[1]				蛋白质		脂肪占能量百分比/%
	RNI/MJ		RNI/kcal		RNI/g		
	男	女	男	女	男	女	
0岁～	0.4MJ/kg		95kcal/kg[2]		1.5～3g/(kg·d)		45～50
0.5岁～							35～40
1岁～	4.60	4.40	1100	1050	35	35	
2岁～	5.02	4.81	1200	1150	40	40	30～35
3岁～	5.64	5.43	1350	1300	45	45	
4岁～	6.06	5.83	1450	1400	50	50	
5岁～	6.70	6.27	1600	1500	55	55	
6岁～	7.10	6.67	1700	1600	55	55	
7岁～	7.53	7.10	1800	1700	60	60	25～30
8岁～	7.94	7.53	1900	1800	65	65	
9岁～	8.36	7.94	2000	1900	65	65	
10岁～	8.80	8.36	2100	2000	70	65	
11岁～	10.04	9.20	2400	2200	75	75	
14岁～	12.00	9.62	2900	2400	85	80	25～30
18岁～							20～30
体力活动							
轻	10.03	8.80	2400	2100	75	65	
中	11.29	9.62	2700	2300	80	70	
重	13.38	11.30	3200	2700	90	80	
孕妇		+0.84		+200		+5,+15,+20	
乳母		+2.09		+500		+20	
50岁～							20～30
体力活动							
轻	9.62	8.00	2300	1900			
中	10.87	8.36	2600	2000			
重	13.00	9.20	3100	2200			
60岁～					75	65	20～30
体力活动							
轻	7.94	7.53	1900	1800			

续表

年龄	能量①				蛋白质		脂肪占能量百分比/%
	RNI/MJ		RNI/kcal		RNI/g		
	男	女	男	女	男	女	
中	9.20	8.36	2200	2000			
70 岁～					75	65	20～30
体力活动							
轻	7.94	7.10	1900	1700			
中	8.80	8.00	2100	1900			
80 岁～	7.74	7.10	1900	1700	75	65	20～30

注：①表示各年龄组的能量的 RNI 值与其 EAR 值相同。②表示 AI 值，非母乳喂养应增加 20%。凡表中数字缺少之处表示未制定该参考值。

附表 2　中国居民膳食能量需要量 EER(2013 年部分)

人群	能量需求(身体活动中等水平)			
	MJ/d		kcal/d	
	男	女	男	女
0 岁～	0.38MJ/(kg・d)	0.38MJ/(kg・d)	90kal/(kg・d)	90kal/(kg・d)
0.5 岁～	0.33MJ/(kg・d)	0.33MJ/(kg・d)	80kal/(kg・d)	80kal/(kg・d)
1 岁～	3.77	3.35	900	800
2 岁～	4.60	4.18	1100	1000
3 岁～	5.23	5.02	1250	1200
4 岁～	5.44	5.23	1300	1250
5 岁～	5.86	5.44	1400	1300
6 岁～	6.69	6.07	1600	1450
7 岁～	7.11	6.49	1700	1550
8 岁～	7.74	7.11	1850	1700
9 岁～	8.37	7.53	2000	1800
10 岁～	8.58	7.95	2050	1900
11 岁～	9.83	8.58	2350	2050
14 岁～	11.92	9.62	2850	2300
18 岁～	10.88	8.79	2600	2100
50 岁～	10.25	8.58	2450	2050
65 岁～	9.83	8.16	2350	1950
80 岁～	9.20	7.32	2200	1750
孕妇(早)	—①	+0②	—	+0
孕妇(中)	—	+1.26	—	+300
孕妇(晚)	—	+1.88	—	+450
乳母	—	+2.09	—	+500

注：① 为未指定参考值者用“—”表示。
② 表示在同龄人群参考值基础上额外增加量用“+”。

附表 3　中国居民膳食常量和微量元素 RNIs 或 AIs(2013 年部分)

人群	钙	磷	钾	钠	镁	铁		碘	锌		硒	铜	氟	铬	锰	钼
	RNI	RNI	AI	AI	RNI	RNI		RNI	RNI		RNI	RNI	AI	AI	AI	RNI
	mg/d	mg/d	mg/d	mg/d	mg/d	mg/d		mg/d	mg/d		mg/d	mg/d	mg/d	mg/d	mg/d	mg/d
						男	女		男	女						
0 岁～	200(AI)	100(AI)	350	170	20(AI)	0.3(AI)		85(AI)	2.0(AI)		15(AI)	0.3(AI)	0.01	0.2	0.01	2(AI)
0.5 岁～	250(AI)	180(AI)	550	350	65(AI)	10		115(AI)	3.5		20(AI)	0.3(AI)	0.23	4.0	0.7	15(AI)
1 岁～	600	300	900	700	140	9		90	4.0		25	0.3	0.6	15	1.5	40
4 岁～	800	350	1200	900	160	10		90	5.5		30	0.4	0.7	20	2.0	50
7 岁～	1000	470	1500	1200	220	13		90	7.0		40	0.5	1.0	25	3.0	65
11 岁～	1200	640	1900	1400	300	15	18	110	10.0	9.0	55	0.7	1.3	30	4.0	90
14 岁～	1000	710	2200	1600	320	16	18	120	11.5	8.5	60	0.8	1.5	35	4.5	100
18 岁～	800	720	2000	1500	330	12	20	120	12.5	7.5	60	0.8	1.5	30	4.5	100
50 岁～	1000	720	2000	1400	330	12		120	12.5	7.5	60	0.8	1.5	30	4.5	100
65 岁～	1000	700	2000	1400	320	12		120	12.5	7.5	60	0.8	1.5	30	4.5	100
80 岁～	1000	670	2000	1300	310	12		120	12.5	7.5	60	0.8	1.5	30	4.5	100
孕妇(早)	+0①	+0	+0	+0	+40	+0		+110	+2.0		+5	+0.1	+0	+1.0	+0.4	+10
孕妇(中)	+200	+0	+0	+0	+40	+4		+110	+2.0		+5	+0.1	+0	+4.0	+0.4	+10
孕妇(晚)	+200	+0	+0	+0	+40	+9		+110	+2.0		+5	+0.1	+0	+6.0	+0.4	+10
乳母	+200	+0	+400	+0	+0	+4		+120	+4.5		+18	+0.6	+0	+7.0	+0.3	+3

注：① 表示在同龄人群参考值基础上额外增加量用“+”。

附表 4　中国居民膳食脂溶性和水溶性维生素 RNIs 或 AIs(2013 年部分)

人群	维生素 A		维生素 D	维生素 E	维生素 B_1		维生素 B_2		维生素 B_6	维生素 B_{12}	维生素 C	泛酸	叶酸	烟酸		胆碱		生物素
	RNI		RNI	AI	RNI		RNI		RNI	RNI	RNI	AI	RNI	RNI		AI		AI
	μgRAE/d②		μg/d	mgα-TE/d③	mg/d		mg/d		mg/d	μg/d	mg/d	mg/d	μgDFE/d④	mgNE/d⑤		mg/d		μg/d
	男	女			男	女	男	女						男	女	男	女	
0 岁～	300(AI)		10(AI)	3	0.1(AI)		0.4(AI)		0.2(AI)	0.3(AI)	40(AI)	1.7	65(AI)	2(AI)		120		5
0.5 岁～	350(AI)		10(AI)	4	0.3(AI)		0.5(AI)		0.4(AI)	0.6(AI)	40(AI)	1.9	100(AI)	3(AI)		150		9
1 岁～	310		10	6	0.6		0.6		0.6	1.0	40	2.1	160	6	6	200		17
4 岁～	360		10	7	0.8		0.7		0.7	1.2	50	2.5	190	8	8	250		20
7 岁～	500		10	9	1.0		1.0		1.0	1.6	65	3.5	250	11	10	300		25
11 岁～	670	630	10	13	1.3	1.1	1.3	1.1	1.3	2.1	90	4.5	350	14	12	400		35
14 岁～	820	630	10	14	1.6	1.3	1.5	1.2	1.4	2.4	100	5.0	400	16	13	500	400	40
18 岁～	800	700	10	14	1.4	1.2	1.4	1.2	1.4	2.4	100	5.0	400	15	12	500	400	40
50 岁～	800	700	15	14	1.4	1.2	1.4	1.2	1.6	2.4	100	5.0	400	14	12	500	400	40
65 岁～	800	700	15	14	1.4	1.2	1.4	1.2	1.6	2.4	100	5.0	400	14	11	500	400	40
80 岁～	800	700	15	14	1.4	1.2	1.4	1.2	1.6	2.4	100	5.0	400	13	10	500	400	40
孕妇(早)	+0①		+0	+0	+0		+0		+0.8	+0.5	+0	+1.0	+200	+0		+20		+0
孕妇(中)	+50		+0	+0	+0.2		+0.2		+0.8	+0.5	+15	+1.0	+200	+0		+20		+0
孕妇(晚)	+50		+0	+0	+0.3		+0.3		+0.8	+0.5	+15	+1.0	+200	+0		+20		+0
乳母	+400		+0	+3	+0.3		+0.3		+0.3	+0.8	+50	+2.0	+150	+3		+120		+10

注：① 表示在同龄人群参考值基础上额外增加量用“+”。

② 为视黄醇活性当量(RAE,μg) =膳食或补充剂来源全反式视黄醇(μg)+1/2 补充剂纯品全反式 β-胡萝卜素(μg)+1/12 膳食全反式 β-胡萝卜素(μg)+1/24 其他膳食维生素 A 原类胡萝卜素(μg)。

③ 为 α-生育酚当量(α-TE),膳食中总 α-TE 当量(mg)+0.5×β-生育酚(mg)+0.1×γ-生育酚(mg)+0.02×δ-生育酚(mg)+0.3×α-三稀生育酚(mg)。

④ 为叶酸当量(DFE,μg)=天然食物来源叶酸(μg)+1.7×合成叶酸(μg)

⑤ 为烟酸当量(NE,mg)=烟酸(mg)+1/60 色氨酸(mg)

附表 5　中国居民膳食部分微量营养素 ULs(2013 年部分)

人群	钙 /mg	磷 /mg	铁 /mg	碘 /μg	锌 /mg	硒 /μg	铜 /mg	氟 /mg	锰 /mg	钼 /mg	维生素 A /μgRE	维生素 D /μg	维生素 B6 /mg	维生素 C /mg	叶酸 /μgDFE	烟酸 /mgNE	胆碱 /mg
0 岁～	1000	—①	—	—	—	55	—	—	—	—	600	20	—	—	—	—	—
0.5 岁～	1500	—	—	—	—	80	—	—	—	—	600	20	—	—	—	—	—
1 岁～	1500	—	25	—	8	100	2	0.8	—	200	700	20	20	400	300	10	1000
4 岁～	2000	—	30	200	12	150	3	1.1	3.5	300	900	30	25	600	400	15	1000
7 岁～	2000	—	35	300	19	200	4	1.7	5.0	450	1500	45	35	1000	600	20	1500
11 岁～	2000	—	40	400	28	300	6	2.5	8.0	650	2100	50	45	1400	800	25	2000
14 岁～	2000	—	40	500	35	350	7	3.1	10	800	2700	50	55	1800	900	30	2500
18 岁～	2000	3500	42	600	40	400	8	3.5	11	900	3000	50	60	2000	1000	35	3000
50 岁～	2000	3500	42	600	40	400	8	3.5	11	900	3000	50	60	2000	1000	35	3000
65 岁～	2000	3000	42	600	40	400	8	3.5	11	900	3000	50	60	2000	1000	35	3000
80 岁～	2000	3000	42	600	40	400	8	3.5	11	900	3000	50	60	2000	1000	30	3000
孕妇	2000	3500	42	600	40	400	8	3.5	11	900	3000	50	60	2000	1000	35	3000
乳母	2000	3500	42	600	40	400	8	3.5	11	900	3000	50	60	2000	1000	35	3000

注：① 为未制定参考值者用“—”表示。有些营养素未制定可耐受最高摄入量，主要是因为研究资料不充分，并不表示过量摄入没有健康风险。

附录 2 常见食物成分表

1. 谷类及其制品

食物名称	食部/%	能量/kcal	蛋白质/g	脂肪/g	碳水化合物/g	维生素 A/μgRE	胡萝卜素/μg	硫胺素/mg	核黄素/mg	维生素 C/mg	维生素 E/mg	钙/mg	钾/mg	钠/mg	铁/mg	锌/mg
粳米(标一)	100	343	7.7	0.6	77.4	—	—	0.16	0.08	—	1.01	11	97	2.4	1.1	1.45
粳米饭(标一)	100	117	2.6	0.3	26.2	—	—	0.16	0.03	—	—	7	39	3.3	2	1.36
粳米粥	100	46	1.1	0.3	9.9	—	—	—	0.03	—	—	7	13	2.8	0.1	0.2
籼米(标准)	100	347	7.9	0.6	77.5	—	—	0.09	0.04	—	—	12	—	—	1.6	1.47
富强粉	100	355	10.3	1.2	75.9	—	—	0.39	0.08	0	—	5	—	—	2.8	1.58
小麦粉(标准粉)	100	344	11.2	1.5	73.6	—	—	0.28	0.08	—	1.8	31	190	3.1	3.5	1.64
挂面(标准粉)	100	346	10.1	0.6	74.4	—	—	0.19	0.04	—	1.04	17	129	184.5	3	0.94
馒头	100	221	7	1.1	47	—	—	0.04	0.05	—	0.65	38	138	165.1	1.8	0.7
油条	100	386	6.9	17.6	51	—	—	0.01	0.07	—	13.72	42	106	572.5	2.3	10.97
玉米(鲜)	46	106	4	1.2	22.8	—	—	0.16	0.11	—	0.46	—	238	1.1	1.1	0.9
玉米(面)	100	341	8.1	3.3	75.2	7	40	0.26	0.09	16	3.8	22	249	2.3	3.2	1.42
小米	100	358	9	3.1	73.5	17	100	0.33	0.1	—	3.63	41	284	4.3	5.1	1.87
小米粥	100	46	1.4	0.7	8.4	—	—	0.02	0.07	—	0.26	10	19	4.1	1	0.41

2. 薯类、淀粉及其制品

食物名称	食部/%	能量/kcal	蛋白质/g	脂肪/g	碳水化合物/g	维生素A/μgRE	胡萝卜素/μg	硫胺素/mg	核黄素/mg	维生素C/mg	维生素E/mg	钙/mg	钾/mg	钠/mg	铁/mg	锌/mg
马铃薯	94	76	2	0.2	17.2	5	30	0.08	0.04	27	0.34	8	342	2.7	0.8	0.37
马铃薯粉	100	337	7.2	0.5	77.4	20	120	0.08	0.06	24	0.43	171	1075	4.7	10.7	1.22
甘薯	90	99	1.1	0.2	24.7	125	750	0.04	0.04	26	0.28	23	130	28.5	0.5	0.15
甘薯粉	100	336	2.7	0.2	80.9	3	20	0.03	0.05	—	—	33	66	26.4	10	0.29
藕粉	100	372	1.2	—	93	—	—	—	0.01	—	—	8	35	10.8	17.9	0.15

3. 干豆类及其制品

食物名称	食部/%	能量/kcal	蛋白质/g	脂肪/g	碳水化合物/g	维生素A/μgRE	胡萝卜素/μg	硫胺素/mg	核黄素/mg	维生素C/mg	维生素E/mg	钙/mg	钾/mg	钠/mg	铁/mg	锌/mg
黄豆	100	359	35	16	34.2	37	220	0.41	0.2	—	18.9	191	1503	2.2	8.2	3.34
黄豆粉	100	418	32.7	18.3	37.6	63	380	0.31	0.22	—	33.69	207	1890	3.6	8.1	3.89
豆浆	100	14	1.8	0.7	1.1	15	90	0.02	0.02	—	0.8	10	48	3	0.5	0.24
豆腐	100	81	8.1	3.7	3.8	—	—	0.04	0.04	—	2.71	164	123	7.2	1.9	1.11
豆腐(内酯)	100	49	5	1.9	3.3	—	—	0.06	0.03	—	3.26	17	95	6.4	0.8	0.553
豆腐皮	100	409	44.6	17.4	18.8	—	—	0.31	0.11	—	20.63	116	318	536	13.9	81
豆腐干	100	140	16.2	3.6	11.5	—	—	0.03	0.07	—	—	308	140	76.5	4.9	1.76
腐竹	100	459	44.6	21.7	22.3	—	—	0.13	0.07	—	27.8	77	553	26.5	16.5	3.69
素鸡	100	192	16.5	12.5	4.2	10	60	0.02	0.03	—	17.8	319	42	373.8	5.3	1.74
烤麸	100	120	0.3	9.3	0.2	—	—	0.04	0.05	—	0.42	30	25	230	2.7	1.19
绿豆	100	316	21.6	0.8	62	22	130	0.25	0.11	2	10.95	81	187	3.2	6.5	2.18
赤小豆	100	309	20.2	0.6	63.4	13	80	0.16	0.11	—	14.36	74	860	2.2	7.4	2.2
蚕豆	93	304	24.6	1.1	59.9	8	50	0.13	0.23	—	1.6	31	1117	86	8.2	3.42
蚕豆(炸)	100	446	26.7	20	40.4	—	—	0.16	0.12	—	5.5	207	742	547.9	3.6	2.83
豌豆	100	313	20.3	1.1	65.8	42	250	0.49	0.14	—	8.47	97	823	9.7	4.9	2.35

4. 畜、禽、鱼肉类

食物名称	食部/%	能量/kcal	蛋白质/g	脂肪/g	碳水化合物/g	维生素A/μgRE	胡萝卜素/μg	硫胺素/mg	核黄素/mg	维生素C/mg	维生素E/mg	钙/mg	钾/mg	钠/mg	铁/mg	锌/mg
猪肉(肥瘦)	100	395	13.2	37	2.4	18	—	0.22	0.16	—	0.35	6	204	59.4	1.6	2.06
猪肉(肥)	100	807	2.4	88.6	0	29	—	0.08	0.05	—	0.24	3	23	19.5	1	0.69
猪肉(瘦)	100	143	20.3	6.2	1.5	44	—	0.54	0.1	—	0.34	6	305	57.5	3	2.99
猪大排	68	264	18.3	20.4	1.7	12	—	0.8	0.15	—	0.11	8	274	44.5	0.8	1.72
猪小排	72	278	16.7	23.1	0.7	5	—	0.3	0.16	—	0.11	14	230	62.2	1.4	3.36
猪耳	100	176	19.1	11.1	0	—	—	0.05	0.12	—	0.85	6	58	68.2	1.3	0.35
猪蹄	60	260	22.6	18.8	0	3	—	0.05	0.1	—	0.01	33	54	101	1.1	1.14
猪肚	96	110	15.2	5.1	0.7	3	—	0.07	0.16	20	0.32	11	171	75.1	2.4	1.92
猪肝	97	129	19.3	3.5	5	4972	—	0.21	2.08	—	0.86	6	235	68.6	22.6	5.78
猪脑	100	131	10.8	9.8	0	—	—	0.11	0.19	4	0.96	30	259	130.7	1.9	0.99
猪心	97	119	16.6	5.3	1.1	13	—	0.19	0.48	13	0.74	12	260	71.2	4.3	1.9
猪肾	93	96	15.4	3.2	1.4	41	—	0.31	1.14	—	0.34	12	217	134.2	6.1	2.56
猪血	100	55	12.2	0.3	0.9	—	—	0.03	0.04	—	0.2	4	56	56	8.7	0.28
腊肉	100	498	11.8	48.8	2.9	96	—	—	—	—	6.23	22	416	763.5	7.5	3.49
猪肉松	100	396	23.4	11.5	49.7	44	—	0.04	0.13	—	10.02	41	313	469	6.4	4.28
香肠	100	508	24.1	40.7	11.2	—	—	0.480	0.11	—	1.05	14	453	2309.2	5.8	7.65
火腿	100	330	16	27.4	4.9	46	—	0.28	0.09	—	0.8	3	220	1086.7	2.2	2.16
牛肉(肥瘦)	99	125	19.9	4.2	2	7	—	0.04	0.14	—	0.65	23	216	84.5	3.3	4.73
牛肉(瘦)	100	106	20.2	2.3	1.2	6	—	0.07	0.13	—	0.35	9	284	53.6	2.8	3.71
羊肉(肥瘦)	90	203	19	14.1	0	22	—	0.05	0.14	—	0.26	6	232	80.6	2.3	3.22
驴肉(肥瘦)	100	116	21.5	3.2	0.4	72	—	0.03	0.16	—	2.76	2	325	46.9	4.3	4.26
狗肉	80	116	16.8	4.6	1.8	12	—	0.34	0.2	—	1.4	52	140	47.4	2.9	3.18
兔肉	100	102	19.7	2.2	0.9	26	—	0.11	0.1	—	0.42	12	284	45.1	2	1.3

续表

食物名称	食部/%	能量/kcal	蛋白质/g	脂肪/g	碳水化合物/g	维生素A/μgRE	胡萝卜素/μg	硫胺素/mg	核黄素/mg	维生素C/mg	维生素E/mg	钙/mg	钾/mg	钠/mg	铁/mg	锌/mg
鸡	66	167	19.3	9.4	1.3	48	—	0.05	0.09	—	0.67	9	251	63.3	1.4	1.09
鸭	68	240	15.5	19.7	0.2	52	—	0.08	0.22	—	0.27	6	191	69	2.2	1.33
鸡蛋	88	156	12.8	11.1	1.3	194	—	0.13	0.32	—	1.84	56	154	131.5	2	1.1
鸭蛋	97	180	12.6	13	3.1	261	—	0.17	0.25	—	4.98	62	135	106	2.9	1.67
草鱼	58	113	16.6	5.2	0	11	—	0.04	0.11	—	2.03	38	312	46	0.8	0.87
黄鳝	67	89	18	1.4	1.2	50	—	0.06	0.98	—	1.34	42	263	70.2	2.5	1.97
带鱼	76	127	17.7	4.9	3.1	29	—	0.02	0.06	—	0.82	28	280	150.1	1.2	0.7
鲈鱼	58	100	18.6	3.4	0	19	—	0.03	0.17	—	0.75	138	205	144.1	2.0	2.83
鲫鱼	54	108	17.1	2.7	3.8	17	—	0.04	0.09	—	0.68	79	290	41.2	1.3	1.94
鲢鱼	61	102	17.8	3.6	0	20	—	0.03	0.07	—	1.23	53	277	57.5	1.4	1.17
鲤鱼	54	109	17.6	4.1	0.5	25	—	0.03	0.09	—	1.27	50	334	53.7	1.1	2.08
明虾	57	85	—13.4	1.8	3.8	—	—	0.01	0.04	—	1.55	75	238	119	0.6	3.59
虾皮	100	153	30.7	2.2	2.5	19	—	0.02	0.14	—	0.92	991	617	5057.7	6.7	1.93
扇贝(鲜)	35	60	11.1	0.6	2.6	—	—	TR	0.1	—	11.85	142	122	339	7.2	11.69
牡蛎	100	73	5.3	2.1	8.2	27	—	0.01	0.13	—	0.81	131	200	462.1	7.1	9.39

5. 蔬菜类及制品

食物名称	食部/%	能量/kcal	蛋白质/g	脂肪/g	碳水化合物/g	维生素A/μgRE	胡萝卜素/μg	硫胺素/mg	核黄素/mg	维生素C/mg	维生素E/mg	钙/mg	钾/mg	钠/mg	铁/mg	锌/mg
白萝卜	95	21	0.9	0.1	5	3	20	0.02	0.03	21	0.92	36	173	61.8	0.5	0.3
红萝卜(红皮)	94	27	1.2	0.1	6.4	3	20	0.03	0.04	3	1.2	11	110	62.7	2.8	0.69
胡萝卜	97	43	1.4	0.2	10.2	668	4010	0.04	0.04	16	—	32	193	25.1	0.5	0.14
刀豆	92	36	3.1	0.3	7	37	220	0.05	0.07	15	0.4	49	209	8.5	4.6	0.84

续表

食物名称	食部/%	能量/kcal	蛋白质/g	脂肪/g	碳水化合物/g	维生素A/μgRE	胡萝卜素/μg	硫胺素/mg	核黄素/mg	维生素C/mg	维生素E/mg	钙/mg	钾/mg	钠/mg	铁/mg	锌/mg
豆角	96	30	2.5	0.2	6.7	33	200	0.05	0.07	18	2.24	29	207	3.4	1.5	0.54
荷兰豆	88	27	2.5	0.3	4.9	80	480	0.09	0.04	16	0.3	51	116	8.8	0.9	0.5
黄豆芽	100	44	4.5	1.6	4.5	5	30	0.04	0.07	8	0.8	21	160	7.2	0.9	0.54
绿豆芽	100	18	2.1	0.1	2.9	3	20	0.05	0.06	6	0.19	9	68	4.4	0.6	0.35
豌豆苗	86	34	4	0.8	4.6	445	2667	0.05	0.11	67	2.46	40	222	18.5	4.2	0.77
西红柿	97	19	0.9	0.2	4	92	550	0.03	0.03	19	0.57	10	136	5	9	0.13
茄子	93	21	1.1	0.2	4.9	8	50	0.02	0.04	5	1.13	24	142	5.4	0.5	0.23
甜椒	82	22	1	0.2	5.4	57	340	0.03	0.03	72	0.59	14	142	3.3	0.8	0.19
辣椒(青)	84	23	1.4	0.3	5.8	57	340	0.03	0.04	62	0.88	15	209	2.2	0.7	0.22
冬瓜	80	11	0.4	0.2	2.6	13	80	0.01	0.01	18	0.08	19	78	1.8	0.2	0.07
苦瓜	81	19	1	0.1	4.9	17	100	0.03	0.03	1	0.01	25	90	2	0.3	1.77
南瓜	85	22	0.7	0.1	5.3	148	890	0.03	0.04	8	0.36	16	145	0.8	0.4	0.14
丝瓜	83	20	1	0.2	4.2	15	90	0.02	0.04	5	0.22	14	115	2.6	0.4	0.21
大蒜头	85	126	4.5	0.2	27.6	5	30	0.04	0.06	7	1.07	39	302	19.6	2.1	0.88
葫芦	87	15	0.7	0.1	3.5	7	40	0.02	0.01	11	—	16	87	0.6	0.4	0.14
蒜苗	82	37	2.1	0.4	8	47	280	0.11	0.08	35	0.81	29	226	5.1	1.4	0.46
韭菜	90	26	2.4	0.4	4.6	235	1410	0.02	0.09	24	0.96	42	247	8.1	1.6	0.43
韭芽	88	22	2.3	0.2	3.9	43	260	0.03	0.5	15	0.34	25	192	6.9	1.7	0.33
大白菜	87	17	1.5	0.1	3.2	20	120	0.04	0.05	31	0.76	50		57.5	0.7	0.38
小白菜	81	15	1.5	0.3	2.7	280	1680	0.02	0.09	28	0.7	90	178	73.5	1.9	0.51
菜花	82	24	2.1	0.2	4.6	5	30	0.03	0.8	61	0.43	23	200	31.6	1.1	0.38
西兰花	83	33	4.1	0.6	4.3	1202	7210	0.09	0.13	51	0.91	67	17	18.8	1	0.78

续表

食物名称	食部/%	能量/kcal	蛋白质/g	脂肪/g	碳水化合物/g	维生素A/μgRE	胡萝卜素/μg	硫胺素/mg	核黄素/mg	维生素C/mg	维生素E/mg	钙/mg	钾/mg	钠/mg	铁/mg	锌/mg
菠菜	89	24	2.6	0.3	4.5	487	2920	0.04	0.11	32	1.74	66	311	85.2	2.9	0.85
芹菜茎	67	20	1.2	0.2	4.5	57	340	0.02	0.06	8	1.32	80	206	159	1.2	0.24
芹菜叶	100	31	2.6	0.6	5.9	488	2930	0.08	0.15	22	2.5	40	137	83	0.6	1.14
生菜	81	15	1.4	0.4	2.1	60	360	—	0.1	20	—	70	100	80	1.2	0.43
香菜	81	34	1.8	0.4	6.2	193	1160	0.04	0.140	48	0.8	101	272	48.5	2.9	0.45
莴笋	62	14	1	0.1	2.8	25	150	0.02	0.02	4	0.19	23	212	36.5	0.9	0.33
莴笋叶	89	18	1.4	0.2	3.6	147	880	0.06	0.1	13	0.58	34	148	39.1	1.5	0.51
春笋	66	20	2.4	0.1	5.1	5	30	0.05	0.04	5	—	8	300	6	2.4	0.43
冬笋	39	4	4.1	0.1	6.5	13	80	0.08	0.08	1	—	22	—	—	0.1	—
黄花菜	98	199	19.4	1.4	24.9	307	1840	0.05	0.21	10	4.92	301	610	59.2	8.1	3.99
慈姑	89	94	4.6	0.2	19.7	—	—	0.14	0.07	4	2.16	14	707	39.1	2.2	0.99
菱角(老)	57	98	4.5	0.1	21.4	2	10	0.19	0.06	13	—	7	437	5.8	0.6	0.62
藕	88	70	1.9	0.2	16.4	3	20	0.09	0.03	44	0.73	39	243	44.2	1.4	0.23
茭白	74	23	1.2	0.2	5.9	5	30	0.02	0.03	5	0.99	4	209	5.8	0.4	0.33
芋艿	84	79	2.2	0.2	18.1	27	160	0.06	0.05	6	0.45	36	378	33.1	1	0.49

6. 菌藻类

食物名称	食部/%	能量/kcal	蛋白质/g	脂肪/g	碳水化合物/g	维生素A/μgRE	胡萝卜素/μg	硫胺素/mg	核黄素/mg	维生素C/mg	维生素E/mg	钙/mg	钾/mg	钠/mg	铁/mg	锌/mg
黑木耳(干)	100	205	12.1	1.5	65.6	17	100	0.17	0.44	—	11.34	247	757	48.5	97.4	3.18
香菇(干)	95	211	20	1.2	61.7	3	20	0.19	1.26	5	0.66	83	464	11.2	10.5	8.57
平菇	93	20	1.9	0.3	4.6	2	10	0.06	0.16	4	0.79	5	258	3.8	1	0.61

续表

食物名称	食部/%	能量/kcal	蛋白质/g	脂肪/g	碳水化合物/g	维生素A/μgRE	胡萝卜素/μg	硫胺素/mg	核黄素/mg	维生素C/mg	维生素E/mg	钙/mg	钾/mg	钠/mg	铁/mg	锌/mg
蘑菇(鲜)	99	20	2.7	0.1	4.1	2	10	0.08	0.35	2	0.56	6	312	8.3	1.2	0.92
金针菇	100	26	2.4	0.4	6	5	30	0.15	0.19	2	1.14	—	195	4.3	1.4	0.39
白木耳	96	200	10	1.4	67.3	8	50	0.05	0.25	—	1.26	36	1588	82.1	4.1	3.03
海带	98	77	1.8	0.1	23.4	40	240	0.01	0.1	—	1.85	46	246	8.6	0.9	0.16
紫菜(干)	100	207	26.7	1.1	44.1	228	1370	0.27	1.02	2	1.82	264	1796	710.5	54.9	2.47

7. 水果类

食物名称	食部/%	能量/kcal	蛋白质/g	脂肪/g	碳水化合物/g	维生素A/μgRE	胡萝卜素/μg	硫胺素/mg	核黄素/mg	维生素C/mg	维生素E/mg	钙/mg	钾/mg	钠/mg	铁/mg	锌/mg
苹果	76	52	0.2	13.5	1.2	3	20	0.06	0.02	4	2.12	4	119	1.6	0.6	0.19
香梨	89	46	0.3	0.1	13.6	12	70	—	—	—	—	6	90	0.8	0.4	0.19
鸭梨	82	43	0.20	0.2	11.1	2	10	0.03	0.03	4	0.31	4	77	1.5	0.9	0.1
桃子(平均)	86	48	0.9	0.1	12.2	3	20	0.01	0.03	7	1.54	6	166	5.7	0.8	0.34
李子	91	36	0.7	0.2	8.7	25	150	0.03	0.02	5	0.74	8	144	3.8	0.6	0.14
枣(鲜)	87	122	1.1	0.3	30.5	40	240	0.06	0.09	243	0.78	22	375	1.2	1.2	1.52
枣(大、干)	88	298	2.1	0.4	81.1	—	—	0.08	0.15	14	3.04	64	524	6.2	2.3	0.65
枣(小、干)	81	294	1.2	1.1	76.7	—	—	0.04	0.5	—	1.31	23	65	7.4	1.5	0.23
葡萄	86	43	0.5	0.2	10.3	8	50	0.04	0.02	25	0.7	5	104	1.3	0.4	0.18
柿子	87	71	0.4	0.1	18.5	20	120	0.02	0.02	30	0.12	9	151	0.8	0.2	0.08
沙棘	87	119	0.9	1.8	25.5	640	6840	0.05	0.21	204	0.01	104	359	28	8.8	1.16
无花果	100	59	1.5	0.1	16	3	5	0.03	0.02	2	1.82	67	212	5.5	0.1	1.42
柑橘	77	51	0.7	0.2	11.9	0.4	148	0.08	0.04	28	0.92	35	154	1.4	0.2	0.08

续表

食物名称	食部/%	能量/kcal	蛋白质/g	脂肪/g	碳水化合物/g	维生素A/μgRE	胡萝卜素/μg	硫胺素/mg	核黄素/mg	维生素C/mg	维生素E/mg	钙/mg	钾/mg	钠/mg	铁/mg	锌/mg
菠萝	43	103	0.2	0.3	25.7	0.8	3	0.06	0.05	18	—	12	113	0.8	0.6	0.14
芒果	60	32	0.6	0.2	8.3	1.3	150	0.01	0.04	23	1.21	—	138	2.8	0.2	0.09
香蕉	59	91	1.4	0.2	22	1.2	10	0.02	0.04	8	0.24	7	356	0.8	0.4	0.18
枇杷	62	39	0.8	0.2	9.3	0.8	—	0.01	0.03	8	0.24	17	122	4	1.1	0.21
荔枝	73	70	0.9	0.2	16.6	0.5	2	0.1	0.04	41	—	2	151	1.7	0.4	0.17
哈密瓜	71	34	0.5	0.1	7.9	0.2	153	—	0.01	12	—	4	190	26.7	—	0.13
西瓜	56	25	0.6	0.1	5.8	0.3	75	0.02	0.03	6	0.1	8	87	3.2	0.3	0.1

8. 坚果、种子类

食物名称	食部/%	能量/kcal	蛋白质/g	脂肪/g	碳水化合物/g	维生素A/μgRE	胡萝卜素/μg	硫胺素/mg	核黄素/mg	维生素C/mg	维生素E/mg	钙/mg	钾/mg	钠/mg	铁/mg	锌/mg
胡桃(干)	43	627	14.9	58.8	19.1	5	30	0.15	0.4	1	43.21	56	385	6.4	2.7	2.17
山核桃(干)	24	601	185.3	50.4	26.2	5	30	0.16	0.09	1	43.21	56	385	6.4	2.7	2.17
栗子(干)	73	345	14.1	1.7	78.4	5	30	0.08	0.15	25	11.45	—	—	8.5	1.2	0.32
松子(炒)	31	619	25.7	58.5	21.4	5	30	—	0.11	—	25.2	161	612	3	5.2	5.49
杏仁(炒)	91	600	17.3	51	18.7	17	100	0.15	0.71	—	—	141	—	—	3.9	—
腰果	100	552	21.7	36.7	41.6	8	49	0.27	0.13	—	3.17	26	503	251.3	4.8	4.3
花生(炒)	71	589	22.6	48	23.8	10	60	0.13	0.12	—	12.94	47	563	34.8	1.5	2.03
葵花籽(炒)	52	616	32.7	52.8	17.3	5	30	0.43	0.26	2	26.46	72	491	1322	6.1	5.19
西瓜子(炒)	43	573	36	44.8	14.2	—	—	0.04	0.08	—	1.23	28	612	187.7	8.2	6.76
南瓜子	68	574	—	46.1	7.9	—	—	0.08	0.16	TR	27.28	37	672	15.8	6.5	7.12

9. 奶类及其制品

食物名称	食部 /%	能量 /kcal	蛋白质 /g	脂肪 /g	碳水化合物/g	维生素 A /μgRE	胡萝卜素/μg	硫胺素 /mg	核黄素 /mg	维生素 C/mg	维生素 E/mg	钙 /mg	钾 /mg	钠 /mg	铁 /mg	锌 /mg
牛奶	100	54	3	3.2	3.4	24	—	0.03	0.14	1	0.21	104	109	37.2	0.3	0.42
酸奶	100	72	2.5	2.7	9.3	26	—	0.03	0.15	1	0.12	118	150	39.8	0.4	0.53
全脂奶粉	100	478	20.1	21.2	51.7	14	—	0.11	0.73	4	0.48	676	449	360.1	1.2	3.14

10. 糖果类

食物名称	食部 /%	能量 /kcal	蛋白质 /g	脂肪 /g	碳水化合物/g	维生素 A /μgRE	胡萝卜素/μg	硫胺素 /mg	核黄素 /mg	维生素 C/mg	维生素 E/mg	钙 /mg	钾 /mg	钠 /mg	铁 /mg	锌 /mg
蛋糕	100	347	8.6	5.1	67.1	86	—	0.09	0.09	—	2.8	39	77	67.8	2.5	1.01
牛奶饼干	100	429	8.5	13.1	70.2	22	—	0.09	0.02	—	7.23	49	110	196.4	2.1	1.52
巧克力	100	586	4.3	40.1	53.4	—	—	0.06	0.08	—	1.62	11	254	111.8	1.7	1.02
奶糖	100	407	2.5	6.6	84.5	—	—	0.08	0.17	—	—	50	75	222.5	3.4	0.29
水晶糖	100	395	0.2	0.2	98.2	—	—	0.04	0.05	—	—	—	9	107.8	3	1.17

11. 油脂及调味品

食物名称	食部 /%	能量 /kcal	蛋白质 /g	脂肪 /g	碳水化合物/g	维生素 A /μgRE	胡萝卜素/μg	硫胺素 /mg	核黄素 /mg	维生素 C/mg	维生素 E/mg	钙 /mg	钾 /mg	钠 /mg	铁 /mg	锌 /mg
混合油	100	900	—	99.9	0.1	—	—	—	0.09	—	12.04	75	2	10.5	4.1	1.27
猪油(炼)	100	897	—	99.9	0.2	27	—	0.02	0.03	—	5.21	—	—	—	—	—
酱油	100	63	506	0.1	10.1	—	—	0.05	0.13	—	—	66	337	5757	8.6	1.17
醋	100	31	2.1	0.3	4.9	—	—	0.03	0.05	—	—	17	351	262.1	6	1.25